美国中华医学基金会百年译丛

中国宫殿里的西方医学

Western Medicine in a Chinese Palace
Peking Union Medical College，1917~1951

［美］ 约翰·齐默尔曼·鲍尔斯　著

蒋育红　张　麟　吴　东　译

参加翻译人员：

董　润　黄　璨　洪夏飞　沈　栀

吴艳艳　王　玫　张古沐阳　张冰清

中国协和医科大学出版社

图书在版编目（CIP）数据

中国宫殿里的西方医学／（美）鲍尔斯著；蒋育红，张麟，吴东译.
—北京：中国协和医科大学出版社，2014.2
（美国中华医学基金会百年译丛）
ISBN 978-7-5679-0015-8

Ⅰ.①中… Ⅱ.①鲍… ②蒋… ③张… ④吴… Ⅲ.①医学史-中国-
古代 Ⅳ.①R-092

中国版本图书馆 CIP 数据核字（2014）第 007882 号

Translated from the English Language edition of Western Medicine in a Chinese Palace：
Peking Union Medical College，1917-1951，by John Z.Bowers
Copyright © 1972 by Josiah Macy，Jr.Foundation.All rights reserved.Manufactured in the
United States of America

本书根据中国协和医科大学出版社与美国中华医学基金会(China Medical Board,CMB)
和梅西基金会(Josiah Macy，Jr.Foundation)达成的协议翻译出版。

出版外国图书合同登记：图字 01-2013-1556

美国中华医学基金会百年译丛
中国宫殿里的西方医学

编　　著：[美] 约翰·齐默尔曼·鲍尔斯
主　　译：蒋育红　张　麟　吴　东
责任编辑：顾良军

出版发行：**中国协和医科大学出版社**
　　　　　（北京东单三条九号　邮编 100730　电话 65260378）
网　　址：www.pumcp.com
经　　销：新华书店总店北京发行所
印　　刷：北京佳艺恒彩印刷有限公司

开　　本：710×1000　1/16 开
印　　张：19
字　　数：240 千字
版　　次：2014 年 6 月第 1 版　　2014 年 6 月第 1 次印刷
印　　数：1—3000
定　　价：42.00 元

ISBN 978-7-5679-0015-8

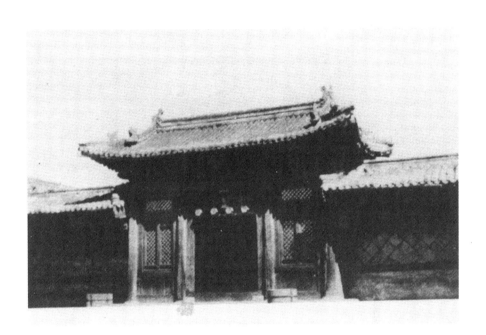

豫王府

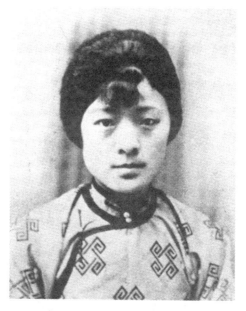

护校高年级学生聂毓禅（Vera Nie）(1927)

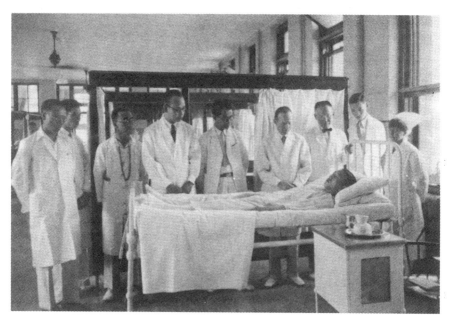

狄瑞德（Francis Dieuaide）在 1938 年 5 月离开协和前夕进行教学查房

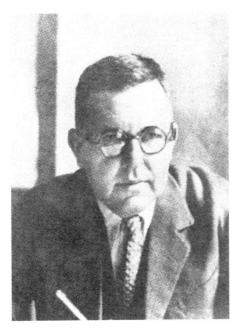

田百禄（Carl Ten Broeck），细菌学教授，1920~1927年间担任病理科主任

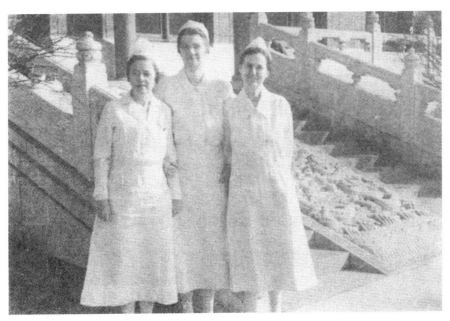

从左至右：护士长怀特赛德（Faye Whiteside）；护校校长胡智敏（Gertrude E. Hodgeman）；助理护士长罗宾逊（Ethel Robinson）

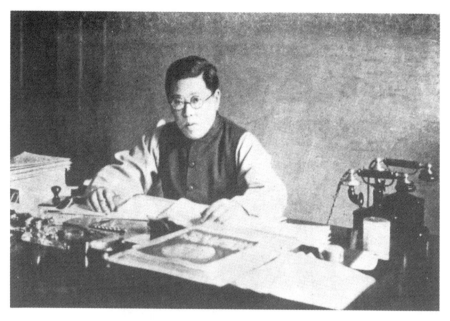

北京协和医院院长刘瑞恒（J. Heng Liu）(1924~1934)

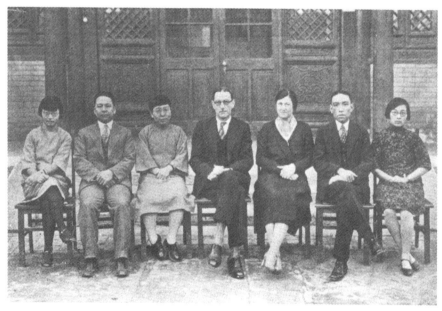

公共卫生和卫生学系：兰安生（John B. Grant）居中，在其右侧为杨崇瑞（Marian Yang）

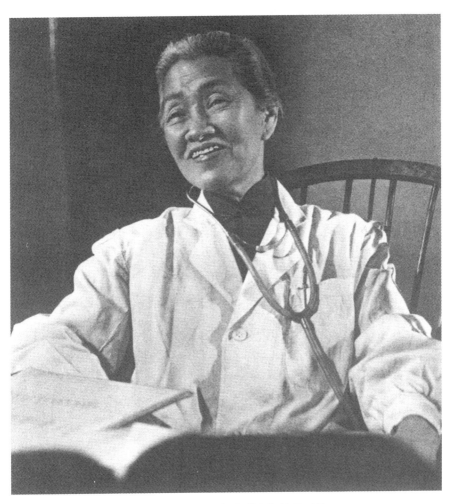

担任北京首都医院妇产科主任的林巧稚

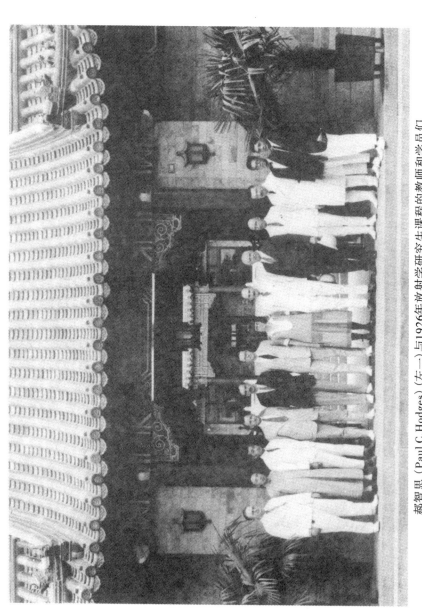

郝智思（Paul C. Hodges）（左一）与1926年放射学研究生课程的教师和学员们

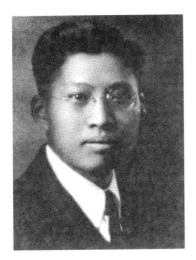

1923 年返回北京的陈克恢（Chen Ko-kuei）

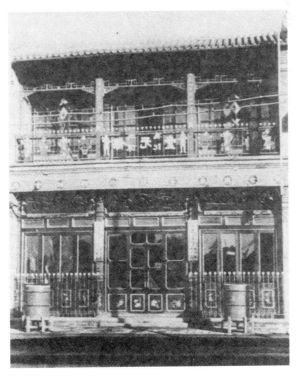

陈克恢最早购买麻黄（麻黄碱的提取来源）的药店

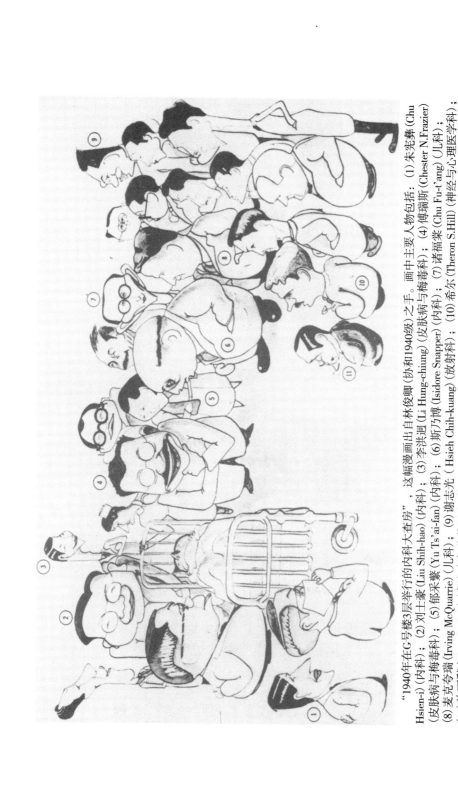

"1940年在G号楼3层举行的内科行的内科大查房"，这幅漫画画出自林俊卿（协和1940级）之手。画中主要人物包括：(1) 朱宪彝 (Chu Hsien-i)（内科）；(2) 刘士豪 (Liu Shih-hao)（内科）；(3) 李洪迥 (Li Hung-chiung)（皮肤病与梅毒科）；(4) 傅瑞斯 (Chester N.Frazier)（皮肤病与梅毒科）；(5) 郁采繁 (Yu Ts'ai-fan)（内科）；(6) 斯乃博 (Isidore Snapper)（内科）；(7) 诸福棠 (Chu Fu-t'ang)（儿科）；(8) 麦克夸瑞 (Irving McQuarrie)（儿科）；(9) 谢志光 (Hsieh Chih-kuang)（放射科）；(10) 希尔 (Theron S.Hill)（神经与心理医学科）；(11) 许雨阶 (KhawOo-kek)（寄生虫与公共卫生系

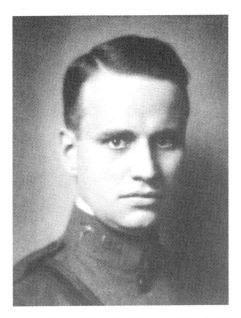

身着美国陆军军医制服的麦可林（Franklin C. McLean）

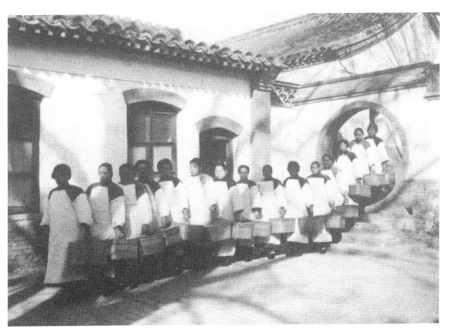

结束在杨崇瑞开办的华北助产士学校培训的中国助产士们

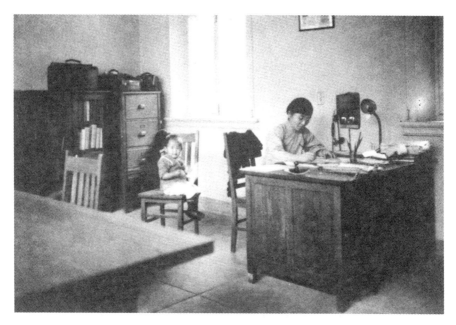

杨崇瑞（Marian Yang）和一位小朋友在办公室

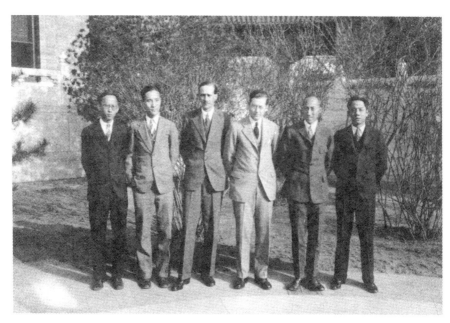

生物化学系合影（1930年）：海司廷斯（A. Baird Hastings）（右三）；吴宪（Wu Hsien）（时任系主任）（右二）。

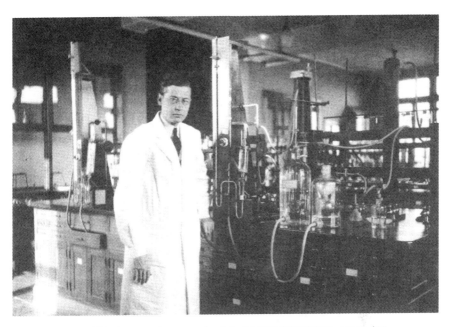

海司廷斯（A. Baird Hastings）在生化系的研究实验室（1931 年）

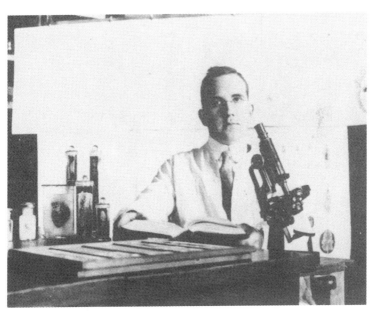

福斯特（Ernest Carroll Faust）在他的寄生虫学实验室

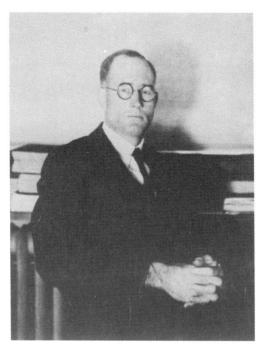

担任内科教授和主任（1923~1926）的骆
勃生（Oswald H. Robertson）

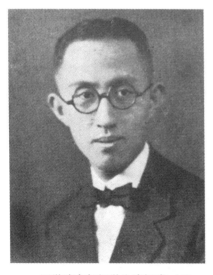

医学院高年级学生诸福棠（Chu
Fu-t'ang）

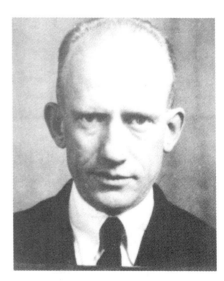

娄克斯（Harold H. Loucks）(1927 年)

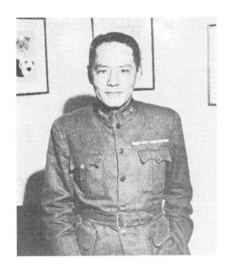

林可胜（Robert K. S. Lim）准将

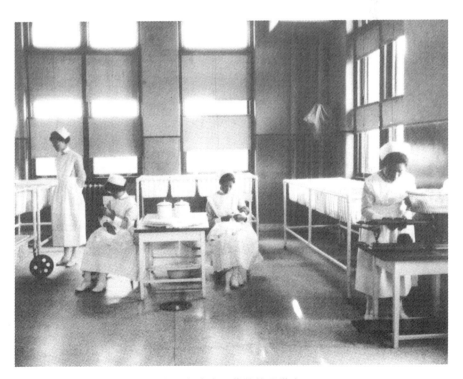

在婴儿病房工作的护理学生

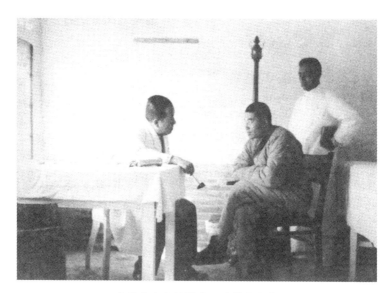

在北京市立精神病医院检查患者

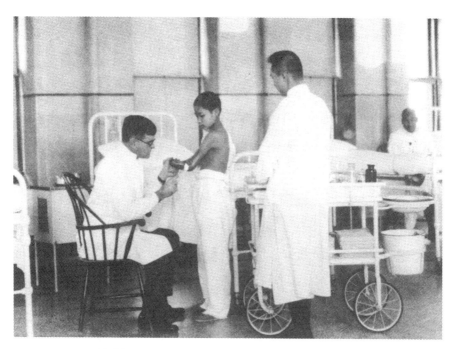

邰乐尔（Adrian S. Taylor）治疗一位年轻的烧伤患者

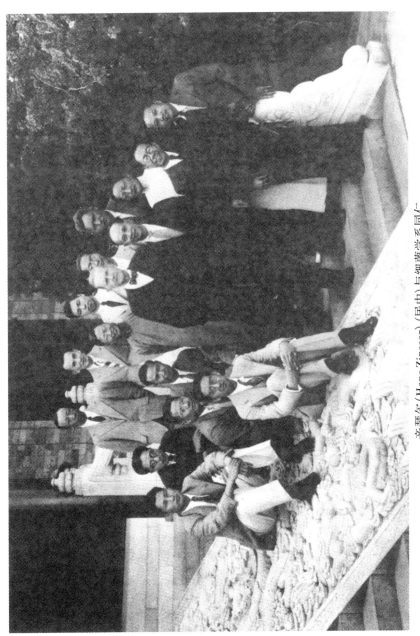

辛瑟尔（Hans Zinsser）（居中）与细菌学系同仁

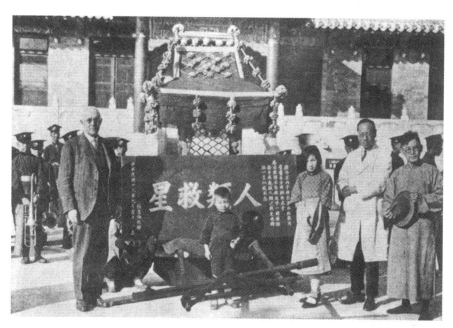

一位心存感激的患者给马士敦（J. Preston Maxwell）送匾

美国中华医学基金会百年译丛
前　言

CMB 百年丛书

在过去的一百年中，中国在医疗卫生方面取得了巨大进步，中国人的平均寿命延长了将近一倍，过去经常发生的灾难性的疾病也得到了良好控制。中国之所以取得如此巨大的进步应得益于现代医学科学的进步及医学教育的发展，中国的科学家及有关机构也在这百年中逐步成长起来。在此科学道路上孜孜以求的最杰出代表即是有名的北京协和医学院。了解北京协和医学院的早期历史以及中国在医疗卫生方面的努力会帮助我们认识过去，也将有益于我们探讨中国在医疗卫生方面的未来发展。

美国中华医学基金会（China Medical Board，CMB）1914 年成立，到 2014 年，即有百年历史。从利用洛克菲勒基金会的资金建立北京协和医学院至今，CMB 见证了中国医疗卫生事业的发展，与中国一起经历了极其辉煌的医疗卫生史。值此庆祝一百周年之际，CMB 组织翻译了四部经典英文著作，回顾了北京协和医学院和 CMB 合作的历史，以飨中国读者。这一套丛书通过对历史人物，机构及活动的描写，阐述了中国在发展现代医学过程中的成就及其相关的争论。其中有三本书集中描述了北京协和医学院，第四本书则重点讲述了洛克菲勒家族在医疗慈善事业中的开拓作用。

为了向中国读者呈现这段历史，CMB 访问了很多北京协和医学院及其他机构的领导者。最终，CMB 的顾问委员会决定由中国协和医科大学出版社出版三本著作，另外一本由商务印书馆出版。在此，我们要特别感谢刘德培、袁明、张大庆和达尔文·斯泰普尔顿等科学家，历史学家和学者，他们为书辛苦作序，向中国读者推荐这四本专著。感谢刘德培教授专门为丛书题字。

　　还要感谢参与翻译丛书的特别顾问达尔文·斯泰普尔顿、梁其姿、刘德培、袁明、张大庆、张力军、张霞、蒋育红；译者韩邦凯、魏柯玲、闫海英及参加翻译工作的北京协和医学院师生等；CMB 的工作人员张烨、李曼玉、阮志贞等。

董事会主席　玛丽·布洛克　　主席　陈致和

Mary Brown Bullock

2013 年 7 月 11 日

中 文 版 序

　　叙述西方医学在中国的传播以及中国现代医学的历史，北京协和医学院都占有重要的位置。现今人们常提及的"老协和"，就是指美国洛克菲勒基金会（Rockefeller Foundation）及其下设的美国中华医学基金会（China Medical Board）（1928 年成为独立的基金会）创办的北京协和医学院。不过，在此"老协和"之前还有一个更老的"旧协和"。

　　所谓"协和医学院"（Union Medical College）是中国近代西医教育史上的一个特征，即教会医院的联合办学。随着西医的引入与传播，对西医人才的需求日益增加，仅凭来华的外国传教士医生已远远不能满足。因此，部分教会医院开办培训班训练医生助手。1837 年，伯驾（Peter Parker）与俾治文（E. C. Bridgman）在广州博济医局培训学生。1866 年博济医局在嘉约翰（John Kerr）的主持下，设立医学校，孙中山先生就是博济医学校的首届学生。除博济医局之外，其他教会医院也办有类似的医校。这些虽名为医校，实质上是学徒式的培训方式，规模很小，质量参差不齐，因此，传教士医生主张联合（union）各教会医校开展医学教育，此乃协和之来历也。

　　北京的协和医学院（即"旧协和"，英文名为 Union Medical College, Peking，也曾称为协和医学堂、协和医学校）创建于 1906 年，创办人是伦敦会的医学传教士科龄（Thomas Cochrane，1866 – 1953）大夫。科龄 1897 年 5 月来华，起初在辽宁朝阳开办医院，1900 年奉伦敦会之命来到北京，主持恢复因义和团运动遭到破坏的医院。由于他良好的诊疗技术和出色的交际能力，不仅很快就打开了局面，而且与清廷建立了联系。科龄曾为光绪皇帝看过病，也治愈过李莲英。通过李莲英的游说，1905 年，协和医学堂获得清政府的批准，成为第一个获得中国政府承认的教会医学院。1906 年 2 月 12 日举行医学院成立仪式，清政府外务大臣那桐代表清政府出席并宣读了慈禧太后的贺词。英、美的驻华公使萨道义（Sir Ernest Swatow）、柔克义（W. W. Rockhill）以及海关总监赫德（Sir Robert Hart）等出席。在此时期，除北京的协和医学院之外，在济南、成都、武汉和福州等地也开办有"协和"或"协合"医学院。

19 世纪末，老洛克菲勒（John D. Rockefeller）从所经营的标准石油公司和其他投资中获得巨大的收益后，遵循基督教的教义，将自己收入的 10% 捐献给教会和做其他善举。然而，老洛克菲勒发现处理慈善捐款并非易事，不仅只是责任，而且还要智慧，才能善款善用。于是，他请浸礼会牧师格池（F. T. Gates）为他制订捐赠方案。在格池的心目中，医学被看作为现代神学，他认为医学的价值是这个地球上最普遍的价值。他预见在 20 世纪，医学不仅会有迅速的发展，而且也将给人类带来更大福祉。因此，他提出支持医疗卫生事业健康可成为慈善基金彰显最大作用的舞台。1901 年洛克菲勒捐资建立的纽约洛克菲勒医学研究所，成为美国医学划时代的标志。

洛克菲勒基金会具有全球眼光，其宗旨为"在世界造福人类"。基金会在推动医学事业方面，确立了三大策略：建立医学科学研究机构、改革医学教育与协助改善公共卫生。基金会在资助控制钩虫病、黄热病、疟疾、肺结核以及其他传染病方面开展了富有成效的活动。由于洛克菲勒基金会对中国一直有着广泛的兴趣，基金会在本国成功地资助了一系列的研究计划之后，提出了资助中国教育事业的设想。为落实这个设想，从 1908 年到 1915 年，基金会先后派遣了三个专门委员会，考察中国的教育问题。经过 8 年的精心准备，洛克菲勒基金会最终做出了它在海外的最大慈善捐资计划——创建北京协和医学院。

北京协和医学院的开办，并非仅仅是洛克菲勒基金会的努力，从开始调研到规划设计，再到学院开办，实际上也凝聚了美国教育和医学界精英的贡献。时任芝加哥大学校长的贾德森，哈佛大学校长埃利奥特（Charles W. Eliot），约翰·霍普金斯医学院院长威尔奇（William Welch），洛克菲勒医学研究所所长西蒙·福勒克斯纳（Simon Flexner），教育家、著名的《美国医学教育报告》作者阿·福勒克斯纳（Abraham Flexner），哥伦比亚大学教授、汉学家孟农（Paul Monroe），芝加哥大学教授伯尔顿和钱伯林，大众教育委员会主任鲍垂克（Wallace Buttrick），国际基督教青年会代表马特（John Mott），国际卫生委员会主任罗时（Wickliffe Rose）、著名生理学家凯恩农等人都参与了北京协和医学院的创建。

在另一方面，北京协和医学院的创办也得到了中国政府的支持和社会文化精英的积极响应。北洋政府总统袁世凯、副总统黎元洪分别会见了洛克菲勒基金会的中国医学考察团，教育总长汤化龙表示将全力支持洛氏基金会的在华工作，因为其体现了人道主义的原则。著名学者梁启超对委员会的工作十分感兴趣，告诉委员会他进行的社会改革将包括医学教育和公共卫生服务。1915 年 10 月，中国医学界在中央公园举行欢迎洛克菲勒基金会第二次中国医学考察团晚餐会，北洋军医学院院长全绍清、北洋医学院院长经亨咸、国立北京医学专门学校校长汤尔和、陆军马医学堂校长姜文熙、陆军部军医处主任方石珊等人出席。汤尔和代表中方发表演讲说，中美医学界的合作将有力地推进现代医学在中国的发展。

近年来，学界对洛克菲勒基金会以及其他慈善组织在 20 世纪早期推动现代医学和公共卫生事业方面的作用颇为关注，认为美国新兴的慈善基金会对现代医学的发展产生了重要影响。虽然从总体上看，慈善基金会的作用尚不足以影响一个国家的医学发展和卫生政策，但在具体的、一些关键性的领域，基金会的影响力是不容忽视的。如 1901 年洛克菲勒基金会按照欧洲最著名的医学研究机构巴斯德医学研究所和科赫细菌学研究所的模式，建立了洛克菲勒医学研究所。该所聘请一流科学家和管理人才，并给予他们充分的权力，确保独立科学研究的政策得到严格的遵守。不过，评价慈善基金会在中国和不发达国家的作用要比评价它们在本国或者在西方世界的作用要更为复杂。关于洛克菲勒基金会及其CMB 在华工作的研究已有多部专著和相当的论文。西方学者无一不对洛克菲勒基金会及其 CMB 在华工作给予高度评价。在中国，对慈善基金会的行为有"动机论"、"目的论"、"后果论"以及"阴谋论"的种种解读，但这类简单性的论断并不能真正揭示慈善基金会的目的、作用与影响。

前已述及，民国时期，政府和医界对洛克菲勒基金会在华的医务事业基本持欢迎和支持的态度。新中国成立后，尤其是朝鲜战争的爆发，随着中美关系转变为敌对状态，洛克菲勒基金会等美国在华事业均被视为帝国主义的侵略行径。直至改革开放以前，慈善基金会常被看作西方文化渗入或帝国主义文化侵略的一部分，协和医学院曾被当作"美帝国主义文化侵略的堡垒"受到长期、严厉的批判。颇具讽刺意味的是，美国在冷战时期，洛克菲勒基金会被指责"在中国花了几千万美元，培养了大批人才，而革命一来，这些人纷纷倒向共产党，所以是洛氏基金会的钱培养了中国共产党的骨干力量"。在特定的政治环境下，慈善基金会与国家政治利益之间的矛盾，显然影响到对其价值的评判。

洛克菲勒基金会拟实施中国医学项目的同时，洛克菲勒财团下的美孚石油公司也在大举进军中国。尽管商业资本与慈善资金完全是两套运作人马，两者之间并没有直接的因果关系，但从洛克菲勒基金会购买的新协和医学院校址豫王府却被称为"油王府"。在这一点上，人们依然会感受到两者的潜在联系。虽然，当时美国知识精英们以"上帝的选民"的历史使命感、以拥有极大物质财富的自豪感和以传播先进科学技术的责任感，相信自己就是新文明的代表，相信自己有能力并且应该去教化和改造贫穷、落后东方国家，这种西方中心论的观点已植根于他们的思维范式里，但洛克菲勒基金会及其 CMB 来华之初，还是非常注意消弭隔阂或有意回避之的。20 世纪初正值生物医学研究迅速发展和重大传染病控制始见成效之时，洛氏基金会以医学和公共卫生为优先并非仅是个人之偏好，实乃深谋、明智之举。因此，有学者认为私人创办的基金会，不仅是政府的补充而且也是稳定社会的因素，同时，它还体现了人类的一种理想，因此，不能简单地从实用主义的观点来评判之。当下，中国经济的发展和财富的积累颇类似于一百年前的美国。然而，遗憾的是，在中国尚未出现类似于洛克菲勒基金会、卡内基基金会这类有影响的关注科学、教育与医学的民间慈善组织。

有关北京协和医学院历史及其对中国现代医学影响的研究颇为丰富，不过较早且具有重要学术价值的专著一部是福梅龄（Mary E. Ferguson）的《美国中华医学基金会与北京协和医学院》，另一部则是本书。这两本专著恰好形成一种互补，前者主要关注的是机构与管理，而本书则是以人物和事件为中心。作者为撰写本书花费了23年的时间，采访了50多位当事人，包括基金会的管理者、协和医学院的教师与毕业生，查阅了大量的档案文献，系统地、全方位地扫描了协和医学院从设想到创办、从学术研究到临床医疗、从发展公共卫生到推动社会文化的历史进程。不过，协和医学院的发展也不是一帆风顺的。它不仅有办学者理念差异上的交锋，也面临行政管理上的危机，还有遭受到更为严重的日军入侵的破坏。协和医学院的辉煌与荣光、曲折与彷徨，作者娓娓道来，跌宕起伏，引人入胜。与此同时，字里行间也表达了作者对不同文化之间如何交流、理解、融合的深刻思考。

本书作者约翰·齐默尔曼·鲍尔斯1913年8月27日出生在美国马里兰州的卡顿斯维尔（Catonsville）。1933年毕业于葛底斯堡（Gettysburg）学院，获学士学位，1938年获马里兰大学的医学博士学位。第二次世界大战期间，曾在海军医疗团服役，被授予紫心勋章。1945年进入哈佛大学，在著名病理学家和放射生物学专家沃伦（Shields Warren）指导下进修病理学。从1947年至1950年，鲍尔斯担任原子能委员会生物学和医学部副主任，目睹了在Eniwetok开展的核武器试验。1949年8月，鲍尔斯被派往日本，监测广岛和长崎幸存者中原子辐射的长期生物效应。他与沃伦合作，研究了急性辐射综合征和暴露于辐射电解质后产生的变化。1950年，37岁的鲍尔斯出任犹他州立大学医学院教授、院长，是当时最年轻的医学院院长。作为犹他大学放射学实验室主任，他推出了原子弹伤亡调查的重大研究项目，研究放射性物质的影响。1958年至1961年，鲍尔斯出任艾森豪威尔总统健康和资源咨询委员会成员。1960 年代初，鲍尔斯获得美国中华医学基金会的基金资助，前往日本研究国际医学教育问题，尤其是从传统体系转向现代制度的历史进程。本书就是他研究的成果之一，他的研究成果为他赢得了美国的日本和中国医学教育史权威的美誉。本书出版之际，恰逢尼克松总统访华，这无疑激发了美国医学界和一般读者了解半个世纪之前开启的那段中美医学交流史的极大热情。

1980 年，中国医学科学院/北京协和医学院院长黄家驷邀请鲍尔斯访问中国，表达了中国医学界在中美恢复外交关系后积极推进中美医学交流的愿望，也是对鲍尔斯著作《中国宫殿里的西方医学》的敬意。鲍尔斯访华期间参观了多所医学院、医院，对中国的传统医学与赤脚医生表现出极大兴趣。返美后，他举办了系列研讨会介绍中国之行的感受并在电视上发表演讲，为促进中美双方的互相了解、加深认识、增进交流做出了重要贡献。

2014 年是美国中华医学基金会成立 100 周年，鲍尔斯《中国宫殿里的西方医学》一书中文版的出版，也将激起了中国医学界和公众对西方医学在中国的传播与发展的热切关注。

张大庆

2013 年 5 月 15 日

前　言

这本书的由来要从 20 年前说起。那时我第一次听葛莱格（Alan Gregg）、麦可林（Franklin C. McLean）和娄克斯（Harold H. Loucks）谈论北京协和医学院（Peking Union Medical College，PUMC）。自那以后，我愈来愈被这所独一无二的学校和在那里担任教职的卓越的美国医生们所吸引。

于是，我尽一切可能寻找知晓协和历史的人，与他们交谈。1969 年夏，本书写作正式开始。十分荣幸的是，我得到了时任美国中华医学基金会（China Medical Board）主席的约瑟夫·黑赛先生（Joseph C. Hinsey）的大力支持。当时正在编写《美国中华医学基金会与北京协和医学院》一书的福梅龄女士（Mary Ferguson）也施以援手，慷慨提供了有关协和的诸多珍贵史料。作为洛克菲勒基金会（the Rockefeller Foundation）的客人，我来到塞贝洛尼别墅（Villa Serbelloni）（译注：位于意大利，为洛氏基金会地产，常用于重要会议）进行了为期一个月的研究，为撰写这本书做准备。福梅龄帮助我搜集写作需要的各类资料。在全书的撰写过程中，她和黑赛先生给了我莫大的帮助和鼓励。

福梅龄女士的优秀著作侧重于介绍北京协和医学院的行政管理史，而本书则更加关注协和的人物和教育。我有幸向多位与协和有关的人士求教，获益匪浅。现将他们的名字详列如下：

鲍弗尔 Marshall C. Balfour	福克那尔 Claude E. Forkner
张布朗（音译）Brown Chang	富路德 L. Carrington Goodrich
张光璧 Stephen Chang	兰安生 John B. Grant
陈克恢 K. K. Chen	葛莱格 Alan Gregg
狄瑞德 Francis R. Dieuaide	海司汀斯 A. Baird Hastings
福斯特 Ernest C. Faust	海瑟尔 Victor G. Heiser
玛丽安·冯（音译）Marian Feng	郝智思 Paul C. Hodges

徐星安 Alice Hsu

基弗尔 Chester S. Keefer

万代克 Harry B. Van Dyke

凡斯莱克 Donald D. Van Slyke

王世春 Wang Shih-chun

韦伯斯特 Jerome P. Webster

王国栋 Gordon King

许雨階 KhawOo-kek

林巧稚 Lim Kha-t'i（Lin Chiao-chih）

刘伟通 Morgan Liu

卢致德 Loo Chih-teh

麦克凯尔威 John L. McKelvey

麦克汗 Charles F. McKhann

麦可林 Franklin C. McLean

海伦·麦可林 Helen V. McLean

艾尔弗莱德·莫尔斯基 Alfred E. Mirsky

尤格尼·欧匹 Eugene L. Opie

彭达谋 P'engTah-mou

凯瑟琳·瑞德 Katherine E. Read

施密德 Carl F. Schmid

奥拉·赛弗灵浩斯 Aura E. Severinghaus

斯美唐纳（Hans Smetana）

威奇 A. Ashley Weech

晏阳初 James Yen

余道真 Yu Tao-chen

郁采繁 Yu Ts'ai fan

海伦·寇特（Helen Choat）和菲利斯·巴莱奇曼（Phyllis Brachman）采访了与协和护理学院有关的人员并收集了资料，她们是：

胡智敏 Gertrude E. Hodgeman

麦克凯比 Anne H. McCabe

包艾靖 Gertrude Ai-ching Pao Sing

江尊群 Florence Tsun-chun Chaing Szutu

张萍 Margaret P'ing Chang Tseng

郭焕炜 Mamie Huan-wei Kuo Wang

严彩韵 Daisy Tsai-Yun Yen Wu

余道贞 Yu Tao-chen

谢文梅 Ruth V. M. Zia

此外，为我提供资料的人还包括：约翰·安德森（John A. Anderson）、乔治·派克·贝瑞（George Packer Berry）、让·柯伦（Jean A. Curran）、约翰·恩德斯（John F. Enders）、托马斯·弗兹派特瑞克（Thomas B. Fitzpatrick）、特奥多·福克斯（Theodore Fox）爵士、西德尼·坎鲍尔（Sidney D. Gamble）、奥利弗·麦考伊（Oliver R. McCoy）、

渥美南（Atsumi Minami）、皮特·欧驰（Peter D. Olch）、威拉德·瑞匹莱叶（Willard C. Rappleye）、桑德斯（J. B. de C. M. Saunders）、威尔伯·索耶（Wilbur H. Sawyer）、维吉尔·斯考特（Virgil C. Scott）、约翰·斯耐德（John C. Snyder），以及罗伯特·沃森（Robert B. Watson）。

罗杰·克雷（Roger Crane）、富路德（L. Carrington Goodrich）、维吉尔·斯考特（Virgil Scott）和罗伯特·沃森（Robert Watson）审阅了全部或部分书稿。

菲利斯·巴莱奇曼（Phyllis Brachman）花费了大量时间，与我一同撰写初稿，并整理了参考书目。

感谢我的同事伊丽莎白·赛尔（Elizabeth Purcell），她是一位富有经验和创造力的编辑，终稿的完成得益于其出色的工作。

最后要感谢我的妻子秋子（Akiko）。当我埋头写作时，思绪每每随着笔尖到达遥远的北京，却在不知不觉中冷落了她。她从无怨言，而且不断地给予我支持和力量。

约翰·齐默尔曼·鲍尔斯（John Z. Bowers）

目　录

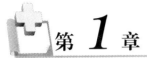

第 *1* 章

西方医学来到古老的北京

世界上最美丽的医学院当属中国北京的首都医院（Capital Hospital）（译注：北京协和医院在 1971~1985 年间曾用名）。优雅的古典建筑围成长方形的院落，屋顶飞檐上是翡翠般的琉璃瓦，在中国北方的明媚阳光下熠熠生辉。这所医学院由洛克菲勒基金会（the Rockefeller Foundation）下属的美国中华医学基金会（China Medical Board，简称 CMB）出资建立，并于 1921 年 9 月 19 日宣告成立，命名为"北京协和医学院"（Peking Union Medical College，PUMC）。教职员主要从美国和英国招聘而来。在 1941 年 12 月 8 日被侵华日军占领之前，这里不仅是亚洲最先进的医学中心，同时也是世界上最出类拔萃的医学院之一。二战期间北京协和医学院被迫关闭，1947 年 10 月 27 日才正式复校。1951 年 1 月 20 日，新中国政府将其收归国有。

北京协和医学院如今已成为中国医学界的领军机构。在传授西医科学的同时，学院也进行中医的教学和诊疗活动。悲观主义者或许会说，学校成立时创建者的远大理想已付诸东流；而更乐观的看法则认为，北京协和医学院培养了那么多医学家、管理者和医务工作者，为西医在中国的传播奠定了坚实的基础。这样的一所医学院以及相关的教育项目，是对创建者 4500 万美元巨额投资的丰厚回报。

几位美国最杰出的公民和学者创办了北京协和医学院，其中包括洛克菲勒一世（John. D. Rockefeller）及其子洛克菲勒二世（John. D. Rockefeller, Jr.）、父子二人的顾问，也是最早支持在中国开展该项目的人——格池（Frederick T. Gates）、哈佛大学校长查尔斯·艾洛特（Charles W Eliot）、芝加哥大学校长亨利·普拉特·贾德森（Henry Pratt Judson）以及基督教青年会（YMCA）主席、亦即 1946 年诺贝尔和平奖的获得者——约翰·马特（John R. Mott）。美国医学界的两位领袖也受邀参与了创办活动。其中一位是约翰·霍普金斯医学院院长韦尔奇（William H. Welch），他是美国和世界范围内著名的医学教育家和活动家；另一位是时任洛克菲勒医学研究所（Rockefeller Institute）所长的福勒克斯纳（Simon Flexner）。

这所学校从筹建之初就有远大的抱负，因而吸引了一批优秀的年轻教职员，立志为西医在中国的发展而竭尽全力。这些人中有些被东方的神秘之美所吸引，因中国是当时最后一个对外"开放"的伟大国度；有些则是受传教士"拯救异教徒"的热情所感召；还有人则是在巨大的探险精神驱使下来到中国。然而，令所有人感兴趣的是，在西方未知或已经销声匿迹的一些疾病却仍然在中国肆虐。

设备精良的实验室和诊室为医学研究提供了大量的机会。那些俯瞰美国医学教育的人（如韦尔奇和福勒克斯纳），均全力支持这个项目。在他们的帮助下，年轻的协和得以吸引大量优秀的医学人才。这些青年才俊大都来自韦尔奇和福勒克斯纳所在的大学和研究所。另一方面，在其巅峰时期，协和也为美国培养和输送了大量年轻有为的医学家。这些人日后返回美国在各医学院任教。协和活跃的客座教授制度吸引了全世界杰出的医学科学家。他们带来科研灵感，也带来了西方科学的最新进展。对于这些年轻科学家和访问教授来说，中国是全球最具吸引力的国家，北京是全世界最美丽的城市，而位于市中心的北京协和医学院则是医学科学的天堂。

北京城

北京是中国的历史、文化和政治的中心。几个世纪前，一座繁华的城市在这里兴起，并在后来的沧桑岁月里随王朝兴替而数易其名。蒙古帝国的大汗忽必烈于1260年登基，并正式建造了北京城（译注：元朝时北京被称为"大都"）。在其身后，汉族和外族统治者又为这座城市增添了无数的名胜——颐和园、紫禁城、水上皇宫（译注：指中南海和北海公园）以及不计其数的恢宏庙宇和精妙佛塔——一切都赋予了这座城市无与伦比的美丽。

中国的能工巧匠善用颜色。各色石灰城墙组成了一幅宏伟的画卷：皇城包绕着淡雅的粉色雉堞，皇宫禁苑点缀着紫色的城墙，绿色的琉璃瓦与皇家专用的金色屋顶交相辉映，令人难忘。

北京城事实上包含几座"城"，主要是两个：内城——西方作家通常称为"鞑靼城"（Tartar City），外城被称为"中国城"（Chinese City）。

人们提起北京城，通常指的是内城。这里有政府、使馆、银行、医院和达官贵人的府邸。这座城市是严格的正方形，外围城墙高 50 英尺，顶部宽 15 英尺。南面城墙有三座城门，东、西、北面城墙各有两座城门。道路起始于城门，并纵横交织于整座城市。（译注：这里所说的内城是指旧时北京的内城，由九座城门及城墙包绕，即南面的崇文门、正阳门、宣武门，北面的安定门、德胜门，东面的东直门、朝阳门和西面的西直门、阜成门）

外城有时称为"帽城"，因为它围绕在内城南侧，就像头上戴的一顶帽子。外城也有高大的城墙，但比内城稍矮。外城与火车站毗邻，商业十分繁荣，有很多旅馆、戏院、娱乐场所、老寺庙、旧书肆，甚至妓院。（译注：这里所说的外城是指旧时北京的南城，位于内城的南侧，有七座城门，分别是正阳门、崇文门、东便门、左安门、永定门、右安门、西便门、宣武门）

内城里还有两座城墙包围的城中城：位于北侧的皇城和中部的紫禁城。皇城是游客必看的景点：一座巨大的人造山，高达 210 英尺，绿树掩映，郁郁葱葱，被称为景山。景山外观宏伟，翠绿绵延，着实令人惊叹——就连山顶的宫殿从内至外也都是绿色的。

建造这座巨大山丘的原因众说纷纭。据说中国北方游牧民族会给中原文明带来威胁，因此北京的统治者借景山消弭这一影响；还有人认为景山的主要用途是瞭望；另有人传说景山用煤建成，一旦京城被围，山体就可充作燃料；最后还有一种可能，建这座山纯粹是为了满足统治者的欲望。但无论原因究竟怎样，俄国的凯瑟琳二世（叶卡捷琳娜二世）听说了这座人造山后非常着迷，下令在其皇宫建造一座类似的山丘。

只要是帝王想要得到的，紫禁城几乎都能满足。这里有戏台、图书馆、庙宇、商店，街道两旁豪华的宫殿鳞次栉比，皇妃们的寝宫数不胜数。

初来北京的游客都会折服于这里的大气磅礴。北京协和医学院所在的哈德门大街（译注：崇文门大街旧称）贯穿南北，长 3 公里，宽 70 英尺。天安门大街为东西走向，经过紫禁城门前，宽达 150 英尺。

长城位于北京以北约 35 英里处，早在秦始皇登基之前就开始修筑。秦始皇是第一位统一中国的皇帝，修建长城是他登基后最早的几项诏令之一。从此长城成为保护中国北方的一道防线。

北京协和医学院的由来

最早来到北京的西方医生是雒魏林（William Lockhart）。1861 年 9 月，他成为英国使馆的高级医生。雒魏林曾在伦敦盖氏医学院（Guy's Hospital）行医，对中国并不陌生。早在 1839 年他就是广州眼科医院的医生，后因鸦片战争爆发而离开中国，撤离到爪哇学习中文。雒魏林在战后回到广州，随即被派往舟山，为占领那里的英军工作。雒魏林在舟山度过了一年。期间他建了一所小型医院，并在六个月内救治了约 4000 名患者，随后前往澳门。1842 年中英双方签订了《南京条约》，雒魏林又动身前往香港，并在那里居住了一年。他在这座美丽的海港建立了一所颇具特色的医院，医院由伦敦会（London Missionary Society）资助［这所医院就是如今著名的那打素医院（Nethersole Hospital）的前身］。

但是，志不在此的雒魏林继续辗转。回到舟山工作一年后，他在新开放的口岸城市上海定居，并在山东路上的北门建了一所地标性的医院——中国医馆（Chinese Hospital）［大半个世纪后，1926 年，英国富有的经纪人亨利·雷士德（Henry Lester）出资资助这所医院，并更名为仁济医院（Lester Chinese Hospital），后在此基础上建立了雷士德医学研究院］。雒魏林于 1835 年至 1854 年间居住在上海，期间发生了太平天国起义。上海被起义军围困和占领，在战争中受伤的上百名士兵和平民曾在雒魏林的医院接受治疗。

自 1857 年起，雒魏林开始了在伦敦为期四年的休假，其间他成为皇家外科学院（Royal College of Surgeons）的研究员并撰写《医学传教士在华 20 年》（Medical Missionary in China：A Narrative Twenty Years' Experience）。[1]这本书是十九世纪前半叶西医在中国发展的珍贵记录。在传教士的作用问题上，雒魏林强烈反对将传播教义和实践西医合二为一的做法。他说："在新教或天主教的传教活动中我都发现，当一个人试图同时做两样工作时，但总有一样做得很差，有时两样都很差。非但徒劳无功，反而削弱了事业的影响力。"[2]

得知北京向外国人开放的消息后，雒魏林立即束装就道，并于 1861 年 9 月 13 日到达京师。一个月后的 10 月 23 日，雒魏林建立了他在中国创办的第四所医院。这家医院名为伦敦会北京施医院（译注：也称京施医院）（Peking Hospital of the London Missionary Society，或称 London Missionary Society's Chinese Hospital in Peking），紧邻英国公使馆。

这家医院取得了开门红。开业的第一年即救治了 22,144 名患者，每天有超过 60 名患者就诊。这些患者的社会背景多种多样，给雒魏林留下了深刻的印象：

> "各阶层的民众来到这里。各级别的官员也将他们的母亲、妻子、孩子和其他家属送来就医。三教九流、贩夫走卒、各色人等都来到医院。众多贵妇名媛也出现在这里。她们十分乐于就医，不仅为解除自身的病痛，有的还带来了自己患病的孩子，实在令人吃惊。"[3]

三年之后，这位不知疲倦的医学先驱结束了在六座中国城市行医的历程，回到了伦敦。雒魏林将自己收藏的大量的中国文献捐赠给了伦敦会。如今这些文献被命名为"雒魏林收藏"。1896 年，这位在教会中德高望重的老人离开了人世，享年 85 岁。

雒魏林在北京的事业由一位爱丁堡大学的毕业生——德贞（John Dudgeon）接替。德贞对北京的一切都很感兴趣，其日记涉猎内容极广，包括医疗问题、中国北方的气候、鸦片，甚至记录了一位中国验尸官对裹脚这一习俗的研究。

在德贞给伦敦的第一份年报中有一段文字，简单描述了中国的医院状况：

> "欧洲人对'医院'一词的理解与北京人迥然相异。（在北京）医院由二十间屋子或病房组成。每间屋子里都有一张'炕'。炕是一个用砖头和泥土砌成的宽大平台，上面盖着席子。病人就睡在炕上。冬天，这些炕通过烧煤来加热，每张炕下方有排列

整齐的供暖管道，非常暖和……一张炕通常能容下 12 到 14 位病人"[4]

与雒魏林一样，德贞也惊诧于西医在中国受欢迎的程度：

"诊室一开门很多人就到了，多数都患有眼部的顽疾……患者们对西医治疗毫无畏惧。如果说他们有什么不对，那就是对我们的能力期许过高。"[5]

德贞到北京后不久，由于英国使馆的职员数量增加，使馆决定收回（德贞的）临时医院。但德贞毫不气馁，决心继续自己的事业。他相中了内城主干道哈德门大街的一座寺庙，作为医院的永久地址（译注：原址火神庙，位置在今北京市东单北大街）。买下这座寺庙后，负责拆除工作的是原来的住持，对他来说这是一个前所未有的难题：

"拆除神像、焚香炉和其他供品阻力甚大。或许是畏惧神灵，或许是担心触犯众怒，抑或是害怕开罪官府，住持不敢冒险承担这项工作。他担心官员们会罗织罪名从他身上敲诈钱财。于是，拆除只能在深夜秘密进行。对这位住持来说，这件事总算是平安渡过。但神像在拆除中却受了损伤。眼看神灵受辱，附近居民都议论纷纷，他们盼望神灵降灾，让住持得一场大病。但神灵并没有应验，这位住持一直很健康，还掌管了附近胡同的另一座寺庙。"[6]

寺庙建筑摇身一变，成为一座装饰华美、宽敞明亮、功能齐备的医院：

"医院有五进院落，房间高大宽敞、通风良好。门廊正对着马路。门前矗立着两根 70 英尺高的旗杆①。最靠外的院子有候诊室，接待女性患者和中国社会的上层人士。大厅位于院子东侧，面向大街，屋宇轩朗，雕梁画栋。在整个东亚，这应该是最精致、最气派的亚洲式医院建筑了。原来摆放灶王爷像的台座被用作桌子。院子里有一座石碑，打算用来记录医院建院的日期以及新教传入北京的历史。南边有一个小院和一个房间，专门收治流浪患者。小院在晚上锁起来，早上开，以策安全……紧接

_____

① 原注：1914 年，两根 70 英尺长的旗杆被大风吹倒，中国人的传统观点认为这是要改朝换代的征兆。真被他们说中了。一年之后，协和医学堂的土地成为洛克菲勒基金会的地产。该基金会开办的教育项目为中国的医学事业带来巨大的变革。

大厅后面的院子里有一座房子，包括三个房间，用作病房。这个院子的北边是诊室，诊室西侧的小院是医院的厨房和宿舍；东侧也有两个院子，可以用作病房。医院按照原先的中国古典风格粉刷一新。寺庙的建筑样式足以展示原有气度与修葺效果。"[7]

　　虽然工作日益繁重，德贞仍然抽出时间撰写中文版的简明解剖图谱，以及关于眼科疾病、预防接种和血液循环的文章。德贞批评了居住在中国的欧洲人暴饮暴食的习惯："在北京，不少来自我们国家的同胞整天开怀畅饮，饕餮无度。"[8]但这些人却将健康恶化的罪责归咎于中国："……这些人离开人世之前，会给家里写信说是北京的气候害死了自己。"[8]

　　德贞还在京师同文馆（Imperial College T'ung Wen Kuan, in Peking）教授西医学。这所学院主要是为清政府训练外交人员。由于将精力过多地放在行医上，德贞于 1884 年终止了与伦敦会施医院的关系，这一年恰好是他接替雒魏林执掌医院的第二十个年头。德贞随后启程回英国，而一年之后又回到北京，重新忙于医疗工作，直至 1901 年 2 月 23 日去世。

　　英国公使馆的医生布舍尔（S. W. Bushell）从 1884 年到 1886 年担任代理院长，而后普里查德（E. T. Pritchard）来到北京，正式接任德贞。此前，医院诊疗活动主要以门诊为中心，但普里查德继任之后强调对住院患者的看护。同文馆的医学生每周来门诊学习，而普里查德鼓励学生们对那些住院病人进行随访。

　　普里查德培训了两位中国助手：李啸川（音译）（Li Hsiao-ch'uan）和刘宝青（音译）（Liu Pao-ch'ing），二人负责急救、换药、备药和分发药品等工作。普里查德因健康原因于 1893 年离开中国。他的继任者艾洛特·科威（Eliot Curwen）也因身体欠佳两度中途离开。在这七年中，李啸川和刘宝青成为医院的顶梁柱，承担起日常医疗工作。

　　1891 年，医院获得额外的土地。于是新建筑拔地而起，旧设备也得到升级和改造。然而，1900 年的义和团运动使伦敦会（包括京施医院）遭受严重破坏。英国传教士、外交官和工作人员被围困在英国公使馆。义和团运动在同年 8 月 14 日平息，但医院设施被毁，元气大伤，无法在短期内恢复。5 个月后，李啸川设法在英国公使馆附近一家废弃商店里开设了临时诊所。需要住院的男性患者转到了德国的军队医院，女性患者则被转至位于西城和东城的英国临时医院。这些医院由莉莉·塞维乐

（Lillie E. V. Saville）负责。

一百多位传教士在义和团运动中丧生。这次劫难也让教会的注意力再次聚焦于北京这个义和团运动的中心。教会认为这里迫切需要延续医疗和传教活动。同时，他们也清楚地认识到，此前医疗和教育工作太过分散。仅仅凭借某一个传教组织的有限经费难以满足中国巨大的需求，各教会组织之间的合作势在必行。由于伦敦会在该领域中规模最大，最具影响力，第一次合作遂围绕伦敦会展开。美国长老会（American Presbyterian Mission）和美国公理教海外传道部（the American Board of Commissioners for Foreign Missions）联袂加入了伦敦会，共同成立了华北教育联合会（North China Educational Union），并选择在北京开设第一所联合医学院。

来自苏格兰，曾在格拉斯哥就学的科龄（Thomas Cochrane）建立了协和医学堂（Union Medical College，UMC），即日后北京协和医学院的前身。从肖像上看，科龄外表严肃、棱角分明、目光坚定，甚至有点咄咄逼人。从1897年5月19日至1900年春，科龄一直在中国东北的朝阳地区工作。在一所有三个房间的诊所里收治病人，实施手术。这间诊所每天接待一百多位病人。科龄唯一的助手是一位农村青年，这位中国年轻人渴望成为医生。

义和团运动期间，心存感激的患者们和一位忠实的男仆搭救了科龄。大家告诉科龄义和团就要来了，他们一旦见到外国人就会毫不留情地杀掉。科龄身着中式长袍，骑上自行车匆忙逃离。男仆急忙追上去，叫科龄停下来，并递过一顶带着假辫子的帽子，示意科龄戴上。科龄摘下匆忙逃离时戴的圆礼帽，藏在长袍里，换上了有假辫子的帽子，才得逃生①。此后因为罹患疟疾，科龄被迫回家休养。这场暴动带来的紧张和压力，使他的健康状况雪上加霜。

科龄出色的组织能力和外科技艺引起了伦敦会元老们的注意。于是他再一次受委托，回到中国北京建设协和医学堂。1901年11月20日科龄到达北京，眼前是施医院的满目疮痍。虽然深感震惊，但科龄下定决心从头再来。他利用一家残破不堪的粮店开设了诊所。一块木板成了手

---

① 凯瑟琳·瑞德（Katherine E. Read），1971年，私人信件。

术台，而马厩则成了病房：

> "我刚到就开始做各种手术，而且大多效果很好；将骡子从马厩中移走，并将马厩粉刷一新，住院病人就可以安置在这里了。"[10]

科龄有幸能与没落的晚清皇室建立有益的关系，并得到了回报。年迈的慈禧皇太后，也就是所谓的"老佛爷"，在侍女和太监的簇拥下，仍然掌控大权，奢华无度。光绪是慈禧太后的侄子，但只是名义上的皇帝。科龄受召给光绪皇帝和他的皇子（译注：此处作者行文有误，光绪皇帝无子嗣。作者可能是指当时被立为"大阿哥"的溥儁，但他是载漪之子，并非光绪皇子）看病。另一位身份显赫的皇室成员德福晋嫁给了太后的侄子，她也延请科龄施治，但须作特殊安排：

> "德福晋急切地希望我为其做一个复杂精细的手术，但是又感到害怕，因为如果让男性为自己做手术，日后恐有麻烦……为此德福晋举行了一项仪式，我们二人结为异姓兄妹，这样我为她做手术就不为失礼了。"[11]

另外一位皇室的病人是总管太监李莲英，他随时待命，伺候老佛爷的起居。有一次他急匆匆地跑进科龄的诊所，上气不接下气地说："我的时间很紧，只有老佛爷睡着了，我才能出来办自己的事。"[12]

在科龄的建议下，李莲英终于说服老佛爷，要建的协和医学堂对大清很重要。慈禧太后自己也认捐了一笔，约值 1400 英镑。一份伦敦会的文件这样写道：

> "太后对（北京）协和医学堂抱有兴趣，并资助了一万两白银……科龄博士近期被召进宫，为得了疑难病症的李莲英治病。这次成功的治疗无疑给太后留下了良好的印象，展示了外国医术的功效。"[13]

有了老佛爷带头，满清贵族们随后追加了 1600 英镑的捐款，作为赠予医学院的第二笔款项。

协和医学堂于 1906 年举行开业仪式，伦敦会驻北京的秘书在给伦敦的信中做了如下记载：

"医学院在上周一和周二（2 月 12 日和 13 日）两天正式开业。12 日是落成典礼。为此举行了一个宗教仪式，所有的教派都参加了。此次活动仅限于传教士和医学院工作人员。举行仪式的屋子能容纳 200 人，并未邀请普通基督徒。虽然从规模来说算不上盛大，但我们想邀请的人悉数到场。斯考特（Scott）主教和美国长老会的魏瑞（Wherry）博士用英文致辞……均甚精彩。主教的致辞传达了很好的要义，希望各教会组织之间能够精诚团结，尽管这一天离我们还很遥远。

第二天的活动吸引了更多关注。所有北京的政府高官和外国使节都接到邀请。外务部那桐尚书代表太后表达了对医学院的良好祝愿……除了俄国公使因身体欠佳而缺席之外，其他国家的使节均躬逢其盛。" [14]

出席典礼的外国要员尚有英国公使厄乃斯特·斯瓦特欧爵士（Sir Ernest Swatow），美国使节洛克希尔（W. W. Rockhill），还有一位在中国最具影响力的西方人——赫德爵士（Sir Robert Hart）。作为执掌大清海关总税务司四十年的外国人，赫德盛赞雒魏林在北京筚路蓝缕的开拓作用，并大胆预测了医学院未来的发展：

"作为开拓者，雒魏林先生已有一群勇于奉献的追随者。他的这所学院也必将硕果累累，日后即使没能成为中国的皇家外科学院，也会为那样的机构诞生铺平道路。（在此基础上）建立的医学院及其衍生的后代，会成为真知的殿堂。在这个不朽的国度里的每一个角落传播最广博的文化。" [15]

（Just as this pioneering man has been followed by a succession of devoted descendants, so too will not fail this pioneer College to be productive. If it does not itself develop into the Imperial College of Surgeons of China, it will prepare the way and produce such a College, and will yet see other offspring, other medical schools and colleges, seats of the trusted learning, and the broadest culture in every quarter of this deathless empire.）

协和医学堂的第一座楼被命名为娄公楼（Lockhart Hall），以纪念北京的医学先驱雒魏林。这座楼中有教室、实验室和大约 30 张病床。一年之后的 1907 年，利物浦的奥利弗·琼斯（Oliver W. Johns）捐资修建了一座宿舍，这座宿舍便以他的名字命名。

第一年招收了 40 名医学生。与其他教会医学院一样，中文是教学语言，但学生也需要学习英语。学制五年：前两年是基础医学，后三年是临床教学。最初有9位教员，他们大多拥有英国的行医执照。

1906年夏，慈禧太后授予了这所医学院一项荣誉，即医学院的学位改由清朝官方授予。慈禧太后命令大清学部对各项课程进行考核，并为通过的学生颁发文凭。

由英、德、意、日、美等国公使馆的医生组成了国际考试委员会，于1909年1月对学生进行了第一次考试。委员会对这些医学生的基础知识表示满意。

1911年4月7日，首批16名毕业生从中国大臣手中接过盖有学部紫色印章的学位证书。同年，共有104名新生进入医学院学习。学校开设一年的医学预科教育，同时也开设了研究生项目，旨在培养更高级的人才。

1912年，科龄从海外传道部调回伦敦会总部。

协和医学堂的成功开办，标志着医学传教（medical missionary）在其兴起的头一百年所取得的最高成就。而就在第一批学生毕业的那一年，在洛克菲勒二世（John D. Rockefeller, Jr.）的顾问格池（Frederick Gates）的领导下，美国几位远见卓识的人物已在规划一个项目，日后将成为西医在中国发展的顶峰。通过私人慈善家的慷慨捐赠，他们可以调动比教会更多的人力与物力。西医在中国的新纪元已露出曙光。

参 考 文 献

1. 雒维林《医学传教士在华20年》（London：Hurst and Blackett, 1861）. William Lockhart, Medical Missionary in China：A Narrative Twenty Years' Experience (London：Hurst and Blackett, 1861).

2. 同上，第5页.

3. 同上，第59页.

4. 《协和周刊》校历，1940年12月11日，第86-87页（PUMC Weekly Calendar, 11 December 1940, pp. 86-7.）

5. 同上，第87页.

6. 同上，第87-88页.

7. 同上，第88页.

8. 同上，第88页.

9. 同上，第88页.

10. Francesca French, Thomas Cochrane: Pioneer and Missionary Statesman, p. 59.

11. 同上，第 66 页.

12. 同上，第 65 页.

13. Thomas Cochrane, 27 August 1904, Eastern No. 3349, Arrival No. 5557, Archives of the London Missionary Society.

14. S. E. Meech, 16 Feburary 1906, Archives of the London Missionary Society.

15. K. Chimin Wong and Lien-teh Wu, History of Chinese Medicine.

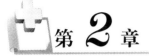

第 2 章

医学与传教

　　北京是本书历史的发生地，在前一章我们已经介绍了西医在北京的发展。洛克菲勒基金会下属的美国中华医学基金会（the China Medical Board of the Rockefeller Foundation）（译注：该机构译名不一，曾称罗氏驻华医社）之所以决定买下协和医学堂，而没有从头新建一所学校，是因为"这些传教组织所创造的开端值得赞誉"，不应该轻易放弃。[1]这一"值得赞誉的开端"得来实在不易，人们经过近一个世纪的奋斗和牺牲，致力于一项伟大的事业——改善中国的卫生状况。通过了解这段历史，我们能更全面地认识到洛克菲勒基金会接管这所教会医学院时的情景。

　　先让我们拓宽视野，看一看西方医学在中国发展的重要事件，随后再将话题转回北京这座城市，以及围绕北京协和医学院所发生的故事。

　　耶稣会的出现标志着传教时代的开始。耶稣会对科学的兴趣主要集中在天文、数学和制图，而很少涉及医学，有时甚至明令禁止教士行医。尽管存在这种负面的态度，但是第一位用中文阐述人体结构的欧洲人正是一位耶稣会教士。这位年轻的瑞士神父邓玉函（Jean Terrenz, Terrentius）于 1621 年来到澳门。波兰耶稣会教士卜弥格（Michael Boym）神父（1621~1659）出版了第一部关于中国植物的欧洲著作《中国植物志——暨中国花果草木和奇异动物考》(Flora Sinensis, ouTraite des fleurs, des fruits, des plantes et des animauxparticuliers de la Chine)。[2]书中描述了植物的药用价值，并配有 23 种植物和动物的插图。在其另一部著作《中国诊脉秘法》(Clavismedica ad Chinarumdoctrinam de pulsibus) 中，卜弥格神父首次向西方人介绍了中医的一些诊断和治疗方法。卜弥格去世前一年，这份书稿被送至巴达维亚，以便运往欧洲，准备由卡布莱特（Ph. Couplet）神父监督出版。但是书稿却落入德国外科医生安迪亚斯·

克雷叶（Andreas Cleyer）之手，被其剽窃发表。³克雷叶当时在巴达维亚工作，就职于联合东印度公司。该书稿包括著名中医王叔和所撰四篇关于诊脉的论著，一篇关于不同疾病舌外观的文章，以及几种简单药物的说明。这些药物是传教士在中国药师的指导下制备的。1868 年，该书把作者更正为卜弥格并得以再版。

中医

中国传统的医学体系，即中医，也是卜弥格所著的《中国诊脉秘法》的理论基础，其哲理源远流长、细致详实。鉴于很多西方学者已全面介绍过中医，此处我们只对其基本特征进行概述。

简单说来，中医认为每个人都是一个微观宇宙，与周围的世界不断地相互作用。健康取决于能否与周围世界和谐相处。通过一系列广泛而复杂的关系可以实现和谐。"道"是达成这种状态的核心方法，而两个相互对抗的力量，即"阴"和"阳"，存在于各种事物中（包括人体）。阴等同于英语的 feminine——即寒冷、潮湿、黑暗，就像是山丘的阴面；而阳等同于英语的 masculine——即温暖、干燥、明亮，就像是山丘的阳面。人体的阴阳必须保持完美的平衡，否则将会发生疾病。有五种中国元素：金、木、水、火、土，所有自然现象都与这五大元素相关。例如，与火元素相关的事物就包括愉快、夏季、南方、炎热、苦味、红色、成熟、心脏、耳、小肠和动脉等。五个周期循环往复，每一周期都由相应的元素主导。人类必须不断调整情绪和行为来适应这五个周期，适应不佳者将罹患疾病。疾病的主要原因是人体与当前的周期不够和谐，进而导致身体障碍。

疾病诊断的基础在某种程度上也是将器官按阴阳分类：心、肝、肾、脾和肺属阴，而胃、胆、小肠、大肠和膀胱属阳。如果某人有"阳证"，往往是阳性的一个或多个器官发病；如果是"阴证"，那么病灶就很可能是属阴的器官。善变、健谈、外向的人属阳，而寡言、沉默、内向者属阴。

人体中阴阳各有六条主要的通路，即经络。无数更小的通道从此发出，联通各个脏器。这一网络将皮肤上数以百计的穴位与内脏连接起来，是针灸和艾炙这两种治疗方法的基础。

针灸为中医所特有，也是中医最常用的疗法。其理论基础是每一个体表穴位都与某一特定的器官相连。治疗疾病时，细长的针插入体表的一个或多个穴位，这些穴位对应于那些有病变的器官。共有 12 条经络通往各个器官，这些经络是理论上的，并不能为解剖所显示。

艾炙的工具是燃烧艾蒿的球果，施炙的部位与针灸相同，即体表的穴位。

诊断最重要的步骤是仔细切脉；女性先诊右侧的脉搏，男性则先诊左侧。如果脉搏频率超过每分钟 70 次，则疾病起源为阳；如果少于每分钟 70 次，则起源为阴。强劲的脉搏说明疾病属阳，微弱的脉搏说明属阴。如果脉搏的"方向"是"向外的"，即朝向皮肤或身体之外，则疾病是由外因所致；如果脉搏是"向内的"，即朝向桡骨，则疾病由内因所致。每侧手腕的脉搏分为七个浅表脉相（表脉）和八个深层脉相（里脉），每种脉相代表一个内脏器官。需要对这些脉相进行仔细触诊，才能判定其所代表的器官有无病变。

第二步是对舌面颜色、湿度和舌苔进行详细的检查。如果有舌苔，则还要观察舌苔的厚度和走向。舌面中央的外观改变归因于胃部疾病，舌根的改变为肾脏疾病，两侧的改变为肝脏疾病，舌尖的改变为心脏疾病。

中国人格外强调病由心生，因此，医生会仔细观察病人一段时间，来判断其情绪。医生了解病史的过程中，也会询问病人的家庭成员，以了解可能的心身因素。

事实上，不少中草药物对西医的发展有重要贡献。例如砷、甘汞、明矾、樟脑、滑石、朱砂、海藻（用于治疗甲状腺肿）、阿片、麻黄碱等，都是中国率先使用的药物。

中药配方中最常用的两种成分是人参和角粉，这两种药几个世纪以来一直在药典中占据主导地位——比其他任何中药或西药的历史都更悠久，迄今仍然很受欢迎。

人参是一种分叉的根茎，类似曼陀罗，长约 4 英寸。中国人一直寻找一种能使人延年益寿、长生不老的药，而几个世纪以来，人们认为人参就具有这种神奇的功效。部分原因是它长得像人形。人参也有其他用途，例如治疗恶心呕吐，作为镇定剂、兴奋剂以及壮阳药。

角粉用作强效的补品，也用作壮阳药。人们认为"独角兽"的角具有特殊的功效。这些兽角一般由外国商人引入的，不是东非厚皮类动物的长牙，就是北冰洋独角鲸的角。爱屋及乌，中国民众对钙化物的喜爱也扩展到"龙齿"。"龙齿"通常是戈壁沙漠中残留的动物牙齿化石，或是人的臼齿。

长达几个世纪以来，受宗教习俗的影响，解剖人体或切除身体的任何一部分在中国都是禁止的。人们认为身体是一个人的珍宝，必须在此生保持完整，以备来世。尽管如此，中国史书中还是有两例解剖的记载，分别是公元 16 年和公元 1160 年。古代解剖图谱也表明，在公元二世纪佛教西来之前，曾有人通过肢解来研究人体。后来解剖就很少见了，仅限于斩首的犯人。因此，中国解剖文献和图谱中存在若干重大的错误，也就不足为奇了。例如，中国人认为肝脏有七叶，两肾之间存在一个叫"命门"的结构。人们还认为存在"三焦"，分别供应心脏、上腹、下腹。

尽管在西方人看来中国医学很落后，但是中国人早在公元 1000 年就尝试用接种来预防天花。一种方法是将病愈天花患者所结的痂磨成粉，用鹅羽插到鼻孔里——男孩插到右侧，女孩插到左侧。另一种方法是将水疱内的液体引流出来，涂在栓子上，以类似的方式插入鼻孔中。第三种方法更让人望而却步，即穿上患者的脏内衣，最好是儿童患者的。尽管曾引起英国人的注意，但没有证据表明这些方法是有效的。

西医技术的进步

1798 年，琴纳（Edward Jenner）发表了具有划时代意义的牛痘疫苗研究。[4]五年后的 1803 年，有人试图将这种方法引入香港，但却失败了，原因是病毒在从孟买至香港的长途运输中失效。不过，到了 1805 年，东印度公司的一位外科医生皮尔逊（Alexander Pearson）终于成功地将疫苗引入中国。一批英国外科医生在 19 世纪初为东印度公司的工人提供医疗服务，皮尔逊正是其中之一。

随着中国与英美等西方国家的贸易日益扩大，传播医学和福音的传教士们——主要来自苏格兰、英格兰和美国——也纷至沓来。

早年的传教士们试图在中国传播西医，可谓困难重重。最大的障碍源于中国传统医学依然深入人心，难以撼动。另一个困难则是中国禁止解剖，这使得尸检、教学和手术均无法实施。中国人坚信人体是神圣的，在今生和来世都必须保持完整。传教士们努力要打破这世世代代的错误信念，但却鲜有成功。即使得到了手术许可，医生仍要保证切除的身体任何部位（例如眼或四肢）必须交还给病人，这样他们在来世才是完整的。第三个困难是由于中国受抽象的儒家教条主导，医生的社会地位很低。

第四个困难，则是中国自古以来就排斥与西方人交往。中国作为"中央王国"（middle kingdom）曾经万物皆备，四夷宾服。在过去的几个世纪里，中国屡次轻蔑地拒绝与西方接触，而近代中国的苦难却源自西方国家的恶行。1839～1842 年爆发第一次鸦片战争；1858 年法国占领广州，中国被迫签订《天津条约》；1860 年英法联军占领北京并摧毁圆明园。1900 年义和团运动后，西方势力又进行了无情的报复。这些行为理所当然地加剧了中国人的排外情绪。各式各样的谣言不绝于耳，控诉传教士们残暴行径，例如挖出小孩的眼睛来制备药物。甚至灾害性的天气也被认为是传教士招来的。义和团运动期间，一位传教士在寄往伦敦的信中抱怨，"甚至求雨不成也归咎于基督徒"。[5]

除了与外国势力的冲突，中国国内也并不太平。受地主盘剥、官吏压榨和天灾打击的农民们常常铤而走险，制造暴动。暴动往往发展成武装叛乱，每每都对传教士进行骚扰，甚至人身攻击。

既然如此，人们也许会问：西方人为什么还要去中国？中国的魅力又在哪里？原因之一在于，中国是最后一个向西方开放的大国。1520 年，葡萄牙人最早来到中国。但不论是葡萄牙人，还是西班牙人、荷兰人、英国人、法国人，都被中国中央政府严令禁止深入中国腹地，只能利用广东作为贸易集散地。这一局面一直持续到 19 世纪中叶。对于大批传教士、商人和冒险家来说，中国是最后的淘金机会。

19 世纪末，美国人也将视线转向了远东。美国的快速帆船从广州运回了丝绸、陶瓷、屏风、画作等珍贵的中国艺术品，并陈列在博物馆和富豪的别墅里。美国人将华盛顿州和其他西部诸州纳入了联邦版图，这为我们（美国）在太平洋地区的扩张奠定了基础。菲律宾群岛成为美国第一个、也是唯一的一个东方殖民地。

另一个原因是当时美国人正受到宗教思想的召唤，这股思潮影响深远，席卷了整个北美，包括高等学府。人们渴望拯救那些不信仰上帝的异教徒。

对于医生来说，中国则提供了无限的机会，让其施展医术，攻克包括天花、结核、寄生虫病以及严重营养不良在内的各类疾患。

最后一个、也是最深入人心的原因是中国具有神秘的东方之美。医学传教士们尽管面临千难万险，仍然愿意为中国的事业而献身。

伦敦会的马礼逊（Robert Morrison）是第一位到达中国的新教传教士。他在圣巴塞洛缪医学院（St. Bartholomew's Hospital Medical School）完成了特殊的神学和医学双修课程。马礼逊于1807年9月4日到达广州，将工作重心放在了宗教而非医学上。他的主要贡献是作为东印度公司的官方翻译，完成了《圣经》等宗教文本的中文翻译，并编纂了一部六部四开本的字典，于1823年出版。

1829年，外科医生李文斯顿（John Livingston）在澳门开设了一家诊所，成为中国第一位资质过硬的西医。李文斯顿对中医产生了浓厚兴趣，并收集了800多卷中医药典。随着对中医的兴趣与日俱增，李文斯顿的诊所还雇佣了一名针灸师和一名草药师。

中国的眼病和失明发病率高，这引起了西医先行者们的持久关注。沙眼、结膜炎、干眼病、天花导致的角膜浑浊、角膜炎以及白内障广泛流行。在中国人们常常可以见到令人心酸的一幕：一个瘦得皮包骨的孩子领着一位半盲的大人走在街道背阴侧，而孩子自己也因为沙眼而遮着眼睛。

1828年，东印度公司的外科医生郭雷枢（Thoma R. Colledge）在澳门自费开设了一家诊所，主要治疗眼病。一年后，郭雷枢搬到广东又开设了一家诊所。

伯驾（Peter Parker）是第一位来自美国的医学传教士，也是对中国的西医发展有重要影响的经典人物。1834年9月18日伯驾到达广东。伯驾的大学教育是目前历史研究的一个热点。据说他当时曾考虑进入哈佛，但有人建议说：“哈佛不适合虔诚的年轻人……耶鲁才是真正培养先知的地方。”[6]伯驾在耶鲁学习医学并参加神学课程，并于1834年获得医学博士学位，随即远走东方。伯驾首先前往新加坡，接着到达澳门，在当地一家教会医院工作并学习了一年中文。然后，伯驾前往广东，并于 1835 年 11 月 4 日在丰泰行区新豆栏街 7 号开设了广州眼科医局。病患及家属为了能看上病，通宵达旦地坐在街上排队。豆栏街为全世界的水手所熟知，称为"猪巷"，水手和妓女不断进出于豆栏街的妓院、酒吧和鸦片窝。伯驾培训中国人当助手，挨个为白内障患者实施古老的"白内障针拨术"，即拨开浑浊的晶状体使患者恢复视力。伯驾还在中国首次实施了乳房切除术、结石切除术和子宫切除术，并于 1847 年首次在手术中使用了全身麻醉药——乙醚。

伯驾多彩的一生中，日本之行最富传奇。1837 年 7 月 3 日，他与一批美国传教士从澳门出发，乘坐莫里逊号轮船护送部分日本难民回国。日本人对西医和外科学非常敬重，因而伯驾受邀加入该使团。除了常用药物，伯驾还携带了一批天花疫苗以及皮尔逊疫苗论著的中文翻译版。使团没有携带任何武器，以证明这次行动的和平性质。

途经琉球群岛时，伯驾将天花疫苗介绍给当地居民。尽管船只并无武装，但这并不能减弱日本人的排外情绪，伯驾所乘船只在东京和鹿儿岛均遭到了炮火袭击。日本难民对其同胞的行径感到心寒，遂削发以示与本国决裂。搭载日本难民的船只最终还是回到了中国。

1836 年，郭雷枢和伯驾起草了一份预备声明，即《关于组建在华医学传教会的最初建议》。两年后，广州医学传教会于 1838 年 2 月 21 日的一次公开会议上宣布成立，并制定了崇高的宗旨：

1. 鼓励西医在中国的发展。
2. 将西方人的福祉惠及中国人民。
3. 建立信任和友谊，向异教徒传播基督福音。
4. 为中国青年人提供西医教育。[7]

郭雷枢当选为主席，伯驾任副主席。另一位副主席查顿（William Jardine）是怡和集团（Jardine Matheson）的创立者，也是伯驾最亲密忠诚的朋友。查顿领导的商人们提供了有力的资金支持，前两项资助批给了郭雷枢和伯驾。

身心疲惫的伯驾于 1841 年回到美国休假，并得到了应有的荣誉。这也是他事业的巅峰。在英雄的光环下，伯驾受到马丁·范·布伦（Martin van Buren）总统的接见，受邀在国会发表演讲。只有像艾尔伯特·史怀哲（Albert Schweitzer）这样的医学家和神学家才可能获得如此殊荣。

此后伯驾以美国驻华特使的身份回到中国，却陷入了他无法驾驭的外交与政治漩涡，中国人对外国的敌视令伯驾的热情消退。失望之余，伯驾多次公开表达敌对情绪。1857 年，富兰克林·皮尔斯（Franklin Pierce）总统不得不将其召回国内。随后的 30 年中，伯驾基本过着退休生活，失落沮丧，心灰意冷。

早期的几所医学院

伯驾在广州的继任者是毕业于杰弗逊医学院（Jefferson Medical College）的嘉约翰（John Glasgow Kerr），还有从爱丁堡留学归来的黄宽（Wong Fun）。黄宽是第一位在外国院校取得医学学位的中国人。两人了采取一系列措施，来扩展伯驾建立的师徒制教育。

1866 年，两人招收了七名学徒，设计了三年制的课程，教授解剖学、生理学、内科学、外科学和药物学，并且与中医的理念相结合。官府的禁令成为解剖课的主要障碍。但有时，如果病人的遗体没有亲友认领，就充作一些浅表解剖的材料。截止到 1871 年，据嘉约翰称，超过 12 名学生已至少完成三年的医学课程，并且已经开始在小城镇行医。最早的两位女学生均按照传统的方式裹着小脚，于 1879 年从附近的真光书院（True Light Seminary）录取。

1897 年，课程从三年延长到四年。1904 年学校搬入新校区，成为现在华南医学院（South China Medical College）的前身。同期，中国第一所女子医学院于 1901 年在广州诞生，即夏葛医学院（Hackett Medical College），校长是富玛利（Mary Fulton）。

尽管博济医院（Canton Hospital）仍然兴旺，但是华南医学院却无法保证足够的教员。学校于 1911 年关闭，总共培养了 200 余名男女青年医生。1935 年，学校重新开张，并被命名为中山医学院（Sun Yat-sen Medical College），以纪念其最杰出的学生孙中山（译注：应为岭南大学孙逸仙医学院）。孙中山曾于 1886 年在那里求学，随后到香港完成学业。

　　中国最早的医学院由苏格兰医生马根济（John Kenneth MacKenzie）于 1881 年在北方的天津建立。不少中国人受医生相助，认为有必要捐赠钱物以表感激，学校因此有了一些资金。直隶总督李鸿章的夫人长期罹患一种看似致命的疾病，诸多本土医生为之束手，但马根济却将她成功治愈。马根济想要建立一所医学院的消息传开后，李鸿章及其门客捐出了足够的资金。后来这所学校成为海军医学堂（Navy Medical College）。医学堂的课程为三年制，生源来自一批曾前往美国上大学的学生，后来由于家乡动荡而回国。

　　香港华人西医书院（Hong Kong College of Medicine for Chinese）于 1887 年 10 月 1 日在这个英国殖民地成立。学校的基础是一所医院，医院的建立者何启（Ho Kai）是一位在英国取得医生和律师资格的中国人。他为纪念其英国夫人何妙龄（Alice）而建了这所医院。后来，何启将医院移交给伦敦会，并规定要建一所西医临床学校。第一届有两位学生，其中之一便是孙中山。第一位院长是苏格兰热带医学之父孟森（Patrick Manson）公爵，他后来建立的学校成为伦敦卫生和热带病学院（London School of Hygiene and Tropical Medicine）的前身。香港华人西医书院并未扩大规模，截至 1910 年仅招收了 100 名学生。大多数学生毕业后到内地开展医学事业。1912 年学校与新建的香港大学合并，成为后者的医学院。

　　鉴于教会医学院用中文教学，将西医教科书翻译成中文就成为首要任务。最早的翻译者是合信（Benjamin Hobson）。1839 年，合信毕业于伦敦大学学院的医学院（University College Hospital Medical School），先后任职于广州和香港的伦敦会机构。1851 年，合信把一本解剖生理学教科书翻译成中文；随后翻译的书籍包括普通物理学、天文学和博物学、外科学原理与实践、产科学与儿科疾病、内科实践、药物学，以及一个英汉医学音节表。这些出版物一经面世，就被抢购一空。两广总督下令将其再版，完善图示，并装帧为经典的中国卷轴。上海的外商捐赠 2000 英镑，制作了更大的开本，在日本也广受欢迎。很显然，接下来的几年里人们需要更多完整的教科书，诸多医学领域的书籍遂得以出版。嘉约翰也是一位多产的作家和翻译家，超过 15 本教科书和论著出自其手。

　　还有两所背景完全不同的医学院在中国东北地区成立。其中一所的创办者是司督阁（Dugald Christie）。司督阁是苏格兰长老会成员，于

1882 年来到奉天（译注：今沈阳，下同），也是东北最早的英国医学传教士。司督阁早期致力于培训助手，他称之为"医学皈依者"（medical evangelists）。[8] 尽管梦想要建立一所完备的医科学校，但司督阁的愿望直到 1912 年奉天医学院（Moukden Medical College）诞生时才得以实现。该校课程为五年制，用中文教学，但要求学生们掌握英语。这一项目符合爱丁堡大学研究生的招生标准，其毕业证书得到爱丁堡大学的承认。

奉天的第二所医学院是 1911 年建立的南满医学堂（South Manchuria Medical College）。日本的"南满铁路株式会社"不仅投资创办了这所学校，同时还掌控着东北的其他学校、煤矿、工厂和医院。教职工和学生均为日本人。凭借优良的研究设备，学院也吸引了一批一流的日本医学家。

外国人在中国筹办的医学校还有震旦大学（French-Jesuit Aurora University）。震旦大学于 1903 年在上海建立，拥有法学院、理学院、文学院和土木工程学院。德国人埃里希·宝隆（E. H. Paulun）也在上海建立了一所医学堂，1909 年该校以其创办者的名字命名。另有一所德国医学堂在青岛建立。此外，广州还有一所法中学校（Franco-Chinese School）。

美国人建立的医学院

二十世纪初，宗教复兴风潮横扫美国校园。受其影响，有三所美国大学在中国设立了医学教育项目——宾夕法尼亚大学在广州，而后在上海；哈佛大学在上海；耶鲁大学在湖南长沙分别设立了项目。

其中最富盛名的是雅礼协会（Yale-in-China），其历史在其他的书籍中已有详细记载，这里只做简要概述。湖南是一个远离港口、偏居内陆的省份，对教会来说，这是一片崭新的土地。湖南人从骨子里对外国人抱有敌意，这给传教工作带来了很大的挑战。1902 年，耶鲁外国传教会成立，很快就收到了湖南基督教传教士们的邀请，希望耶鲁能担当起在当地发展高等教育的重任，包括人文科学、自然科学和医学。

1905 年，胡美（Edward H. Hume）结束了在印度的传教工作，着手为雅礼协会组建医学院。胡美于 1897 年毕业于耶鲁大学，1901 年毕业于约翰·霍普金斯医学院，是一位热情、敏锐、专注的学者。他撰写的有关中国医学及自己在中国事业的著作，至今仍是研究这一领域的珍贵资料。[9] 1908 年，在长沙第一届学生只招收了两名，次年开始了护士培训。

1911 年，胡美回美国休假。他在耶鲁的同学，洛克菲勒二世（John D. Rockefeller, Jr.）的助手爱德华·哈克奈斯（Edward S. Harkness）赠予胡美十五万美元，用于在长沙建一所四百张病床的教学医院。哈克奈斯在一封信中说明了赠款的用途与要求，措辞沿用了 1910 年 12 月的风格，他在那年捐资建立了纽约的长老会医院用于教学："这家医院将成为医学教育的中心，因为我的初衷不仅仅是行医……长沙民众会将这家医院视为自己的医学中心，对其管理，给予支持。"[10]

人们似乎看到了光明的前景，因为耶鲁与湖南政府达成了一项合作协定，主要内容是耶鲁负责建立医院，并派遣外国工作人员；湖南政府为医学院的基础设施提供经费支持。双方在董事会里有同等的代表权。为了纪念中美团结，医学中心名为湘雅（Hisang-ya）：湘是湖南省的简称，雅代表耶鲁（Yale）或雅礼，Yale 的中文称谓。

然而，美好的梦想却迅速破灭。1916 年开始，独立、好战、排外的军阀们割据各省，互相争斗，其中就包括湖南。第一次世界大战后，由于《凡尔赛条约》规定将中国山东省割让给日本，中国人的民族情绪疾速升温。长沙的学生和职员的情绪越来越激愤。1926 年 6 月胡美离湘雅。历史将铭记这位中国医学教育的先驱。

这期间，国民党将领蒋介石的军队开始北伐。湖南作为北洋军阀的军事要地，顿时被战火笼罩。学生的排外情绪再次高涨。教职员工于 1927 年 1 月投票决定关闭学校。美国大使馆要求湖南境内的所有美国人撤离，学校彻底关闭。

雅礼协会建立四年之后，一批满怀热忱的哈佛医学院校友于 1912 年 3 月在上海建立了中国哈佛医学堂（Harvard Medical School of China）。

这所学校是五年的试验项目。董事会主席是哈佛名誉校长查尔斯·艾洛特（Charles W. Eliot）。成员包括三位声名卓著的哈佛教授——教务长亨利·克里斯蒂安（Henry A. Christian）、沃尔特·布拉德福特·凯恩农（Walter Bradford Cannon）和威廉·康索尔曼（William T. Councilman）。然而，这所学校与美国哈佛大学之间没有正式关系，也独立于传教组织。

选择在上海建校是因为这座城市是重要的港口，并且有机会与圣约翰大学（St. John's University）和虹口同仁医院（St. Luke's Hospital）这两家美国基督教机构合作。圣约翰大学始建于 1879 年，最初命名为圣约翰学院（St. John's College），一年之后在文恒理（Henry W. Boone）的领导下建立了医学系，虹口同仁医院则是其教学医院。

上海哈佛医学堂的资金来自哈佛校友、中国方面以及个人捐赠。有三笔特别的资金来自于加利福尼亚州、俄勒冈州和华盛顿州议会。他们认为上海是东方贸易的基地，通过改善上海的公共卫生，鼠疫和霍乱等烈性传染病传播到美国西海岸的危险就会降低。1900～1904 年间，旧金山有 113 人死于鼠疫，1907～1909 年间鼠疫再次爆发，导致 78 人丧生。

该校几名教员对西医在中国的兴起发挥了举足轻重的作用。胡恒德（Henry S. Houghton）、郝文德（译注：也称霍尔德）（Harvey J. Howard）、郝智思（Paul C. Hodge）、刘瑞恒和伍安德（Andrew H. Woods）日后均就职于北京协和医学院。

上海哈佛医学堂的学术门槛很高，足以令那些水平不够、只靠死记硬背的学生望而却步。但辍学率过高，也影响了教学效果。短短一个学期内，首届新生就从 21 人锐减至 9 人。

随着财务状况不断恶化，艾洛特两次向新成立的洛克菲勒基金会求援。在第二次请求中，艾洛特希望基金会彻底接管上海哈佛医学堂及其附属医院。学校将终止本科生课程，转而开展研究生项目，但这一想法也无疾而终。上海哈佛医学堂只能于 1917 年关闭。

宾夕法尼亚大学基督教协会原本准备在中国建立第三个美国的医学院。这个组织在 1907 年派出了一支由莫约西（Josaih C. McCraken）率领的团队，来到了广州的岭南大学（Canton Christian College）医学院，并与博济医院出色的医生们共事，眼科的郝文德和神经科的伍安德兼任医务主任。后来，莫约西去了圣约翰大学宾夕法尼亚医学院（Pennsylvania Medical college of St. Johns's University），郝文德和伍安德则就职于哈佛医学堂。

如前文所述，协和医学堂于 1906 年在北京成立。此后，教会的联合组织又在很多地方创办了教会学校，包括济南、奉天、汉口、南京、杭州、福州、广州、成都等地。成都的华西协合医学院（The West

China Union University College of Medicine）是中国西部重要的医学中心。这所医学院由另一位杰出的医学先驱和人类学家莫尔思（William Reginald Morse）建立。莫尔思毕业于蒙特利尔的麦吉尔大学，先后在哈佛大学、霍普金斯大学、伦敦大学学院求学。1909 年来到中国，1914 年赶赴华西医学院，1919 年当选院长。他在这个职位上一干就是 19 年。莫尔思是出色的解剖学家和人类学家，他在华西的解剖工作是中国西部地区的首例。

1913 年，每两年一次的中国博医会（China Medical Missionary Association）召开了一次会议，并达成共识，即在现有八所联合医学院站住脚之前，不再投资建立新的教会医学院。传教士领袖巴姆（Harold Balme）说："显然，现有医学院的数量已经令教会顾此失彼。"[11]这一年，中国大约有 500 名医学生。

鼠疫

一场灾难性的肺鼠疫于 1911 年在东北暴发，这也成为推动西医在中国传播的一个契机。疫情于 1910 年 10 月 13 日发端于满洲里，3 个月后到达北京，最终于 1911 年 3 月结束，共夺走 6 万条生命。两名协和医学堂的高年级学生志愿参加抗击鼠疫的行动，也不幸牺牲。由于缺乏自我保护和个人卫生的知识，中国医生的死亡率高达 50%，而西医医生仅为 2%。中国的伍连德博士是抗击疫情的关键人物，他强调说："这次疫情无疑为中国系统性公共卫生工作打下了基础。皇帝和各级官员曾经笃信传统医学，而现在不得不承认那些老方法对如此严重的瘟疫不起作用，不得不把工作交给现代医学训练出来的医生，同意使用严格措施，挨家挨户地强制寻访，将有接触史的病人隔离在帐篷或是马车里，将哈尔滨等地数以千计的尸体火化。"[12]

为了收集资料，制定计划以防止疫情的再次暴发，伍连德于 1911 年 3 月 3 日至 28 日在奉天主持召开了中国历史上第一次国际医学会议。与会代表来自俄国、奥匈帝国、荷兰、意大利、墨西哥、法国、德国、日本、英国和美国。

满洲总督锡良在开幕式上致辞，承认了西医的优越性：

　　"吾华夏民众信奉中医，千百年来未尝稍减。施之腠理脏腑之疾，无不收效。然旬月之前，瘟疫为祸千里，三省而绝人烟，实为神农之后四千年未有之惨变也。吾人于是检讨旧学，崇尚新知，乃知泰西医学其法博大，其理精深……盖铁轨、电传、洋灯及一切晚近技巧均为我同胞福祉之不可或缺，而西医格致之学亦将泽被于中国也。"（译注：中文原稿已不可考，此处根据英文转译）13

　　这次会议的一项重要提议得到了落实，由伍连德领导建立了东北三省防疫事务管理处。

　　1913年11月初中国政府颁布了一项法令，将人体解剖合法化，而且出台了相关规定。这是一项非常重要的进步。法令规定医生必须先征得家属同意才能解剖尸体，但中国的传统文化极力反对任何损害尸体的行为。尸源缺乏仍然是困扰医学院的一大难题。依据新的法律，最早的一次解剖于1913年11月13日在一名死刑犯的尸体上进行。有65人在场，拍摄了很多照片，集成一本小册子出版，并宣称这是4000年来中国第一次人体解剖（古代的肢解术并不是严格意义上的解剖）。次年4月，该项法规得到扩展，允许所有的医学院和医院进行解剖。

　　自从郭雷枢开设第一家医院，向中国民众提供西医服务以来，距此已有八十年。尽管传教士们的热忱令人敬佩，但是，这个世界上人口最多的国家依然沉疴难起，迫切需要全面、科学、高水准的医学事业，并获得中央政府的支持。

　　与此同时，美国医学正迅速摆脱低水平的面貌，改由私立医学院主导。艾洛特校长于1869年首先在哈佛医学院发起了改革，这场运动因1893年约翰·霍普金斯医学院成立而达到高潮。一位富有远见的富翁——洛克菲勒于1901年在纽约捐资建立了洛克菲勒医学研究所。

　　美国财力雄厚，拯救异教徒的宗教热忱无以复加。对致力于海外项目的美国人而言，中国有莫大的吸引力。中国急需一个卓越的医学中心，能够领导全国医学事业发展。当清廷的满洲总督认识到西医的优越性时，远在大洋彼岸的纽约也在私下开始讨论，如何为中国建立一个这样的机构。

参 考 文 献

1. China Medical Commission of the Rockefeller Foundation, Medicine in China, p. 45.

2. Michael Boym, S. J. , Flora Sinensis, ouTraite des fleurs, des fruits, des plantes et des animauxparticuliers de la Chine (Vienna, 1656).

3. Andreas Cleyer, Specimen Medicine SinicaeNiveOpusculaMedica ad MentemSinensium-Continens: (Ⅰ -De PulsibusLibrosquatour e sinicotranslatos, Ⅱ -Tractatus de Pulsibus ad eruditioEuropaeocollectos, Ⅲ -FragmentumOperis Medici ibidemaberuditioEuropaeoconscripti, Ⅳ -ExerptaLiteriseruditiEuropaei in China, Ⅴ -Schematia ad meliorempraecedentiumIntelligentiam, Ⅵ -De IndiciisMorborum ex Linguae colorbus&affectionibus) (Frankfurt: Johannes Petrus, 1682).

4. Edward Jenner, An Inquiry into the Causes and Effects of the VariolaeVaccinae (London: publisher unknown, 1798).

5. G. P. Smith, 1900, North China Folder, 1895 ~ 1945, Archives of the London Missionary Society.

6. Charles Snyder, "7 Green Pea Street," p 887.

7. Harold Balme, China and Modern Medicine, p 42.

8. Dugald Christie, Thirty Years in Moukden, 1883~1913, p 82.

9. Edward H. Hume, The Chinese Way in Medicine, and Doctors East, Doctors West.

10. William Reeves, Jr. "Sino-American Cooperation in Medicine," p 152.

11. Harold Balme, China and Modern Medicine, p 116.

12. K. Chimin Wong and Lien-the Wu, History of Chinese Medicine, p 431.

13. Carl F. Nathan, Plague Prevention and Politics in Manchuria, 1910–1931, p 10.

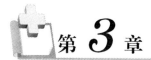

第**3**章

第一次中国医学考察团

在二十世纪初，第一次世界大战爆发前夕，大清帝国最终土崩瓦解。清朝中央政府长期受资金匮乏的严重困扰，并被低效和腐败的行政部门拖累。包括日本在内的外国势力向中国持续施压，要求获得商业、贸易和投资的特权以及他们在中国境内居住公民的独立司法权。

在与英国、日本为首的外国势力一系列武装冲突中，中国接连战败，跌入深渊。日本作为甲午战争的胜利者，强迫中国割让台湾并放弃对朝鲜的宗主权。

1900年义和团运动之后，外国势力之间互相怀疑的气氛渐长，尤其是日本、英国和俄国之间。1905年8月及9月，在美国新罕布什尔州的朴次茅斯（Portsmouth）举行了旨在结束日俄战争的和平会议。日本最终攫取了俄国在中国的大量利益（包括南满铁路），进一步扩大了在中国的势力范围。

彼时的中国仍旧是农业国，百分之九十的人口都从事农业，对外出口主要是茶叶、生丝和丝绸制品。国家破败，民生凋敝。

二十世纪初，美国"拯救"中国的热情高涨。1912年，孙中山推翻满清后建立了中华民国，这一变革强烈吸引着热爱自由的美国公民。才华横溢的中国学生在美国求学，引人关注。传教士们也回到美国宣传中国的迷人之处，以及中国人令人称道的优点：勤劳、正直、谦恭、友好。此外，考虑到日本迅速崛起的国力和军力，美国政府也希望扶植中国以制衡日本。

东方教育考察团

不过，先让我们回到 1892 年，即洛克菲勒基金会成立 20 年前。那一年，洛克菲勒二世邀请了一位前浸礼会牧师格池（Frederick T. Gates）担任自己财务和慈善事业的首席顾问。从那时起直至 1923 年辞职，格池在洛克菲勒父子的慈善事业中扮演着关键角色。①

格池一直致力于传教和医学相结合的事业，东方自然吸引了他注意力。洛克菲勒同意了他的提案，资助成立一个东方教育考察团，旨在调查远东地区的情况。考察团的两位成员：神学教授伯尔顿（Ernest De Witt Burton）和地理学教授钱伯林（Thomas Crowder Chamberlin）都来自洛克菲勒最钟爱的芝加哥大学。1909 年，考察团花了 6 个月时间，调查了日本、印度和他们主要的目标国——中国。第 5 卷报告里有关于中国的各种信息，其中也描述了中国高等教育的现状和未来的机遇。

关于医学教育，他们发现中国仅有 3 所医学校，其中两所是军医学校，分别位于广州和天津，设施完备且管理良好，这也许是中国人对外来军事侵略深感忧虑的例证。

考察团的报告还提到了广州、杭州和上海的教会医学校，但令人印象最为深刻的当属北京的协和医学堂（Union Medical College of Peking）。教会学校的学生尚不满 200 人，而官办学校和香港大学的学生数量亦也不过如此。这一数字着实令人沮丧。一个有 4 亿人口的泱泱大国，人民遭受各种疾病折磨，传染病盛行，营养不良肆虐，而卫生体系仍依赖欠缺科学性的传统医学。全国只有不到 400 名医学生，占人口比例仅为百万分之一。

考察团强调了在中国推广现代医学的紧迫性：

"如有可能，至少应在广州、上海、汉口和成都地区，尽快建立结构健全、设施

---

① 原注：1897 年，格池读到奥斯勒爵士（Osler）的《医学原理与实践》[1]，这使他注意到医学知识的鸿沟，促使他将洛克菲勒财团的金钱转而用在医学事业上。1901 年，他提出建立洛克菲勒医学研究所。

完备的医学院校。即便如此，对于 4 亿人口而言也不过是杯水车薪"。[2]

考察团回顾了中国和日本文化的关系，以及中国在教育合作方面对日本的失望。在向其他国家开放后，中国首先向日本求助，因为这个岛国迄今取得的成就令中国刮目相看。1902 至 1910 年间，共有 13,000 名中国青年赴日求学，许多是公费资助的。同时，中国还从日本引入了数百名教师来学校教书。然而，这两个举措的成果却远低于预期。清政府于是决定，教育尽可能不依赖外国援助。伯尔顿和钱伯林预料，这一态度终将缓和下来，但在过渡时期还是需要耐心："总有一天，当友好国家提出教育合作的建议时，中国政府会不再视如仇雠。"[3] 很明显，清政府对传教士持怀疑态度，北京的学部右侍郎严修在同考察团会谈时，故意对教会学校的教育贬损一番。

报告强调了教会组织"联合"办学的重要性，并指出，联合办学唯一成功的案例就是北京的协和医学堂。

格池希望考察团的报告能够助他一臂之力，提议将洛克菲勒财产的一部分用于在中国资助建设一所一流大学。但在 1911 年，他很不情愿地断定时间并不合适。他的判断，部分基于传教士团体的焦虑：他们（传教士）失去了在教育上的地位，也失去了教会对他们的支持。另一个主要障碍是，中国政府坚持要求，由政府自己挑选并任命人选来掌控和管理学校。格池和其他人预见到，此时开展项目会受制于各种低效的繁文缛节，腐败的中国政府也会让情况变得更糟。尽管存在上述担忧，但在格池为洛克菲勒设计的项目中，中国一直是首选之地。

洛克菲勒基金会

1913 年春，洛克菲勒基金会正式成立。格池也乘机再次提出，能否重点考虑在基金会设立一个项目，将西方医学引入中国。洛克菲勒资助的国际卫生委员会（International Health Commission）在治理美国南方钩虫病的工作中取得了巨大成功，这在某种程度上激发了他的想法①。

另一位倡导者是杰罗姆·顾临（Jerome D. Greene），他原先是哈佛大学艾洛特校长的秘书，现在担任洛克菲勒基金会的秘书长。与艾洛特的工作关系，以及中国哈佛医学院项目的开展加大了他对中国发展西方医学的兴趣。格池和杰罗姆组成强有力的团队，促使基金会向中国医学事业投资。

新成立的基金会理事们的首要目标，就是探讨在美国和海外开展项目可能性。来自不同地方的项目申请——学院、大学、医学院、政府、乃至宗教团体的呼声，理事们都认真研究。理事们频繁会晤，1913 年 10 月 22 日，在其中一次会议中，杰罗姆在"远东地区教育及其他需求"的备忘中重新提出了中国问题。他建议基金会委派一个考察团，去东方进行一次调查，并制定可行的方案在那里推进医学项目。尽管没有采取任何正式行动，但提案还是得到了广泛的支持。杰罗姆还把中国哈佛医学院执行委员会要求提供资金支持的请求提到会议日程中，但被搁置下来。

一个月后，在理事们的另一次会晤中，杰罗姆敦促尽快找来熟悉情况的人士，讨论中国教育和医学方面的问题，以及开展项目的可能性。他希望这样的讨论最后能任命一个三人委员会，着手调查中国的教育和医学需求。他认为，这样的调查有助于提出具体的方案。

中国问题讨论会

1913 年 12 月理事们再次碰头，决定接受杰罗姆的建议，举办一次关于中国的讨论会。该会议上，他们收到了中国哈佛医学院的另一项请求。这一次是请求资助，把该临床部的教员变成全职雇员。考虑到中国项目的前景尚不明朗，且中国讨论会马上就要召开，理事们没有回应这一请求。

---

① 　原注：1909 年，洛克菲勒卫生委员会在美国南部开始防治钩虫病。1913 年该委员会合并到洛克菲勒基金会，并被命名为国际卫生委员会（International Health Commission）。1916 年，Commission 变更为 Board。1927 年，再次更名为国际卫生分会（International Health Division，或译国际卫生部）。

　　参加讨论会的包括几个主要教会的高级驻华代表，还有几位杰出的教育家：哈佛大学荣誉校长艾洛特、哥伦比亚大学中国问题权威孟农（Paul Monroe）教授、芝加哥大学校长贾德森（Henry Pratt Judson）、曾率领 1909 年东方教育调查团的伯尔顿（Burton）、洛克菲勒医学研究所的所长西蒙·福勒克斯纳（Simon Flexner）、教育委员会代表马特（John R. Mott）、还有洛克菲勒基金会的工作人员格池、杰罗姆、亚伯拉罕·福勒克斯纳（Abraham Flexner）、鲍垂克（Wallace Buttrick）以及罗时（Wickliffe Rose）。

　　鲍垂克是教育委员会的主席兼秘书，他将成为美国中华医学基金会（China Medical Board，CMB）的第一任董事会主席。福斯迪克（Raymond Fosdick）后来形容鲍垂克是"同时代最优秀的教育活动家之一"。[4]鲍垂克是浸礼会牧师，在美国浸礼会教育协会执行委员会工作时就认识格池。他的教会背景，加上他本人热情、善解人意、机智，在处理协和医学堂相关事务时，他与教会组织周旋显得游刃有余。

　　马特是讨论会中另一位重要的发言人，人们形容他是"新教培养的最伟大的宗教领袖与组织者"[5]。作为基督教青年会（YMCA）的代表，马特时常造访中国。

　　罗时此前是美国纳什维尔（Nashville）的毕宝德学院（Peabody College）的一名哲学教授，现在是国际卫生委员会的主席。

　　在此，我们应当强调艾洛特的重要作用。中国医学项目得以建立，他厥功甚伟。他来参加讨论会，有别人不具备的资格。1912 年，艾洛特为卡耐基国际和平基金会进行了一项关于中国的研究。在他的报告《通往和平的道路》中，艾洛特对西方医学引入中国寄予厚望，不仅是因为（中国）糟糕的卫生状况，更重要的是可以利用医学这一媒介，向中国民众介绍归纳法。他注意到了东西方思维方式的显著差异：

　　"东方人（除了近期的日本）从未运用过归纳哲学。西方在过去 400 年里，正是凭借归纳推理的方法得到真知，取得巨大的进步。与此相反，东方人主要依靠直觉和冥想，而且从权威那里接受生活信念和宗教信仰。"[6]

　　艾洛特对中国恶劣的卫生状况印象深刻：

"他们（中国人）不了解内科知识，也不了解现代意义上的外科知识。中国的医师使用多种药物以及稀奇古怪物质组成的复方制剂，使用魔法和咒语，并乞求神秘的力量来治病。医生总想在病人身上使用针灸方法，看起来能从空心针中抽出液体①；但医生不懂得科学诊断、外科、麻醉和无菌技术……医生不掌握任何现代化学和细菌学的诊断手段……中国大众的治病方法是愚昧、迷信的，也几乎是无效的。"[7]

他将西医视为向中国引入归纳推理法的媒介：

"我们认为，西方内科学和外科学是我们送给东方民众的礼物，即西方文明能够给予东方世界的最珍贵的馈赠之一……在传授归纳推理法方面，再没有比医学更合适的学科了。"[8]

艾洛特把矛头直接指向了中国的教育体系。他认为中国现存教育制度最大的缺陷，在于无法激励创造性："两千年来，中国教育的本质丝毫未变。教育一直局限在文字上，捎带一点历史和形而上学方面的知识……（人们）能看到的最终目标，就是通过科举考试，从而入仕，想要通过考试主要靠死记硬背。"[9]

除了深谙东方知识外，艾洛特对中国讨论会还有另外一大贡献：他是少数几位美国大学校长之一，懂得什么方法能使医学教育尽善尽美，同时也知道如何实施。正是艾洛特将哈佛医学院从一个私人医学院提升为今天蜚声全球的机构。1909 年，他退休时，爱德华·艾沃尔特·哈勒（Edward Everett Hale）给他送去一封贺信，在回信中艾洛特列举出他本人在哈佛工作 40 年的主要功绩，第一项就是"改组医学院，给学院带来了充足的资金"。[10]

1914 年 1 月 10 日和 11 日，在中国讨论会上（以后对该会议的称呼）洛克菲勒在导言中提醒与会者，洛克菲勒基金会尚年轻，缺乏经验，随即他把话题转到核心议题，他提到：在中国发生的变化对基金会来说可能是个机会，但目前尚未决定任何项目。之后，杰罗姆介绍教育、医学和公共卫生，明确了会议的重点。

艾洛特校长受邀开始了本次讨论，他做了主题发言，在发言中明确

---

① 原注：艾洛特不知道针灸并不是空心的，不会引出液体。

地支持医学项目：

> "任何人，只要熟知并认可正式教育机构以及医院和诊所等医学教育组织，不出几天就会看出中国最迫切需要什么。我从未在世界其他角落看到如此巨大、急切而又紧迫的需求。世界上任何地方都没有这样的机会。这将触动……最受影响的将是医学教育和公共卫生……这一时刻终于到来了。"[11]

他重申了医学教育的另一个价值，即将归纳推理的思想方法引入中国，这得到了孟农的热切支持。马特谈到，中国动荡不安的状况反而鞭策（我们）尽快下决心，以开展工作。

会议讨论了（中国）教育的整体状况，之后，转向考虑医学教育和公共卫生。而后，讨论主要集中在最理想的授课语言上。当有人推荐用英语作为授课语言时，来自教会医学院校的代表反对，并重申了他们的观点：在教会学校都是用中文授课的。但是，艾洛特讲述了中国哈佛医学院的经验，要组织一批合格的教员用中文教学实在太困难了。另一位与会者则指出，西医的中文教材十分匮乏。在授课语言的问题上，未能做出最终决定。大家都同意，最关键的是要教育中国人成为未来的教师和现代医师。

随后，讨论会转向医学预科教育的问题。此时亚伯拉罕·福勒克斯纳加入了讨论。他担心的问题是，中国新式医学学校的入学标准可能太高。为加强佐证，他介绍到，普通美国学校的医学预科教育水平也很低：

> "你们一定记得，在这个国家（美国）……生物、化学和物理……被引入大多数医学校也只是最近的事……目前为止，如果有教这几门课的，也是作为医学课程的一部分（译注：意思是不属于预科课程）。现在入学的许多学生没有受过生物学教育，也从未有……他们对生物和物理没有哪怕一丁点儿的可靠知识。目前为止，也就是生理学和化学的一点皮毛……我认为，中国的医学教育起点应该低一些，别说外国的学校了，就连我们自己的学校也不过如此"。[12]

接着福勒克斯纳又指出，化学和物理的学习可以推迟——对手和耳的训练比灌输生物学知识更重要：

"大量的医学治疗方法可以通过动手而学到，有点知识就可以，——或是更宽泛地说，没有知识也一样，如化学、物理或生物学——过分强调这些学科是不必要的。"[13]

福勒克斯纳还认为，在（中国）对医生需求如此急切的情况下，让学生学英语非常浪费时间。在这个问题上，他自然地得到了医学传教士的支持。

艾洛特采取了完全不同的策略，并很快将福勒克斯纳争取过来。他再次阐述他的观点，即医学必须基于生物、化学、物理和数学等学科基础之上，是归纳思维方法的重要舞台。福勒克斯纳随后支持了艾洛特的观点，并建议，为了保证中国的新医学院（的学生）有很强的科学背景，这所新医学院应该有自己的预科学校，直到其他学校（为其）培养的（预科）学生能够达到满意的教育水平。

这是一次历史性的会议。会议的第二天，每位与会者都受邀发表自己的看法：洛克菲勒基金会应当在中国做些什么、以及从哪一个中国机构开始。建议涉及医学教育、医疗服务、发展农业以及开办师范院校等多个方面，在医学教育和服务方面传教士敦促，应继续资助现有医院和学校。有人建议通过政府渠道支持医学研究，加强公共卫生工作。从会议记录来看，医学和公共卫生明显是最受关注的领域。

讨论过程中，有人说，根据他了解的情况，有最多不超过 500 名西医在中国的教会医院工作，而教会医学校的许多教员也缺乏经验。格池经过一番沉思，根据该数字做出了推算：

"这 500 人，没有充足的设备等供他们开展工作。我们怎样帮助这 500 人，让他们发挥更大的作用和能量，帮助他们接受更全面的、更好的医学教育？每人每年 2000 美元（传教士平均年薪），总数就是一百万美元。用这笔钱在中国建立一个教育机构可以培养双倍的人才。"[14]

1914 年 1 月 24 日，理事会的会议上报告了中国讨论会的内容，会议还做出几个具有历史意义的决定：第一，任何在中国进行的项目必须是医学相关的；第二，不论（该机构）是教会的还是政府的，此类工作必须以现有机构为基础。他们还同意"成立一个考察团，研究和调查中国公共卫生和医学的状况。"[15]

由于艾洛特在讨论会上的重要贡献，他在会议上当选为洛克菲勒基金会的理事。

通过这次讨论会，格池致力于提高中国医学的努力即将开花结果。他回到案头工作，设计具体行动计划，并写进员工报告中："循序渐进地发展全面的、有效的中国的医学体系。"他建议以下的工作顺序：

1. 在美国、英国和欧洲搜集关于中国的所有信息，并在中国进行一项关于医学教育和医疗的调查；

2. 调查后，找出一个医学院，有相对好的附属医院和发展前景；

3. 在选定区域内，保证提供足够的医疗教育资源，包括医师和医院，能把医学院校提升到最高标准。设立国外访问学者项目，对所在区域所有外国医师提供为期三个月的继续教育；以及成立护理学校，培养男女护士；

4. 若该项目行之有效，则审慎地将其推广到其他地区。

格池的报告成为未来中国工作的指导纲领。

担任医学考察团的主席，准备报告中国卫生状况的是贾德森。哈佛医学教授毕宝德（Francis Weld Peabody），同时也是美国医学界的精英，成为考察团的第二位成员。第三位是汉口的美国总领事罗杰·顾临（Roger Sherman Greene）（译注：以下统称顾临），他与罗杰姆是兄弟。秘书是麦肯宾（George Baldwin McKibben）。

三十二岁的顾临毕业于哈佛，担任过东北哈尔滨的领事。曾在东北领导肺鼠疫防治的伍连德说，顾临是他在 1910 年 12 月，在鼠疫横行的哈尔滨所见的唯一友好的外国领事。伍连德回忆顾临是"高高瘦瘦的男子，有着饱满的额头、深陷的眼窝，留着小胡子，友善、有教养、富有同情心。"[16]在这次会面后顾临就被提升为汉口总领事。1914 年 3 月 27 日，顾临接受邀请加入洛克菲勒基金会。此后的二十一年中，他都是协和的领导人物。顾临给人的印象是博洽儒雅，对工作一丝不苟。

动身去北京前，贾德森访问了白宫。总统威尔逊（Wilson）和国务卿布莱恩（William Jennings Bryan）均表示全力支持这一使命。

考察团出发

1914 年 4 月 8 日，考察团到达北京。在接下来的 4 个月里他们访问了 17 所代表中国医学教育状况的学校。那时，中央政府管辖两所医学院，即国立北京医学校和天津的北洋医学堂。此外在江苏、浙江和天津还有三所省级院校。考察团的结论是，最佳的公立学校是北洋医学堂。

中国博医会批准了 9 个教会医学校的教育项目，分别位于奉天、北京、济南、成都、汉口、南京、杭州、福州和广州，但是洛克菲勒基金会认为上海和长沙的学校亦有其优点。同样，青岛和上海的两所德国医学院、上海的一所法国医学校以及奉天的日本南满医学堂也不错。此外还有三所女子医学校。

当时，也有一批二流的"医学专科学校"，相当于日本的医专（semmon gakko），可以直接从中学招收学生进入四年课程的学习，不用经过任何医学预科教育。事实上，去日本学医的中国人大多进入了这样的医专，他们自然将这种模式带回祖国。这些医学专科学校，有些由省政府财政支持，有些则是私立机构。

第一次中国医学考察团的报告详细描述了他们造访的每一所医学院，其中最重要的就是北京的协和医学堂。这所学校拥有五座楼：娄公楼（Lockhart Building）、一所 60 张床的男子医院、一所 30 张床的女子医院、一所门诊楼以及一栋宿舍——哲公楼（Oliver Jones）。雇员有 14 名外国医生，教授 95 名学生，课程为 5 年制；另有 43 名学生在预科学校进行为期一年的学习。考察团给予这所学校极高的评价：

"北京的协和医学堂，虽然学校整体不尽如人意，但同中国其他的教会学校相比，它看起来更扎实，受到的资助也更多。"[17]

考察团对中国医学教育的总体印象喜忧参半：

"在中国，没有一所医学院是设备完善和人员齐全的。但是，仍有一些学校标准很高、有好的想法，另外一些学校的教员思想先进、头脑清楚、知道正确的方向"。[18]

考察团发现中国有 244 所"教会医院"，共有 446 名西医——每所医院不足 2 名医生。四分之一的教会医院只为女性服务，员工全由女性组成，恰巧也相当于所有传教士医生的四分之一。值得注意的是，中国男性终于开始接受女性医生的诊疗了。

考察团也谈到传教士医疗质量的改善：

"与其他人类群体一样，在中国的医学传教士中也可以找到各式各样的人。总体而言，医疗水平和总体效率很高，就专业水平而言，其中不少人在世界任何地方都是不错的。半吊子的医学教士的时代就要结束了"。[19]

由于对医生的需求范围很广，考察团建议每位前往中国的医生至少接受两年的研究生培训，最好能有（自己的）专科。

除了各种各样的专业责任，医学传教士往往身兼数职：要管理医院，要筹资，还要设计建筑、参与施工，甚至包括跑腿打杂的所有工作——当然还要传教。

教会医院没有统一的手术间，很多手术就在老旧的民居房屋中进行。这些房间狭小、黑暗、通风很差，只有最简单的洗浴和如厕设施。没有集中供暖，也没有水龙头。在北方的旧医院里，病人为了取暖而躺在"炕"（一种砖砌的，下面有火炉的平台）上。考察团推断，污秽的寝具和病人的衣服使很多外国医生染上了伤寒。一些医院员工不敢给新入院的病人洗浴，担心他们可能因此拒绝治疗。同样的担心也使他们对病人的亲戚朋友探视听之任之，病房因此污染严重。又因为医疗压力太大，医生几乎不能做临床实验室诊断，仅有几所大城市可以做这些检查。类似地，在许多医院，医生没有时间花在病例分析上："医生最缺的东西之一就是时间，因此他只好仓促一瞥，做出猜测，相信自己没下错处方。"[20]考察团认为，由于"仓促一瞥"带来的负面印象导致中国人喜欢本土中医胜过西医，因为传统中医接诊时间更充裕。而另一方面，中国人十分喜欢西医外科术，以至于传教士医生几乎没有时间做内科诊疗。

考察团对训练医疗辅助员没有太大兴趣："最大的困难是，无法预测他们将来做何种工作。而一旦离开医院，他们的技术也就荒废了。"[21]

主要的疾病问题是梅毒、钩虫病和结核病，尤其是骨结核。天花被人们当作"必得之病"；[22]而在南方，时不时有霍乱暴发。

考察团面临的主要问题是，确定教育项目应设在哪个城市、哪所机构。他们垂青于北京，想在那里建立一个强大而有影响力的医学院。诸多因素决定这个城市是最佳选择：历经三个朝代后北京仍然是中国的首都；北京是中国的教育中心——全国各地的学生都来到北京接受教育；北京交通发达，既通铁路也通海路；北京方言在几个世纪以来都是统治阶级的官方语言。

就协和医学堂而言，该校址所在位置极好，并且许多建筑无疑能继续使用很多年。令考察团印象深刻的是这所学校是唯一的中国政府认可的教会学校：

"由于上述的原因，考察团认为最重要的是在北京设立一个好的医学院，同时，既然教会组织已经打下了极好的基础，如有可能，帮助他们的机构，利用他们的经验，而无需设立一个新的机构"。[23]

另一方面，考察团总结到，第二个医学教育项目应该有一个新起点，从建立一个全新的医学院校开始。该项目将整合长江流域全部医学教育资源。在他们看来，上海没有一所医学院的基础是扎实、持久、令人满意的。尽管调查团对中国哈佛医学院保持客观立场，他们还是担心，该校没有自己的校园，资金基础不够雄厚：

"正如我们已经注意到的，这所学校没有自己的建筑，维持费用主要来自短期捐款，且捐款的合同也快到期了。因此，该校财政状况堪忧。虽然该校对传教活动持同情态度，但却不持任何宗教立场，这是该校最大的优点。（该校）大部分职员对中国的医学教育非常清楚，他们在当地生活的经历，使他们完全有能力组成医学教育的核心，形成雄厚的师资力量"。[24]

广州深受西方医学的影响，可以追溯到伯驾（Peter Parker）时代。因此，广州比别的城市拥有更多医学生也就不足为奇了，而且医学专业在当地也备受尊敬。久负盛名的博济医院和它引人注目的临床资源都是宝贵财产。因此，调查团建议，应当资助格致书院（译注：也称岭南学堂），与博济医院联合开展医学教育项目。

考察团面临的一个主要问题，即为新的医学教育项目设置标准。意识到中国对医生的迫切需求，重点究竟应当放在质量上，还是数量上？考察团的建议非常明确——质量：

> "基金会的医学课程应尽可能的实施最高标准。现在看来，这样的标准包括医学院入学要求，就是中学（相当于美国的高中）教育，还要附加两年的医学预科教育，（预科）主要教授英语、中文、物理、化学和生物"。[25]

考察团特别关注到教会医院的不足，建议要扩充员工、增加中国医生和外国护士的薪水、提供更多、更好的设备。可以通过任命非医学专业的管理人员以减轻传教士医生的负担。通过开展实验室诊断，提高医疗水平。应当建立几个医学图书中心，更容易地接触到当前先进的医学科学知识。现在护士太缺乏了，应当鼓励护士的培养。

其他建议包括：帮助湘雅医学院；建立两所结核病示范医院；年度资助项目；资助 6 名中国人出国学习；为贫困医学生设立奖学金，资助 10 名传教士的研究生年度项目；以及在洛克菲勒基金会资助的医学院中，为中国毕业生提供特别的住院医教育项目。

美国中华医学基金会（CMB）

洛克菲勒基金会采纳了这些建议，作为未来中国项目的工作基础。1914 年 11 月 30 日，他们投票通过建立洛克菲勒基金会下属的美国中华医学基金会（简称 CMB）（译注：曾译为罗氏驻华医社），开展在中国的医学项目。

鲍垂克担任 CMB 的第一任会长；其他成员包括马特、罗时、弗兰克·古德诺（Frank Goodnow）（约翰·霍普金斯大学校长，曾做过中国政府宪法和行政法方面的顾问）、韦尔奇（William H. Welch）、以及斯达·莫菲（Starr J. Murphy）（洛克菲勒的法律顾问）。

洛克菲勒二世是 CMB 的首任董事会主席，而余基（E. C. Gage）是首任秘书。鲍垂克、格池、顾临、莫菲、毕宝德和洛克菲勒二世组成了执行委员会。

1914 年 12 月 11 日，在纽约召开了 CMB 的第一次会议。主要行动是为刚毕业的中国医学生提供资助，以及为有限的几个中国女护士去美国学习提供奖学金。委托鲍垂克制定计划，打下 CMB 与各种教会团体合作的基础。

CMB 批准购买美丽的旧式中国宫殿——豫王府。王府与协和医学堂毗邻，因此北京协和医学院又俗称"豫王府"。对于那些熟悉洛克菲勒庞大财富来源的人来说，这又是一语双关：将"豫"改成"油"，这座建筑的名字就成了"油王府"，而这也是它为中国人熟知的原因。正如北京协和医院曾被称为洛克菲勒医院，[26]这所学校也常被称作"府"或"宫"。①

1915 年 3 月 15 日，洛克菲勒给远在中国工作的全体美国和英国教会团体写了一封信，向他们告知 CMB 所要开展的项目，并向他们保证洛克菲勒基金会的良好意愿。在信中，洛克菲勒首先回顾了中国已经开展的项目，并强调 CMB 与教会合作的愿望。之后，他做出了一个重要陈述：基金会同意"只选择那些心智健全（sound sense）、素质高尚（high character），同情传教精神和动机（sympathetic with missionary spirit and motive）的人"。[27]另一方面，他有保留地认为，基金会不会"像教会要求自己的传教士和机构那样，强加（给医学院）教义或宗教信条"。[28]

购买协和医学堂

1915 年 3 月 20 日，鲍垂克坐船去英国，去争取英国传教团体的全力支持，并商定购买协和医学堂的最终条款。没有人比他更胜任这项任务：

> "伟大中国的医学院，在整个东方为医学教育设定了很高的标准，不仅取决于我提到的那些医生的专业知识，还要归功于鲍垂克博士高超的外交手腕。他成功地消除了教士们以及教会组织的敌意，从而在非宗教活动领域——教育达成了合作"。[29]

伦敦会的会议记录描述了购买的细节：1915 年 4 月 27 日，伦敦会的东方委员会接到了来自郝金斯（F. H. Hawkins）（伦敦会的外事秘书）的

---

① 原注：福梅龄，1972 年，私人信件。

一份报告，提醒伦敦会关注早先提出的关于协和医学堂扩展财务来源的提议，并指出，属于该教会联合组织的美国教会接受了这份提案。郝金斯很自豪地报告说，第一次中国医学考察团称赞协和医学堂是中国"最高效"的医学院，并建议洛克菲勒基金会的第一项工作应该在协和医学堂开展。[30]郝金斯提请伦敦会注意，洛克菲勒已承诺不会背叛教会机构，再次让委员会放心。

郝金斯说，鲍垂克即将到会，在会议上讨论洛克菲勒基金会以25,000~30,000英镑的价格购买协和医学堂的提议。鲍垂克已在走廊上等待许久，他进入会场，"作出了最郑重的承诺，如果这项转让成功，学院仍将作为基督教会学校，继续按现在的模式开展工作"。[31]在引荐马特作为交易的联络人后，鲍垂克退会了。

协和医学堂的建立者科龄，现在伦敦会负责医学传教事务，他用自己的威望和经验全力支持这项转让项目。他说：

"该提案提供了一次绝佳的机会，令学院和医院的工作继续下去，其规模要比在没有任何利益团体援助的情况下要大得多；并且可以大大推进医院里的医学生成功开展传教活动；而收到的钱能够显著加强伦敦会在中国传教、教育、医疗和其他工作。"[32]

东方委员会原则上通过了鲍垂克的提案，但仍然担心学院的基督教特征会减弱：

"主要的担忧是，转让之后学院如何保持和增强传教方面的工作"。[33]

同时，对于学术水平则没有什么担忧：

"委员会建议学院是一所一流英国医学院，新学院应该继续发扬光大"。[34]

委员会同意授权伦敦会负责人完成地产和其他建筑的转让。

东方委员会的分委会开了两次会议，和鲍垂克商量关键问题，即管理层的构成。伦敦会负责人建议，应当由6个教会团体各出一个代表，加6名CMB的代表。他们要求保证教会可以：

"在权力范围内，保持学校和医院自由的宗教氛围；继续保留教堂建筑和用作街道小教堂兼诊所的建筑；与其他教会团体联合。如果建筑、宿舍因为以上两点而重建，必须给这两项工作留有空间，并且现在医学堂（L. M. S.）大院的房子中，至少留有一座给负责宗教工作的人。除兼作小教堂的诊所外，对于那些不愿在小教堂里等候的病人，最好有另外的房间，比如阅览室或其他休息室。"[35]

分委会还要求，新学院的薪水要接近华北其他教会的工资水平，而现在协和医学堂的员工待遇照旧，特别是业务主管乔治·威尔森（George G. Wilson）和化学家伊博恩（Bernard Read）。

负责人最后一项任务就是深深感谢科龄多年来卓越的、有价值的工作。（科龄）首先建立并发展了协和医学堂，现在又促成该学堂转让给洛克菲勒基金会。他们感激他所做出的牺牲：放弃了在巴布亚新几内亚岛的研究项目，专程处理这次转让。最后的会议记录写到，将在北京的医学院为科龄放上一副大型画像。

北京协和医学院诞生

为圆满完成这次交易，1915 年 3 月 25 日科龄来到纽约，参加了 CMB 的会议。与鲍垂克及格池一起，三人提交了一份正式提案，综述了未来的规划：在纽约州法律下，成立一个机构叫北京协和医学院，并成立该机构董事会；商定 CMB 像"其他教会组织"一样，在中国拥有其财产；伦敦会将其地契以 200, 000 美元的价格转让给 CMB；CMB 将该地产租给北京协和医学院。该交易于 1915 年 6 月 2 日得以完成，7 月 1 日 CMB 全部接管该学校。

显然，从伦敦会和（美国）长老会购得的九又三分之一公顷土地是不够的，新建北京协和医学院需要的土地要比这多得多。CMB 拨款购买了邻近的比利时公馆 1 公顷土地，以及医院后面 1.5 公顷土地。

同时，CMB 也实施了第一次考察团的其他建议。第一个接受 CMB 资助的是来自于扬州的南方浸礼会的医学传教士——邰乐尔（Adrian S. Taylor）。邰乐尔在哈佛和霍普金斯学习之后，被任命为协和的第一位外科教授。CMB 通知雅礼会，准备向长沙的湘雅医学院提供 5 年的资助，共16,200美元，提供最多6名员工的工资，中国人或外国医学传教士均可。在加强临床实验室的建议下，第一笔1,000美元的资助给了牯岭医学教会联盟（Kuling Medical Missionary Association）。给上海医学教育的第一笔资助是CMB拨给中国哈佛医学院的15,000美元，用于综合发展。资助时，CMB已确认此时在上海建立一座新的医学院不合适，并且表达了在上海地区的医学院校间开展合作的愿望。CMB还向美国海外教士会（American Board of Commissioners of Foreign Missions）、长老会和基督教传教会提供资助，来共同提高中国的医疗水平。

教会同意协和的工作应当在董事会下进行，董事会由13名成员构成，7人由CMB任命，学院最初的6个教会组织各自任命一人。下面是协和首任校董的名单：代表CMB的有鲍垂克、西蒙·福勒克斯纳、格池、马特、洛克菲勒、罗时和韦尔奇，以及相关的教会人员，包括伦敦会的郝金斯（Hawkins）、伦敦医学教会联盟（Medical Missionary Association of London）的文海（Arthur Wenham）、海外福音传播会（Society for the Propagation of the Gospel in Foreign Parts）的阿美特基（J. Auriol Armitage）、卫理公会海外传教会（Board of Foreign Missions of the Methodist Episcopal Church）的罗迟（Frank Mason North）、长老会海外传教会（Board of Foreign Missions of the Presbyterian Church）的布朗（Arthur J. Brown）、以及美国海外传教会（American Board of Commissioners of Foreign Missions）的巴顿（James L. Barton）。

参 考 文 献

1. Sir William Osler, *The Principles and Practice of Medicine*（New York：D. Appleton and Co. , 1892）.

2. China Medical Commission of The Rockefeller Foundation, *Medicine in China*, p 287.

3. 同上，p 110.

4. Raymond B. Fosdick, *The Story of Rockefeller Foundation*, p 12.

5. K. S. Latourette, *A History of Christian Missions in China*, p 404.

6. Charles W. Eliot, *Some Roads Towards Peace*, p 1.

7. 同上，p 21.

8. 同上，p 26.

9. 同上，p 25.

10. Henry James, *Charles W. Eliot, President of Harvard University*, 1869~1909, vol 2, p 170.

11. Mary E. Ferguson, Documents.

12. 同上.

13. 同上.

14. 同上.

15. China Medical Commission of The Rockefeller Foundation, *Medicine in China*, p v.

16. Lien-the Wu, *Plague Fighter*, p 15.

17. China Medical Commission of The Rockefeller Foundation, *Medicine in China*, p 44.

18. 同上，p 33.

19. 同上，p 65.

20. 同上，p 64.

21. 同上，p 69.

22. 同上，p 3.

23. 同上，p 45.

24. 同上，p 51.

25. 同上，p 91.

26. Mary E. Ferguson, *China Medical Board and Peking Union Medical College*, p 28.

27. 同上，p 22.

28. 同上，p 23.

29. Abraham Flexner, *I Remember*, pp 224−225.

30. Directory's Minute Book, 1914~1918, Archives of the London Missionary Society, p 162.

31. 同上，p 162.

32. 同上，p 162.

33. 同上，p 163.

34. 同上，p 163.

35. 同上，p 164.

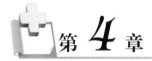

第 4 章

第二次中国医学考察团

对鲍垂克来说，他的新工作岗位——美国中华医学基金会（CMB）会长面临的挑战相当严峻。他拥有福斯迪克（Raymond Fosdick）所说的全部优点：知识渊博、与人为善、擅长在与他人接触中寻找灵感，而不是照搬书本教条。另外，最重要的是他"智慧非凡"[1]。亚伯拉罕·福勒克斯纳曾与鲍垂克一起工作过，是鲍垂克的好友，也是他的崇拜者。亚伯拉罕赞扬了鲍垂克其他的长处："（他）精明、机智、圆融、幽默。有很好的直觉，善于等待并抓住机会。"[2]

亚伯拉罕回忆到，鲍垂克向格池提出，自己不适合干这份工作。原因是他对医学教育和中国都知之甚少。格池立刻回答："但是，你对传教士很熟悉啊，没有其他人能像你这样打下这么好的基础。"[3]

格池知道，CMB 必须谨慎处理与传教士以及教会团体之间的关系；多数传教士心存疑虑——尽管如此，但还不至于公开敌对。另一大困难是沟通不便，从纽约到北京水陆距离超过 9000 英里，旅行一趟需要一个月。鲍垂克第一次承担医学教育的巨大责任。但很快，来自世界各地的医学教育者都会将目光投向北京和 CMB。

鲍垂克自己很清楚，要完成这一任务既需要智慧，也需要美国医学界领袖们的支持。于是，他向韦尔奇和西蒙·福勒克斯纳这两位医界顶尖人物求助。两人都非常赞同洛克菲勒的教育项目。韦尔奇是美国医学教育公认的领军人物，他担任洛克菲勒医学研究所董事会主席长达十三年，深受洛克菲勒二世和格池的尊敬。正是韦尔奇推荐了自己的学生西蒙担任该研究所第一任所长。

鲍垂克走马上任一个月，就与韦尔奇和西蒙进行了接触。时至圣诞，鲍垂克受邀来到韦尔奇和西蒙共同的朋友迪克斯维勒·瑙池（Dixville

Notch）在新罕布什尔的家中过节。重新审视了第一次考察团的建议后，他们开始仔细考虑报告中最重要的陈述："基金会的医学教育机构应当尽可能地达到最高水平。"[4]由于韦尔奇和西蒙不遗余力地推行高标准的美国医学教育，他们在这点上绝不妥协，哪怕是在遥远的北京。

两人领导着洛克菲勒医学研究所，而该研究所拥有重要资源——科学家，可以在组建教师队伍中发挥重要作用。因此，鲍垂克若能吸引他们加入去中国的第二次考察团，那么这项任务将向前迈进一大步。

第一次考察团的报告已经为真正的、重要的发展打下了基础。现在，CMB 面临着难题——哪些应该优先考虑？怎样执行？组建教师队伍应当采用多高的标准？协和与教会医学院应当保持怎样的关系？是按照教会学校那样教学采用普通话，还是用英语？西蒙认为，应当以全新的视角研究这些问题。尽管当时他的想法无从查考，但有理由相信，西蒙更希望建立一两个高水准的研究中心，确定优先发展的事项，解决棘手的教学语言问题。西蒙敦促鲍垂克根据这些问题进行一项研究，但鲍垂克却提议韦尔奇和西蒙加入第二次中国医学考察团。日后鲍垂克回忆他当时的这个提议，的确看起来有点莽撞：

> "我知道他们认为我的建议好笑。当我告诉洛克菲勒先生时，他的反应也是如此。我猜他在想，我怎么不去邀请美国总统和国务卿去中国呢"。[5]

韦尔奇和西蒙都是繁忙的领导者，不仅要承担自己单位的重要职责，还要参与多个的国家项目。要这俩人长途跋涉去中国，简直是不可能的。但是，鲍垂克证明了自己不愧为大师级的战略家。在以后的数月中他反复游说，强调多么依赖两人的建议，并强化了他们的责任感：本次伟大的海外经历证明了他们对美国的忠诚。在鲍垂克的多次劝说下，韦尔奇和西蒙最终同意加入第二中国医学考察团。

1915 年 5 月 25 日，CMB 的一次会议正式向韦尔奇和西蒙发出邀请。他们受邀"以改善中华民国的公共卫生和医学教育为目的，为 CMB 应当采取何种措施担任顾问"。[6]

对鲍垂克而言，聘用韦尔奇和西蒙是他个人的一大胜利。数个月前鲍垂克向洛克菲勒提到他如何努力争取二人的支持时，洛克菲勒只不过一笑了之。而在乘船去中国之前，二人收到了鲍垂克一封感人肺腑的信。信中鲍垂克不仅表达了个人的感激之情，还指出了他们参加考察团的重要性：

"韦尔奇博士和福勒克斯纳博士，由于你们极富魅力的谦逊品质，可能不如其他人那么清晰地认识到，你们加入这次远航对于中国和美国的医学运动的意义。你们前往中国，比其他事情更清楚地表明，美国中华医学基金会的工作是基于多么崇高的理想，同时，还能为这项事业赢取信心以及医学界领袖、官方和公民的尊敬……它赋予中国的医学事业以尊严，比起其他手段更能强有力地激励最能干的、最有前途的美国年轻医学人才去新领域工作，……你们对中国的医学事业做出了一项重要贡献，美国再无其他二人可以胜任这一要务"。[7]

考察团启程

　　鲍垂克担任本次中国考察团的主席，格池（Frederick T. Gates）的儿子——就职于洛克菲勒医学研究所的小格池（Frederick L. Gates）——担任考察团的秘书。1915 年 8 月 7 日，一行人（除韦尔奇，他提前出发去夏威夷了）从旧金山搭乘天洋丸（Tenyo Maru）号前往日本横滨。

　　在他们逗留日本的三周里，评估了东京和京都皇家医学院的教育。在东京，他们访问了以北里柴三郎（Shibaburo Kitasato）命名的学院，此人在 1894 年首先发现了鼠疫杆菌。1900 年由美国圣公会的医学传教士特越斯乐（Rudolf B. Teusler）建立的东京圣卢克（St. Luke）医院，也在他们的行程之内。日本完全采取了西医体制，这令代表团印象深刻。

　　考察团从日本坐船去了朝鲜。在汉城，他们访问了塞文兰斯协和医学院（Severance Union Medical College）及医院，这所医院于 1899 年由艾伟森（O. R. Avison）建立，是克里夫兰的斯沃伦斯（L. H. Severance）捐赠的礼物，受美国卫理会和长老会的资助。他们从那里搭火车去奉天，在那里，顾临和协和医学堂的校长查尔斯·杨（也叫杨怀德）（Charles W. Young）加入了考察团。

　　顾临简述了教会医学院的困境。他强调了医学传教工作所面临的压力，并详细讨论了协和医学堂的状况。考察团得知教师队伍已经减少到只有三名外国医师，也没有进行任何努力来补充队伍，全体学生只有两具尸体以供解剖，物理实验室没有一套设备。大家的情绪降到了谷底，所有的教师都担忧未来。有关洛克菲勒基金会将开办新项目的流言蜚语，是引起他们焦虑的主要原因。

在伦敦，也感受到了顾临对教师流失的担忧。在教会考试委员会的一次会议上，下述的决议递交给了教会联合院校董事会。

"伦敦会的会长们注意到，北京的协和医学堂教师严重匮乏，并要求他们尽早使用任何可能的手段填补医学堂教会教师的空缺"。[8]

考察团在奉天（沈阳）逗留期间，他们访问了奉天医科大学，司督阁（Dugald Christie）给他们留下了深刻印象，韦尔奇这样描述他：

"一个引人注目的人，很有力量，大约 55 岁，苏格兰人，自 1883 年起就在这里了……司督阁成功建立起与总督、将军、协会和中国公众的友好乃至亲密的关系。在这里的 30 年间，他做的工作确实出色"。[9]

医院有 140 张病床，一个放射科，以及"一间配备无菌设备的很好的手术室"。[10]

考察团在奉天访问的另一个机构是由南满铁路公司赞助的一所医学院，那里招收了九十七名日本学生及三十七名中国学生。病理学博物馆有一些非常好的肺鼠疫暴发期间的标本，这吸引了一辈子都在研究病理学的韦尔奇。

韦尔奇和西蒙·福勒克斯纳既是调查员又是外交家。他们希望评估中国的医学教育状况，同时也探讨医学传教士对北京新项目的态度，例如对新项目的接受程度和教学语言的选择。此行主要任务是为北京的项目打下基础，使传教士能接受为项目所设定的高标准。这可能是一剂苦药，因为传教士们在设备奇缺的情况下，历经艰辛万苦，克服了难以想象的困难，也付出了极大的个人牺牲。因此，还要安抚传教士们，打消他们对新学校宗教态度和雇员资质要求上的疑虑。

在北京度过 3 周后，考察团沿着第一次中国医学考察团的足迹，访问了天津、济南、汉口、武昌、长沙、南京、上海、苏州、广州和香港。

韦尔奇负责华北的院校，西蒙负责华东、华中和华南，格池负责中部地区。这些天，他们都在开会、视察和漫长的讨论（甚至到深夜）中度过。但在午餐和晚餐，他们得以享用世界上最精致的食物。韦尔奇是个出名的美食家，对此尤为兴奋。

当小格池在中国耶鲁大学所在地长沙受到款待时，他看见一个巨大的横幅挂在大厅的尽头，上面用毛笔写着："您的慈善事业是世界的典范，中华民国握手欢迎您。"[11]

作为耶鲁大学 1870 年的毕业生，以及秘密而著名的骷髅社成员，韦尔奇特别访问了与母校相同名字的中国学校。1915 年 10 月 17 日，韦尔奇在周日早晨宗教仪式上对雅礼协会（湘雅医学院）的学生发表了演讲。他的讲话要点是，中国医学事业的重要性超过一切工作，该项工作具有极大吸引力——他许诺把这个信息带回给约翰·霍普金斯大学的学生和老师。

"为什么大多数人面临恶劣的环境、匮乏的机会，仍然坚持不懈？如果有人勤奋好学、敢于冒险、渴望促进医学的发展、投身慈善事业，在发展现代医学的伟大机遇面前，难道还有什么地方比当今中国更有吸引力吗？"[12]

福勒克斯纳的调查结果

西蒙·福勒克斯纳的评论总是详尽、深刻且开诚布公。关于圣约翰大学和宾夕法尼亚大学在上海的关系上，他以批判和讽刺的语气说道："宾夕法尼亚大学恐怕除了美好愿望外，再没有其他贡献了。"[13]以同样的口吻，他批评了圣约翰大学下的虹口同仁医院："这所医院作为教学医院实在不敢恭维。"[14]

中国哈佛医学院一直是西蒙在上海的主要兴趣点。他发现那里的教学"可能比中国其他地方都好"（他加了个注脚"上海的德国学校除外"）。[15]该学校的学生有的来自上海，也有来自南京、福州、苏州，以及相对更远的广东。西蒙感到，该校的建筑和设备都很好，但其选址在国际租界的居民区，这对医院和医学院来说并不理想。由于外国人口众多，本身又是一个大海港，上海的尸检机会比其他地方多得多。在红十字医院去世的病人约 50% 进行了尸检。当时的校长胡恒德告诉西蒙，他可以弄到所需的大体标本，供解剖教学和外科解剖用。

西蒙同时也评估了员工的能力，认为胡恒德和耳鼻喉专家阿尔波特·邓禄普（Albert M Dunlap）有资格在即将新建的上海学校中任职。他觉得，胡恒德可以担任院长，但同时又有一些保留。他（胡恒德）"性格特点是具有决策和执行能力，而不适合作为研究者或领导者，他对领导教学和研究缺乏热情和能力"。[16]同时，西蒙承认胡恒德对于高质量医学教育的理解，以及他与中国人、传教士相处的经历对于一个新学校的校长来说是一笔宝贵的财富。最后，他注意到，中国的哈佛医学院已经开始了一个项目，用来培养在上海的欧洲和亚洲的女性成为护士。

西蒙对广州感到失望。他发现，久负盛名的博济医院已经衰落，并"对当前广州的教育的影响是消极负面的，而非积极向上的。"[17]医学教学的水平尤其低。在夏葛女子医学院，生过多个孩子的中年妇女也能入学。人们认识到这些妇女"行医只是她们日常家务之外的次要工作"。[18]

他对香港大学印象深刻，那里给中国学生研修医学提供了绝佳的机会。

西蒙总结了他的调查结果："由教会或其他慈善机构开办的学校，目前的医学教育水平很低，只有极少数例外。"[19]他将此归咎于糟糕的初级教育、中文教学的局限、缺乏设备以及教学人员不足。教员不仅在人数不足，多数情况下他们也没有做好教学的准备。他的结论是，把现有的学校提升至一个合适的水平是不可能的，有必要重头开始，开展两个全新的项目，一个在北方，另一个在南方。意识到女性在医学领域已开始活跃，他建议在医学预科中以同样的标准，招收和培养女学生。

韦尔奇的调查结果

韦尔奇认为西方医学在北方的发展，不如中部和南方地区。但是他感到，最佳的机会还是在北方。在那里，高大健壮、充满活力、喜好面食的北方人，其智力潜能最适于学医。他主要担心的是北京协和医学堂的课程。他强调需要招收新的教师，教师须具备良好的医学科学基础：

"为了让 CMB 所致力的事业成功，没有比尽快找到合适的人更重要了。至少一个人，如果可能，找到多个具有相应素质的人，尽可能早日来到北京开展工作"。[20]

他认为应当面向全国招生，并且在未来的北京协和医学院建立特别的医学预科部。

至少目前，CMB 可以为该基金会相关的学校提供英语、汉语、物理、化学和生物的学习的机会。[21]

韦尔奇不赞同协和医学堂那种英国式的分割成校长（principle）和教务长（dean）的管理模式。他建议废除校长的职位。

天津（南开）中学的校长张伯苓向考察团汇报了高等教育的惨状。艾洛特这样形容张伯苓是自己在中国遇到的最有趣、最值得尊敬的人。张校长很遗憾地对调查团说，从（南开）中学毕业的学生，很多英语非常流利，但在中国找不到一所大学、学院或专业学校足以吸引这些学生入学。

西蒙与韦尔奇对待传教士的方法截然不同。西蒙的办法更直接、更积极、更具批判性。他强调，现在亟需把传教士的教育提升至更高水平。韦尔奇则更加机智老练，当提出传教士们的不足时，总是先肯定一下他们的贡献；他更喜欢安抚而非批评。二人一唱一和，不经意间组成了完美的搭档。

他们反复提到了教学语言的问题。在向协和医学堂的教员提出这个问题时，只有校长杨怀德（Charles Young）支持使用英语。西蒙表示，自从他来中国以后，态度已经转变了，现在他被说服了，一定要使用英语。

"在此历史性时刻，你可能会感兴趣地发现，一开始我认为教学语言理所当然用中文。但是自从我来到中国，看见他们（传教士）尝试这么做，也看到努力的结果，并且从教育这个宽泛的角度面对该问题时，我的观点完全改变了"。[22]

当他们即将离开中国时，西蒙的立场变得更加坚定。在上海举行的中国博医会的一次会议上，他向该协会的执行委员会讲述了 CMB 的目标，并且提出如果用中文教学的话，则这些目标不可能实现。

"美国中华医学基金会的愿景是，建立1~2个现代医学机构，并引入训练有素、天赋优秀、鼓舞人心的领导者和教师。而现阶段下，这样的知识和灵感都不可能用中文传授"。[23]

他接着指出：

"我们的目标是，培养一批中国的男女医学工作者，他们自己本身就是培养者和教师，能够永久地在中国建设和发展现代内科学和外科学。"[24]

韦尔奇提到语言问题时，使用了一种可能是更为安抚性的方式：

"不管走到哪里语言都是一个棘手的问题。我们未曾预料到，这个问题原来是如此紧急和重要。当前第一要务是将中国人提升为一流的医学工作者，每项提议都应以此为出发点。……说到语言问题：谁编纂字典其实并不重要，语言是由风俗习惯决定的。"[25]

教会的担忧

传教士时不时提到新医学院基督教性质的问题。作为回应，考察团引用了 1915 年 3 月 15 日洛克菲勒的信件。信中，洛克菲勒提到选择教员，应当选择那些"对教会精神与使命抱有同感的"。[26]

韦尔奇对传教士的焦虑尤为敏感。1915 年 10 月 30 日，在上海周六俱乐部聚会开始前，他发表了一个动人的演讲，赞赏了传教士的贡献：

"这些人的工作是无法用语言赞美的。……他们大多数不是为教授医学而来，但是随着工作开展，他们感到需要训练人手来帮助自己。因此，现存的医学院逐渐发展起来，以适应这项需求。鉴于教员的低效率，以及匮乏的设备，他们所做的已是非常好了。

但是，这些人应该最先认识到，这么做只能解一时之急。也许，他们会最先欢迎其他人加入，在已有的基础上继续发展。……洛克菲勒先生和其基金会的目的正是将美国中华医学基金会的工作与传教士的努力相结合。我确信以前教会没有遇到过这样的机遇"。[27]

在另一个场合，西蒙直接指出了教会学校的核心问题：

"根本问题：你们必须有现代医学设备，并且能将现代医学知识传授给那些特别的、有准备的人。教会学校的错误在于，他们没有合适的设备和可以解决问题的人。世界上所有伟大的人都要接受后天培养，其所在的教育环境不会让他轻易放弃，直到成才后才让他离开。在这儿（教会学校），教育的特质缺失了。因为你们没有专业的教师。现在做教师的人之前都不是教师，也没有受过这方面的训练。"[28]

之后，他就传教士参与西医的发展对传教士发难：

"我们的问题，严格意义上是教育问题，并与教会有关。如果你们（教会）继续培养劣质人才，我不会阻拦你们，但是用其他（培养）方法的国家进步最快。责任就在你们手中。如果没有尽我们的能力做到最好，我会为自己来到中国而感到遗憾。……在中国，我看到了热忱和自满，但没有看到很高的效率。"[29]

听到了这样的评论后，很多传教士对自己的未来更加忧虑了。天津的一所医学院的院长巴姆（Harold Balme），表达了他和传教士同僚的观点：对他而言，CMB 似乎已下定决心，让所有的传教士离开医学教学队伍。此时，顾临有必要花费大量时间召开安抚会议，尤其是对协和医学堂的那一小部分忧心忡忡的教师。

六年后，当巴姆回忆此事时，总结了当时传教士的反应：

"首先，他们不得不面对这样的现实，即将在中国引入最高标准。同时，他们感到一种风险，人们会说教会学校提供了低劣的医学教育。"[30]

有些传教士认为，他们应该继续扶植一批初级医学院校，而其他人则坚持认为应当将精力集中在某些学校上，使这些学校变得"绝对高效"。

"在这样一个大好形势下退出简直是不可想象的，因为这意味着要放弃绝好的时机，即：能够在灌输医学知识的同时传播基督教的理想和信念，并且可以吸引许多未来的医学领袖为耶稣基督服务"。[31]

传教士还担心，由于协和提出用英语教学，他们创造汉语的医学术语以及将医学文章翻译成汉语的努力将会搁置。他们认为，继续发展汉语术语很重要，同样翻译也不可或缺，因为教学迟早会变成用汉语。

当韦尔奇、福勒克斯纳和格池忙着造访医学院校和医院时，鲍垂克与许多教会团体代表讨论，向传教士组织及北京和上海的基督教青年会演讲，淋漓尽致地发挥了他的教会背景。他强调了 CMB 的远大目标、成员的正直以及与传教士充分合作的承诺。

考察团的报告

1916 年 1 月 28 日，第二次考察团的报告呈递给了 CMB。主要的建议是，未来的北京协和医学院应当任命一位新的领导，因为现在人员中（译注：指协和医学堂）无人可以胜任。在校的 128 名学生相对于新学院的标准也不合格，因此须废除现有入学标准，一年级和二年级的学生转入其他中文学校学习，主要转到齐鲁大学医学院。三年级、四年级和五年级的学生，则应允许从协和医学堂毕业。

新学院的入学标准，应当在可行的前提下，遵循美国顶级医学院所采用的标准。在完成中学课程后，要求每位学生学习两年的预科课程，包括生物、化学、物理和数学，还有英语和汉语课程。考察团推荐采用长期的规划，在整个中国提升医学预科教育水准：

"通过帮助某些高校提供所需基础科学教育，为学院（协和）扩大教育工作范畴，为中国高等医学教育事业提供更大、更多的帮助"。[32]

考察团就语言问题重申了其态度：

"我们清楚地认识到，中国学生用汉语继续学习的重要性，我们认为医学院不能忽视这点。但我们同样相信，使用这种语言（汉语）作为现代医学教育的媒介，不可能很好地培养学生"。[33]

他们呼应了艾洛特主席的观点：

"要尽一切力量发展科学探索的精神。这种精神（在中国）可能只是被暂时掩盖，而非真正缺失。中国现在犹如 17 世纪初的西方，那时实验方法未被引入西方科学，而从那时起西方国家踏上了物质文明高度发展的道路，从而将东方民族甩在了身后"。[34]

考察团还建议成立护士学校，训练男女护士。

他们认为这所新学校应当遵照循序渐进的原则，每年增加一些学生，而不是等到 5 年制医学院完全成熟时才招收学生入学。

重要的是，从今以后的新教员应具备科研能力。这样的人不仅能当一个好老师，还能给同事和学生以榜样和激励的作用。如果只付给像传教士那么少的薪水，是不可能吸引到这样的人才的。

考察团在结束语中，赞扬了学校的选址，并对购买邻近土地的进展表示满意。

第二次医学考察团一项更重要的成果，在于中国之行的几个月对韦尔奇和西蒙·福勒克斯纳的影响。他们回国后，更加坚定了在北京建立一所优秀学校的信念。

组建协和董事会

1916 年 1 月 24 日，北京协和医学院的董事们在纽约市举行了第一次会议。韦尔奇在会上宣读了第二次中国医学考察报告中关于协和医学堂的部分。极为重要的教师征募与聘用常务委员会得以成立，韦尔奇和西蒙·福勒克斯纳受聘担任委员。

董事会议结束时，选举出了下列官员：马特为董事会主席，巴顿（James L. Barton）为副主席，鲍垂克为秘书。执行委员会包括该委员会主席格池、布朗（Arthur J. Brown）、鲍垂克、西蒙·福勒克斯纳以及罗迟（Frank Mason North）。

艾洛特和德鲁（E. B. Drew），这两位中国哈佛医学院董事会的代表向 CMB 写信，提出在上海建立一所新学校。其时中国哈佛医学院正处于严峻的财务困难中，哈佛董事会不愿变成二流学校，遂干脆表示：

> "执行委员会将很高兴移交全部工作，并立刻由基金会（CMB）接手，直到新的计划中的学校在上海开业，我们的学校可以合并到基金会更大的项目中"。[35]

　　CMB 回应了以上请求，同意购买上海的地产，并提供资助，让已入学的学生在其他地方完成学业。去美国学习的资助项目交给邓禄普，负责这笔数额不大的资金。胡恒德成为 CMB 的雇员，被任命成为红十字会医院的院长，并有望成为未来上海新医学院的领导。最后的决议中说，基金会将在上海建立一所医学院，总资本将不超过 1 百万美元，其年度开支为 25 万美元。

物色带头人

　　1916 年的春天来了。大家的注意力都转向任命北京协和医学院的学术领袖上。候选人有两种选择，要么是医学教育家，其能力得到公认；要么是年轻人，虽然还没有可圈可点的业绩，但前途无量。符合前一个条件的人选很少。美国大部分医学院是私有的，领导工作由医务人员担任，他们对医学科学本身几乎没有什么兴趣。因此，有前途的年轻人成为最理智的选择①。西蒙·福勒克斯纳了解到，洛克菲勒医学研究所下属医院的院长卢福斯·克勒（Rufus Cole）对他的住院医助手麦可林（Franklin C. Mclean）评价极高。鲍垂克在与顾临的通信中报告了 CMB 的观点：

> "从我们商谈开始，福勒克斯纳博士就感到，也许麦可林是我们的最佳人选。现在我们对此坚信不疑"。[37]

---

　　①　原注：坎比·罗宾逊（G. Canby. Robinson）在其日后的自传中提到，1916 年 4 月他曾应约与西蒙·福勒克斯纳和鲍垂克讨论有关北京协和医学院的事宜。他被邀请担任该校的内科学系主任。但彼时其幼子刚刚降生，而且华盛顿大学的建设已经严重牵扯了他的精力，因此只能谢绝这一提议。

富兰克林·麦可林（Franklin C.Mclean）

1916年1月20日，北京协和医学院行政委员会同意教师常务委员会的一致推荐，任命麦可林担任北京协和医学院校长。此时他年仅28岁，已是内科教授。

麦可林是一名"天才少年"，最高兴的事是拿到科学奖学金，最喜爱的地方是实验室。在芝加哥大学读书时，他就获得"优等生"的荣誉。19岁那年（1910年）自芝大毕业后，他在拉什医学院（Rush Medical College）完成了医学院课程。实习结束后，他被任命为俄勒冈大学医学院的药理和药物学教授，成为全美最年轻的教授之一。1911年至1914年，他教授药理学，并在尿液中氯化物研究和有机碘的药理学研究中颇有建树。在此阶段他还首次建立一种临床方法用于监测血糖。受更浓厚的研究氛围吸引，也为了取得更多经验，他来到洛克菲勒医学研究所的附属医院担任住院医，后来证明这一选择成为他人生的拐点。他被选派前往北京。

1916年6月，在麦可林离开纽约前，卢福斯·克勒召集20余人在世纪联盟（译注：Century Association，纽约一著名的俱乐部）为他举行一场告别会。在那里，向麦可林敬酒的包括克勒、研究所细菌学家奥斯瓦德·艾葳瑞（Oswald Avery），还有克利斯滕·兰德斯格德（Christen Lundsgaard），他当时与凡斯莱克（Donald Van Slyke）在研究所工作，后来成为哥本哈根一名杰出的医学教授。他们都预测，麦可林在中国新的职业生涯将前途无量。

麦可林第一次访问中国时，全部投入到与教会和政府的讨论中，开了数不清的会议，并和顾临花费大量时间评估现有项目每一个细节。一个棘手的问题是，怎样评估教师资格并遴选新学校的教师队伍。对于学院的建筑设计也进行了一系列讨论。除此之外的中心问题是，怎样依照韦尔奇和西蒙·福勒克斯纳所推荐的循序渐进的方针前进。为了实现该计划，麦可林决定尽早设立医预科。

令人震惊的护士短缺

在多次的访问和会议中，麦可林和顾临都注意到，护士严重短缺，情形令人震惊。尽管传教士已在那里工作了数十年，但多数中国人还是认为，女人不能参与男病人的护理工作。协和医学堂的医院只招收男病人，其他医院也只有男护士，所受训练也极为不足。当他们访问教会女子医院时，情况也大同小异。只有少数的中国姑娘接受过一些学前教育，能担任初级护理工作，主要干些杂活儿。

然而，他们在上海与胡恒德的讨论却令人振奋。胡恒德能言善辩，大力宣扬护士是女性光荣的职业，无论男女患者，都应当由女性来护理。他坚信，护理专业应当有自己的标准，可以吸引天资聪颖、学有根基的中国年轻女性加入护理工作。麦可林和顾临完全支持胡恒德的观点。他们决定，第一要务是要以新建医学院的水准，创办一所护理学校。在麦可林离开中国前，他已经访问了华北和华中所有重要的医学项目。

教育规划

麦可林和顾临一起为 CMB 起草了一份报告，题为《协和医学堂（北京）之当前状况以及发展计划的建议》。报告用很大的篇幅介绍医学预科项目。另有相当部分是关于学院实体建筑：医学院的教学场所、医疗部门、辅助部门、带有图书馆的管理大楼以及按照与伦敦会达成的协议，配备一座单独的建筑用于宗教活动。

1917 年早期，明尼苏达大学前任校长文森特（George E. Vincent）接任洛克菲勒二世邀请担任洛克菲勒基金会主席和 CMB 会长。文森特睿智、能言、坚持高标准，这使他成为领导北京新项目的理想人选。从一开始，他就对该项目产生了浓厚的兴趣，深受学院高层的理解和敬重。

校园建设

1916 年 4 月 11 日，洛克菲勒基金会为北京协和医学院拨款 1 百万美元，用于购置土地、建造楼宇和购买设备。接下来的一个月里，波士顿的建筑师查尔斯·柯立芝（Charles A. Coolidge）在西蒙·福勒克斯纳的推荐下，受雇为"顾问建筑师"。柯立芝曾与福勒克斯纳一起合作，设计并建造了洛克菲勒医学研究所，结果很是令人满意。柯立芝还有一项业绩：他是哈佛医学院四方形新楼的设计师。随后，芝加哥沙塔克与胡森公司（Shattuck and Hussey）全权负责建造工作。

福梅龄（Mary Ferguson）详细记载了建设费用陡增的原因。[38]应当说，由于多方面的不利因素，包括管理不善、CMB 在中国经验不足以及第一次世界大战造成的运输困难，使得最终花费达到 7,552,836 美元，远超 1916 年 4 月制定的 150 万美元的预算。

1919 年夏天，美国伟大的哲学家、教育家约翰·杜威（John Dewey）来到北京。豫王府旧址上拔地而起的华美楼群，深深地打动了他。7 月 8 日，他写信给女儿：

> "洛克菲勒的建筑显示出金钱的无所不能。在这座满目疮痍的城市中非常突出，仿佛是启发思想的纪念碑，记载着过去的荣耀，同时又不失现代元素。它们可跻身于最精致的中国古典建筑而无愧色，屋顶不用黄色而用绿色，楼层为三层而不是一层。"[39]

英国哲学家伯特兰·罗素（Bertrand Russell）一年后访问北京，也盛赞校园之美：

> "洛克菲勒医院是一所巨大而显眼的建筑，代表了一种有趣的尝试，试图调和中国的东方之美与欧洲的功利主义。绿色屋顶非常的中国，但墙壁和窗户却是欧洲式的。尽管难言完全成功，但这样的探索值得赞赏。医院拥有几乎所有最现代的科学设备，但是它就像标准石油公司（译注：也称美孚石油公司）一样，具有垄断性——他们不允许任何与医院无关的人使用这些设备。……北京协和医学院除了教授医学外，还教授许多别的东西——例如英语文学——而且显然教得很好。为了培养中国内科和外科医生达到西方水准，这些都是必须的。为了学习医学和其他欧洲的文化，掌握一门欧洲语言也是必要的"。[40]

但是，在论及美国在中国的目标时，罗素依然严厉：

"尽管总体看来，美国在中国进行的教育工作值得赞扬，但是外国人的努力并不能满足中国的需求……美国人……并不像自认的那样致力于传播基督教精神，他们不过是美国精神的代言人罢了。什么是美国精神？我相信美国人会这么回答：'生活纯洁、思想明晰、富有活力'。但在实践中，却是整洁代替了艺术，干净代替了美丽，说教代替了哲学，妓女代替了妻妾（更容易守住秘密），还有一种令人不安的忙碌气氛。如果美国的影响力盛行，那么毫无疑问它可以依靠医学拯救许多中国人的生命，但同时也会令他们（中国人）变得不值得拯救。"[41]

在访问北京期间，罗素染上了肺炎。数年后，他颇不情愿地写到他对北京协和医学院的感激：

"北京的洛克菲勒医院可以说是我的救命恩人。它的抗血清帮助我杀死了肺炎链球菌。在这一点上我要向他们表达深深的感激，因为在这之前和之后，我始终在政治上强烈地反对他们。他们对我很害怕，正如我的护士敬畏我一样。"[42]

参 考 文 献

1. Raymond B Fsdick, *The Story of The Rockefeller Foundation*, p 13.

2. Abraham Flexner, *I Remember*, p 205.

3. 同上，p 224.

4. China Medical Commission of The Rockefeller Foundation, Medicine in China, p 109.

5. Mary E. Ferguson, Documents.

6. 同上.

7. 同上.

8. Records of the Examination Committee, 1915, Archives of the London Missionary Society.

9. Simon Flexner and James T. Flexner, William Henry Welch and the Heroic Age of American Medicine, p401-2.

10. 同上，p 402.

11. Simon Flexner, "Report of the Second China Medical Commission.".

12. William Henry Welch, *Papers and Addresses by William Henry Welch*, vol. 3, p 175.

13. Simon Flexner, "School China Medical Commission".

14. 同上.

15. 同上, p 24.

16. 同上, p 30.

17. 同上, p 38.

18. 同上, p 4.

19. 同上, p 3.

20. 同上, p 6.

21. 同上, p 14.

22. Mary E Ferguson, Documents.

23. Simon Flexner, "Second China Medical Commission".

24. 同上.

25. Mary E. Ferguson, Documents.

26. 同上.

27. William Henry Welch, *Papers and Addresses*, p 172.

28. Mary E. Ferguson, Documents.

29. 同上.

30. Harold Balme, *China and Modern Medicine*, pp 122-3.

31. 同上, p 123.

32. Mary E. Ferguson, China Medical Board and Peking Union Medical College.

33. Simon Flexner, "Second China Medical Commission".

34. 同上.

35. Mary E. Ferguson, Documents.

36. G. Ganby Robinson, *Adventures in Medical Education*, p 235.

37. Mary E. Ferguson, Documents.

38. Mary E. Ferguson, *China Medical Board*, pp 30-4.

39. John Dewey and Alice Chipman Dewey, *Letters from China and Japan*, p 273.

40. Bertrand Russell, *The Problem of China*, p 231.

41. 同上, *pp* 233-4.

42. Bertrand Russell, *The Autobiography of Bertrand Russell*, 1914-1944, p 189.

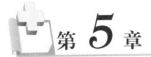

第 5 章

开办医预科

董事会决定，北京协和医学院的入学标准应该向美国排名前 20 位（甚至更好）的医学院看齐，要求接受过两年以上的医学预科教育。除了这些一流医学院，其他的美国学校入学标准则参差不齐，有的医学院有高中毕业证书即可入学，尚有 1/3 的学校除了学费之外没有任何标准可言。当然这种低劣的学校正日益减少。

1916 年 12 月 20 日，北京协和医学院执行委员会的董事们通过了麦可林的建议，即第一项工作是成立一所医学预科学校。学生需要在协和认可的大学学习一年后，通过严格的入学考试才能正式注册。为了让更好的学生学习更高级的课程，本来计划开设为期两年的医预教育，在学校开业时决定延长至三年。教授的课程包括：生物、化学、数学、物理、中文、英语和现代欧洲语言。

同时，美国中华医学基金会（CMB）接受了韦尔奇和西蒙·福勒克斯纳的建议，决定在几所选定的学院及大学加强医学预科教育。目的是有一天，这几所院校可以为协和培养输送合格的学生（报考协和），届时协和的医学预科学校就可以关闭了。CMB 给（这些学校的）资助款包括教员的工资、现有教员的进修费用、学校的设备以及扩建的资助等。1917 年 12 月 19 日，第一笔资助获批给了上海圣约翰大学。

其他接到资助的中国教会学校尚有：金陵学院（一所南京的女子学院）、南京大学、湘雅医学院及燕京大学。同时还资助了两所北洋政府开办的医学院——南京的国立东南大学（译注：现南京大学的前身），当时校长是杰出的郭秉文先生；以及清华学校（译注：现清华大学的前身），时任校长为周贻春，他后来成为北京协和医学院校董事会主席。其余资金划拨给了一所中国的私立大学——天津的南开大学。

医预学校定于 1917 年 9 月 11 日开办，地点在老协和医学堂的主建筑——娄公楼。4 月初，顾临代表 CMB 向中国一流大学及中学发布公告，宣布入学考试的安排。公告还有一个说明，目前宿舍设施尚不完备，暂不招收女生，待适当的时候再进行。不过事实上，在宿舍完工前已有几个女生入学，暂住护士宿舍。

当公布医预学校开张之时，教职员队伍尚未完成组建。虽然时间紧迫，但麦可林是一位绝佳的招募者。他所具有的三个品质：聪明才智、人格魅力及对工作的满腔热忱，赋予他强大的说服力。当然，福勒克斯纳和韦尔奇的有力支持以及洛克菲勒基金的名声又给了他更大的动力。与 CMB 一起，麦可林为医预学校组建了一支优秀的教师队伍，而且开始为两年后开业的医学院招募了一批杰出的年轻科学家。

教职员工

麦可林为医预学校挑选的第一位教授是物理系主任兼教授施福禄（William Warren Stifler），他一直在哥伦比亚大学讲授物理。拥有芝加哥大学化学博士学位的威尔逊（Stanley D. Wilson）被任命为化学系主任。生物学系负责人帕卡尔德（Charles R. Packard），曾在哥伦比亚大学师从艾德蒙德·威尔森（Edmund B. Wilson）和托马斯·亨特·摩根（Thomas Hunt Morgan）获得博士学位，于 1918 年抵达北京。两年后，同样来自威尔逊（Wilson）实验室的奥拉·赛弗灵浩斯（Aura E. Severinghaus）加入。他的弟弟雷斯力·赛弗灵浩斯（Leslie R. Severinghaus）于 1922 年被聘请担任现代欧洲语言课程的讲师。

学校聘请富路德（L. Carrington Goodrich）为英文教师一事最为著名。其父在中国传教。富路德于 1917 年从威廉姆斯学院（Williams College）（译注：美国著名的一家私立文理学院）毕业后刚刚回到中国。在获聘医预学校之前，他曾在一所高等学府教授英文。富路德精通汉语，几乎是协和医学院的半官方口译员。然而一年后，他决定回美国参军。1921 年，他被聘请担任 CMB 的副会长，直到 1925 年他再次离开北京回到美国。从此开始了在哥伦比亚大学的职业生涯，并成为知名汉学家。他的经典著作《中华民族简史》（A Short History of the Chinese People）将历史发展与文化变迁融会贯通，体现了他的卓越的史家才能。

　　鉴于校董事会希望尽可能雇佣中国员工，医预学校的教职员也包括了一些中国人：中文教师马鉴（Ma Kiam）、物理学教师 Y. Tong 以及化学教师冯志东（C. T. Feng）。当麦可林挑选中文教师之时，顾临推荐了胡适。胡适当时是康奈尔大学的研究生，是一位前程远大的中国年轻人。1910 年初，胡适获得庚子赔款奖学金去美国学习。在康奈尔大学期间胡适曾学习农业科学。1914 年毕业时，他成为美国大学优等生荣誉学会的成员。

　　胡适在学习过程中，极为关注农业经济为基础的中国现代化过程中的文化问题。在学习了 1 年的农业研究生课程之后，胡适的方向有了 180 度的改变。他转投哥伦比亚大学约翰·杜威（John Dewey）门下学习哲学。当麦可林请他执教中文时，胡适正在晨曦高地（Morningside Heights）（译注：美国哥伦比亚大学所在地）做研究，遂婉拒了这一邀请。这一职位最终由马鉴担任，之后他成为燕京大学中文系主任。①

　　同时，胡适继续着自己辉煌的学术生涯。他于 1917 年回到中国，被聘为国立北京大学哲学教授。作为中国新文化运动之父，胡适领导了中国白话文运动。为进一步推动中国的现代化，他首倡"用科学的方法研究所有中国历史名人、古典文学和学说"。[3] 1929 年，胡适被聘为协和校董事会成员。②

奠基

　　1917 年 9 月 11 日，医预科招收了首批 8 名学生。13 天后，北京协和医学院首栋建筑——解剖楼，在尊敬的教育部总长范源濂主持下举行了奠基仪式。毕林斯（Frank S. Billings）——拉什医学院（Rush Medical College）的系主任以及美国医学教育界的领军人物，现为美国陆军医疗队的陆军上校，发表了简短的讲话。美国牧师瑞什（Paul S. Reinsch）也为活动致辞。英国教会主教诺瑞斯（Right Reverand F. L. Norris）进行了祈福。

　　麦可林再次重申了协和董事会的目标："我们的愿望是赋予中国以最

---

① 原注：有关医预学校所有教职员工的名单可参阅福梅龄著作的附录 B。
② 原注：正是胡适将北京协和医学院比喻为一个独轮车国家里的一架飞机。

好的现代医学，中国可以从我们的最新进展中受益。"

　　在典礼结束后，麦可林很快返回纽约。1917 年 10 月 23 日，他向协和校董事会呈递了一份令人振奋的进展报告：教职员工热情高涨，中外反对声音渐歇，教育部也持配合态度。① 校董事会正式授予麦可林北京协和医学院校长的头衔。

麦可林接受军队任命

　　美国陆军医疗队曾经向麦可林伸出过橄榄枝，但被他谢绝。然而，麦可林内心深处的爱国情感、不安于现状的雄心以及对探险的爱好从未泯灭。麦可林向鲍垂克申请离职并接受军队任命。他认为协和的建设已经正式开始，一段时间内在别人领导下也可以令人满意地继续发展。鲍垂克勉强接受了他的辞呈。1917 年 12 月中旬，麦可林正式在军中服役。

　　如今回想起来，在麦可林、CMB 董事会及协和校董事会之间可能存在一些误解，在服役期间麦可林依旧担任协和的校长。在美国驻扎的 6 个月里，麦可林尽一切可能参与推动北京项目的发展。但在 1918 年 7 月中旬，他被派往海外，成为霍普金斯医学系主任泰叶尔（William S. Thayer）准将的副手。协和定期将主要的进展情况通报给他，包括教师聘用等。但学校的发展毕竟太快，一个不在位的校长想有所作为确实太难了。

参 考 文 献

1. L. Carrington Goodrich, A Short History of the Chinese People, 3rd ed. New York and Evanston：Harper Torchbook, Harper & Row, 1963.

2. Mary E. Ferguson, China Medical Board and Peking Union Medical College, p 243.

3. Shou-yi Ch'en, Hu-Shih（1891～1962）, p 134.

4. Mary E. Ferguson, China Medical Board, p 40.

---

　　① 原注：外科的杰罗姆·韦伯斯特（JeromeWebster）说，一些在华的美国人嫉妒心作祟，将 PUMC 故意译作 PUNK。

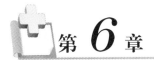

第 **6** 章

开办医学院

科研是麦可林的最爱。1919 年从军队退役后，他在哈佛大学劳伦斯·汉德尔森（Lawrence J. Henderson）实验室花数月时间研究血红蛋白的酸性以及氧气对氯离子在血球和血浆之间分布的影响。

1920 年 4 月上旬，麦可林受邀参加洛克菲勒基金的定期"战略"会议。这是董事会和基金会管理者的非正式会议，主要讨论一些重要议题，这些议题将要写在董事会讨论日程案卷中，正式递交给董事会讨论。这次会议在纽约格德尼农场（Gedney Farms）举行，参会者还包括文森特、韦尔奇、福勒克斯纳、贾德森、格池、顾临，以及基金会新成员理查德·皮尔斯（Richard Pearce）。

北京协和医学院是会议的主题。大家需要讨论：在中国追求"最高水平"的教育目标是否可行？医学院应该培养一小批优秀的医学教育者，还是培养更多的高质量医学从业者？学院能否招募并留住高水平的教员？如何在教学和科研之间保持适当的平衡？最后，为实现这一"最高水平"，洛克菲勒基金的财力能否承受？这一项目是否会成为沉重的经济负担？校园建设所需的高昂费用，已经让董事会担心远在纽约 9000 英里之外医学院的管理问题。

当被问及对北京项目未来的看法时，麦可林毫不迟疑地表达了自己的观点，即建设一个优秀的中国医学中心，培养少数精英，成为未来的中国医学领袖。他的观点清晰而坚定，董事会请他做书面陈述。麦可林的看法如下：

在有限资源的限制下，北京协和医学院的科学目标是：

1. 通过以下措施，提供与美国及欧洲最好的医学院相匹敌的优质医学教育：

（1）医学本科课程；

（2）实验室工作人员、教师、医务人员的毕业后教育；

（3）医生短期培训课程。

2. 提供科研机会，尤其是针对远东地区的特殊问题。

3. 顺便拓展现代医学及公共卫生知识的普及。[1]

经过增订之后，这一陈述在 1920 年 4 月 14 日的会议上通过，并被协和校董事会采纳，成为未来规划的基础。麦可林的愿景再次重申，协和的教育目标是追求卓越，达到世界最好水平，同时强调科学研究。

麦可林在哈佛的研究，经常被与协和管理相关的事务打断，这是令麦可林最终决定放弃领导职位的原因之一。另一个原因是，他逐渐意识到，协和校长是全职工作，会让他不得不放弃实验室研究。此时，他开始琢磨自己在科研领域的未来。他在体液电解质的基础研究，以及新技术——心电图的临床研究，都不符合他提出的"远东地区独特问题"。1920 年 4 月 6 日，他提呈了辞职信，辞去协和校长的职位，专注于在协和建设一个强大的内科学系。

理查德·皮尔斯（Richard Pearce）

在鲍垂克和亚伯拉罕·福勒克斯纳的领导下，普通教育委员会（General Education Board）的主要目标是挑选一批美国医学院，加强它们的力量。虽然该教育委员会的理事们不曾忘怀洛克菲勒一世在基金会章程里写下的使命——"在全世界推动人类福祉"，董事会的活动暂时还仅限于美国本土。1919 年，基金会建立了医学教育分部，在真正的全球意义上推动医学教育。理查德·皮尔斯被任命为这一新部门的负责人。他是宾夕法尼亚大学的姆瑟尔医学研究教授（Musser Professor of Research Medicine）、也是西蒙·福勒克斯纳以前的病理系同事。在接下来的日子里，皮尔斯两位助手之一的葛莱格（Alan Gregg）将与历史上的其他人物一样，在世界范围内对医学教育产生巨大的影响。

皮尔斯在基金会刚安顿一年，（基金会）就建议他前往北京协和医学院呆一年。人们强烈认为，一名富有经验的医学教育家，又了解美国一流医学院的管理和员工的角色、职责和关系，应该把自己的经验带到北京，推动那里的教育发展。更可能的原因是基金会董事们希望一名教育家，同时也是他们中的一员来确保项目未来的稳定性。随着麦可林的辞职，以及新医学院和教学医院的竣工，对于在学校创立没有既得利益的人，此时也是一个战略机会，可以探索建立健全的组织架构模式。另外，既然皮尔斯正在领导一项新的项目，在国际上发展医学教育，那么在东方医学教育中获得第一手经验无疑是有益的。

凭借过硬的履历，皮尔斯能够承担起将协和建成真正学术机构的任务。他深谙世界学术界之道。福斯迪克（Raymond Fosdick）如此描述他："此人极为细心周到，对教育满腔热忱。"[2]尽管为人谦逊，在表达观点时皮尔斯却总是直接而坦率，而且从无私心。作为皮尔斯的翻译和参观中国机构的向导，富路德（Carrington Goodrich）深深被皮尔斯的智慧、远见及学术能力折服。仅仅一年时间，皮尔斯就给协和打上了无法抹去的烙印——牢不可破的学术根基。至此，协和已不再是一所教会机构，而成为医学学术中心。

皮尔斯与家人于 1920 年 10 月 23 日抵达北京。刚刚履任，他就召集胡恒德、顾临和其他教职员工召开会议，对协和各个方面进行细致的评估和深入的了解。

管理北京协和医学院

北京协和医学院的管理关系颇为复杂，而且贯穿了学校的整个历史。照字面意思来理解，学院有 2 个上层管理机构，分别是 CMB 和校董事会，但制定主要政策的却是第三个机构：洛克菲勒基金会的董事会。三个机构都设在纽约，他们的决定是基于董事会的文件。在北京，CMB 有一位常驻代表和一位医学院校长，两人并肩工作。另一方面，学校的教会组织也一直担心学校会失去基督教信仰，在虔诚的传教医生和高举科学与教育大旗的"新另类"之间也时常爆发冲突。

1921~1922 年的预算需要先接受纽约的特别审查。文森特要求胡恒德准备好预算书，解释项目运行状况，给出所提预算的理由，然后返回纽约。在与皮尔斯进行三周的讨论后，胡恒德带着预算和一些重要的管理建议前往美国。

（学院）行政委员会不仅有行政管理职能，还要对医学院和医院的学术负责。现在，教职员工的人数已近 50 人，有必要把职责分成学术与行政两个轨道。因此向纽约建议，撤销行政委员会。所有学术事务——课程、教员聘用、晋升、招生——都由医学教师委员会负责；所有管理及财务事务——非专业人员、预算分配、医院运行——则由新成立的行政管理委员会负责。

在胡恒德离开北京前往纽约期间，皮尔斯同意了行政委员会的请求。在胡恒德返回之前，由皮尔斯担任医学院的代理负责人，并且向委员会要求推荐一位长期负责人。他们立即回应，并一致推选胡恒德。1921 年 1 月 1 日，该推荐意见由协和校董事会批准并生效。

皮尔斯很快认识到纽约和北京之间关系固有的复杂性，这在他看来是不正常的。在北京，学术领导缺乏连贯性，这是导致决策权集中在纽约的一个原因。麦可林在担任校长的四年间来来去去，并且大部分时间都不在北京。胡恒德对是否采取强有力的领导仍心存疑虑。他毕竟从未在重要的医学院有过学术头衔。如果他能有这种工作经历的话，就会了解学院的行政管理与学术之间的关系，以及相互之间职责应如何划分。

同时，皮尔斯也意识到预算程序既不合理，也没有一定之规。系主任没有事先通过校方管理者的同意，就直接将预算要求递交给顾临，如果顾临觉得合理，他就批准预算，然后直接呈递给纽约。先见之明告诉皮尔斯，这样下去，教学医院的运行成本将大大超支。但他又十分清醒地意识到现在的职责和未来的机遇。他担心，在这关键时期如果严格限制预算，整个工程将会遭殃。1921 年 1 月 6 日，皮尔斯召集了教职员工大会，首次正式宣布成立合法的医学教师组织。

同时，其他几个方面也取得了进展。基础科学及临床部门已配备好出色的师资队伍（详见随后章节）；第一批的 7 名学生，包括 5 名医预科学生，已于 1919 年 10 月 1 日录取；护士培训学校于 1920 年开办①；协和医学堂最后两个班也顺利结业。

此前，临床项目都集中于老协和医学堂的男子医院。1921 年 6 月 24 日是值得铭记的一天，首批病人转入了新医院。一周之后，首批女病人

---

①　原注：详见第 11 章有关护理学院的故事。

入院。之后的整个夏天，各科均建设完毕，基础和临床医学院纷纷搬迁到新地方。定于 9 月 15 至 22 日举行为期一周的开业庆典，参加开业活动的人们开始抵达北京。

在这愉快的时刻，资金问题却令人烦恼。从纽约回来的胡恒德带来了指示：要大幅缩减预算。以皮尔斯为首，学校上下一致反对。在开业仪式的那一周，对预算进行了 4 天的细致研究，董事会成员终于被盛大的场面所震撼，理解了学院符合实际的需要，最终全额通过了预算申请。他们也批准皮尔斯的提议，给北京下放独立管理权。但是，在北京哈德门大街（译注：现东单北大街，这里指北京协和医学院）与纽约百老汇61 号（译注：代指洛克菲勒基金会）之间复杂的行政管理关系并未终结，仍然需要审慎考量。

开业仪式

文森特（George Vincent）于 1919 年 6 月前往中国，对洛克菲勒基金会最重要和最复杂的项目做了近距离的评估。他走访了上海、广州、奉天、首尔和北京。在与皮尔斯和顾临的交谈中，文森特提出，应该在新医学中心开业的同时举行国际医学大会。秉承一贯的实用主义作风，皮尔斯强调会议从简，以免给已经超负荷的教职员工增加额外的工作。然而，在医疗部门开业时，需要前来参加开业仪式的医生提供帮助。因此，文森特的建议很快被协和校董事会和 CMB 批准。在开业典礼活动中，特别加上了与中国博医会的会晤。学校还向中国北洋政府发出合作请求，亦顺利获批。

1921 年 9 月的这一周值得铭记。在历史上，从未有第二个医学院的开业仪式能与北京协和医学院相比，令如此众多的学术权威、各界名流、外交高官以及来自世界各地的嘉宾汇聚一堂。19 日下午 4 时开始，学术队伍鱼贯而出。有的身着优雅的学位服和学位帽，有的身着神职人员服装，有的穿长袍马褂，也有身穿燕尾礼服头戴礼帽的。

应洛克菲勒基金会的邀请，毕宝德（Francis W. Peabody）及韦尔奇回到北京参加典礼（毕宝德也是第一位客座教授）。洛克菲勒基金会认为两个中国医学考察团的成员能出席是最理想的。因此，毕宝德和韦尔奇加入到由洛克菲勒二世（John D. Rockefeller Jr.）夫妇率领的代表团。代表团还包括了 27 位来自英格兰、爱尔兰及美国的代表，其中包括文森特主席和洛克菲勒基金会的国际卫生委员会远东项目主任维克多·海瑟尔（Victor G. Heiser）。

在北京之行的日记中，毕宝德夫人以女性视角记录了这一盛事：

"学术服颜色如此炫目，让诸位女士黯然失色。最夺目的当属来自巴黎的图菲尔（Tuffier）医生。他头戴王冠，帽子上有貂皮，还有一圈红色的装饰，胸前有无数勋章闪耀……威廉姆·斯麦力（William Smyly）先生（来自都柏林）身着猩红色长袍、戴着猩红色帽子。身着黑色长袍配红色或绿色天鹅绒缎带的人们也毫不逊色。几位衣着显眼的主教给人额外的震撼。只有看到英国和美国的牧师们装扮朴素，才让我们觉得回到了人间。"[3]

还有从巴西、挪威、丹麦、古巴和墨西哥前来的外交使节。出席仪式的中国北洋政府要员还有教育部总长马邻翼、内务部总长齐耀珊以及代表徐世昌总统的外交部总长颜惠庆。从中国各地赶来的传教士们看到如此辉煌壮丽的建筑，回想自己简朴的工作场所和生活环境，两相对照，心中五味俱全。既是传教士，同时也是中国的老朋友科龄也从伦敦赶来。15 年前，他在此地一手创办了协和医学堂；今天，他来见证自己的事业发生的翻天覆地的变化。

伦纳德·伍德将军（Leonard Wood）是菲律宾岛总督，同时也是一名内科医生，在菲律宾大学医学教授安托尼·西松（Antonio Sison）的陪同下，也前来参加典礼。其他亚洲代表包括了东京北岛（Kitasato）研究所的秦佐八郎（Sahachiro Hata），爪哇岛巴达维亚（Batavia）政府医学院（Government Medical School in Batavia）的瓦尔特（D. A. de Waart）院长。

来自美国的知名医生还有：霍普金斯大学的组织学教授弗洛伦斯·萨宾（Florence R. Sabin）、宾夕法尼亚大学的眼科学教授兼美国医师协会主席乔治·施维乃兹（George E. de Schweinetz）。其他来宾还有加拿大麦吉尔大学（McGill University）的生化学教授马卡路姆（A. B. Macallum）；来自法国巴黎大学的临床外科学教授马林缇多尔·图菲尔（Marin-Theodore Tuffier）；来自爱尔兰的英国皇家妇产科医师威廉姆·斯麦力爵士（William J. Smyly）。

　　厚达 400 页的开业纪念册里，有参加开业庆典这一周的发言和论文。封面是一张相片，相片以经典的中国式医院建筑为背景，有 600 多位来自不同国度的人井然有序地排列在中心楼前面的院子里。照片中有来宾、学生、教员、行政人员、实习生、护士、实验室助理、住院医、管理员、清洁工、厨师、洗衣工、门卫及其他仆人。纪念册中还散放着学术行列和学院建筑物等照片，以及学术报告所用的插图。

　　当客人们走进医学院的正门，首先映入眼帘的是美丽的绿色琉璃瓦屋顶和中国传统风格装饰的飞檐。支撑廊子的大红柱子，抬头可见红、蓝、绿和金色的彩绘屋梁。人们仿佛走入了一座传统的北京庭院，三面是古典式建筑，分别是解剖、生理和药理实验室。化学楼中有图书馆和校长办公室。院子北面有一个两层楼建筑，是行政办公室和内部人员的工作区域。院子对面还有一个两层楼建筑，那就是礼堂，当时也是北京最大的礼堂，可容纳 350 人。礼堂内有一个会客厅，宗教和社会服务部办公室也在里面。

　　拥有 250 张床位的医院建筑群位于医学院建筑的北面，学院和医院以一长廊相连。其中一座三层小楼的第一层是住院部的接待处和产科门诊，二层和三层是妇产科病房，兼有一些儿科病床。另外两栋二层小楼是内科和外科病房，每层有 25 张床。病理科占据了一个小一些的区域。在行政楼南侧有一栋独立小楼是特别病房（译注：高级病房）。门诊部的大部分、影像学、检验科、手术室和临床实验室及办公室占据了另一栋四层独立小楼。

　　36 座住宅被分成了南北两区；豫王府老宅子的美丽原貌被保留下来，仅仅增加了中央供暖设备，现在是胡恒德的住所。

　　典礼首日最重要的时刻，是任命胡恒德为北京协和医学院校长。同事们对他的感情与尊敬非同寻常，有人称他为"微笑的圣人"[1]。

洛克菲勒的愿望

　　毫无疑问，洛克菲勒二世（John D. Rockefeller, Jr.）成为众人瞩目

---

[1]　原注：Aura E. Severinghaus，1970 年，私人信件。

的焦点。他宣读了父亲的电报作为演讲的开始：

"我对即将开业的北京协和医学院寄予厚望。所有走进协和的人，无论是教师抑或学生，望你们心存服务与奉献精神。也祝这所学院能够发挥更大的作用，促进中华民族的身体、心理和精神之健康"。[4]

(My highest hopes are centered on the Peking Union Medical College which is about to open its doors. May all who enter, whether Faculty or Students, be fired with the spirit of service and of sacrifice and may the Institute become an ever-widening influence for the promotion of the physical, mental, and spiritual wellbeing of the Chinese nation.)

洛克菲勒称自己是父亲的使者，回顾了如何选择在中国开展医学教育和研究这一伟大的事业。他一方面归功于父亲长久以来对中国的关注，又介绍了为何最终决定在北京开展这一项目。由于第一次世界大战和CMB在处理建设问题方面缺乏经验，导致了最终高昂的建设费用。他建议，学院的建立者应当盼望有一天，能由中国人自己全面接手北京协和医学院。

鉴于以前对教会许下的承诺，洛克菲勒指出，在招募教职员工时，除了科学能力外，也会考虑其是否有"最高尚的理想"。[5]他许诺与教会保持长久的友好合作关系，但此合作将永远置于提供优质教育和医疗服务之大环境下：

"我们非常赞同传教士的精神和出发点，在不违背医学院之目标，即最高科学水平和最优质医院服务前提下，希望尽己所能，把传教精神发扬光大。"[6]

(In fullest sympathy with the missionary spirit and purpose, we are desirous of furthering it as completely as may be consistent with the maintenance of the highest scientific standards in the Medical School and the best service in the hospital.)

开业仪式上的讲座

开业仪式的那一周，有主题广泛的晚间讲座。湘雅医学院的院长胡美回顾了西方医学教育在中国的发展历程，并引用数据说明中国医生的严重短缺。医生所占人口比例在加拿大是 1∶1050，英国是 1∶1100，美国是 1∶720，日本是 1∶1000，而中国却仅有 1∶120,000。胡美认为中国医学教育在各方面都极其匮乏。他说，中国迫切需要更多的学校和更多的医生；要加强对中国 8 所教会医学院的资金支持；政府要采取更有效的措施来提高水准；以中国疾病问题为基础开设医学课程；增加对医学辅助人员的培训；改革医学预科教育；扩大女性接受医学教育的机会。胡美指出，目前中国只有 24 所医学院校，11 所由欧洲或美国开办；11 所沿袭日本教育模式的二流学校为北洋政府所有；还有两所是中外共同开办的。

在另一场晚间演讲中，瓦尔特（de Waart）以培养迪加瓦（djawa）医生助理和接痘员为引子，回溯了荷属东印度的医学教育发展。

海瑟尔的演讲以洛克菲勒基金会钩虫防治项目开始，通过图表和数据展示了美国南部的情况，并与远东地区的营养问题进行对比：

"在美国，每年有 10 万人由于误食他人排泄物中的某些成分而死亡。在远东地区，每年有 10 万人死于脚气病（beri-beri）"[7]。

他继续说，由于钩虫项目取得了戏剧性的成功，其结果是推动美国南方政府依据公众需求，将年度公共卫生拨款提高了 10 倍，从 10 年前的 250,000 美元增加到 2,500,000 美元。

上午时间则安排了访问医生的讲座——毕宝德讲了肺活量，萨宾讲了造血细胞生成，施维乃兹讲了垂体疾病对视野的影响，秦佐八郎讲了化学疗法。伍连德讲述了从东北三省肺鼠疫灾难中吸取的教训，为此他成立了公共卫生队来防控鼠疫。此外，还有外科手术、病例展示、以及临床科室的讨论会。

学生对开业式的描述更好地体现了开业仪式的影响：

"第三学年一开始，我们有幸目睹了学院的盛大开业典礼。能够近距离地接触来自世界各地的众多伟大科学家，他们给我们带来的启发和鼓舞，真是永生难忘。当回顾这难得的机会时，我们觉得自己很幸运，可以在这样的氛围中开始学习"[8]。

参 考 书 目

1. Mary E Ferguson, China Medical Board and Peking Union Medical College, p 44.

2. Raymond B Fosdick, The Story of The Rockefeller Foundation, p 106.

3. F. G. Peabody, Francis Weld Peabody, 1881–1927, p 53.

4. Peking Union Medical College, Addresses and Papers, Dedication Ceremonies and Medical conference, p 57.

5. 同上, p 63.

6. 同上, p 64.

7. 同上, p 142.

8. Peking Union Medical College, The Unison, vol. Ⅱ (1927): p 82.

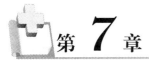

第 7 章

黄金年代：1921～1931

1921～1931 年可称作北京协和医学院的"黄金十年"。按韦尔奇和西蒙·福勒克斯纳的标准，教员与学生皆为一时之选。医疗服务水平同样很高。特别是在有关中国的医疗卫生问题上，北京协和医学院研究成果的数量及水平无可匹敌。纽约方面的资金支持源源不断；北京和纽约之间充分信任，竭力满足对方的要求。协和逐渐成为当时亚洲首屈一指的医学中心，较之欧洲、北美其他知名医学中心也毫不逊色。

当时中国正饱受内忧外患，既有间断发生在北京城内外的军阀混战，也有四处流窜、横行肆虐的土匪强盗。协和犹如一个自给自足、独立于硝烟与纷扰之外的孤岛，专心于科学及教育事业的进步。民族主义运动日益高涨，其他学校的学生纷纷卷入政治运动。由于运输频繁中断，导致人员出行以及物资供应日益困难。

1927 年蒋介石北伐之后，各外国传教团体纷纷将人员撤至印度、锡兰、朝鲜等地。虽然整个 1920 年代中国社会一直处在各种各样的骚乱中，但协和并没有受到太大的影响。对美国的教员而言，战争只不过增加了他们经历的冒险色彩。

停办医预科

1925 年 9 月，北京协和医学院从广州岭南学堂招生。这是第一批在其他学校完成医学预科教育后进入协和的学生，也标志着与其他学校在医学预科方面的长期合作取得了初步回报。正式宣布协和医预科停办的日期是 1925 年 6 月。该校共计培养了 205 名学生，其中 100 人进入协和继续学习。

医学预科学校最后一任校长奥拉·赛弗灵浩斯（Aura E. Severinghaus）回顾了自己在北京的 5 年历程，着重提到这些学生的能力：

　　"他们真的很棒……学生整体上都很强……同学之间的成绩几乎不分伯仲。"①

学术上，赛弗灵浩斯作为细胞学家，与福斯特（Ernest CarrolFaust）和亨利·米兰尼（Henry E. Meleney）共同致力于有关日本血吸虫生殖周期的研究。他于 1925 年回到美国哥伦比亚大学内科与外科医师学院（Columbia University College of Physicians and Surgeons），在解剖学系任职。

1942 年，赛弗灵浩斯被任命为该学院助理院长，协助院长威拉德·拉泊莱（Willard Rappleye），负责内科与外科医师学院的录取、管理和教育工作。同时，他还主持两项关于医学预科教育的全国性的研究。该研究结论成为日后促使美国加强医学预科教育的决定因素。

医预科教育及入学

1925 年夏天医预科学校停办之后，化学系老师威尔逊（Stanley Wilson）和中文老师马鉴调往燕京大学任教。医预科学校的大部分教学设备毫无保留地送给了燕京大学。很快，燕京大学成为了医预学生眼中的香饽饽：北京协和医学院录取的学生中，大约 2/3 出自该校。很多人发现，协和偏爱从燕京大学毕业生中录取新生，这引起了校方长期的关注：他们认为生源应该来自更多的、不同的学校。但协和仍就把医学预科教育固定在燕京大学。

协和医预科停办了。北京协和医学院要求进入协和学习的学生要先接受三年的大学教育，而常规大学课程比特别设立的"特殊医预教育"课程更受青睐。协和年度通报中有一个清单，列出了部分中国机构，并指出这些机构的教师具有足够水平教授医学预科课程。在 1920 年至 1930 年的年度通报中列出了 11 个这样的机构。

---

①　原注：奥拉·赛弗灵浩斯（Aura E. Severinghaus），1969 年，私人信件。

医学预科所要求的生物、化学、数学，与美国一流的医学院保持一致。但是协和的医学预科更强调物理，而且对中文和英文也有硬性要求（表1）。

表 1 北京协和医学院医学预科要求①

学生必须达到以下要求方能入学：

Ⅰ 6 年中学课程，包括：中国文学，6 年；英文，6 年；数学，含代数、几何、三角学，2 年；自然科学（生物，化学，或物理），1 年；中国及西方历史，各 2 年；②

以及

Ⅱ 受过大学教育，成绩和学历必须经招生委员会认可，所读课程应包括：

1 中文——相当于每周 5 学时，要求修 1 学年。

2 英文——每周 6 学时，要求修 1 学年。

3 除英文外，1 门现代语言——每周 5 学时，要求 1 学年。如果达到学分标准，该现代语言可由以下任意一组科目代替：

(1) 物理化学，高等数学

(2) 心理学，教育学

(3) 经济学，政治学或社会学

4 生物——每周 9 学时，要求修 1 学年（其中应含 6 小时的实验操作）。内容应涵盖无脊椎动物学及脊柱动物解剖。建议涵盖普通胚胎学。

5 化学——每周 9 学时，要求修 2 学年（其中应含 6 小时的实验操作）。内容比例上应满足普通化学占 1/2，分析化学占 1/4，有机化学占 1/4。

6 物理——每周 8 学时，要求修 1 学年（其中应含 4 小时的实验操作）。

招生委员会对所有申请者进行初步筛选，特别重视推荐信及成绩单等记录。委员会经常上门拜访提供医学预科教育的几所知名学校，对选拔标准进行开诚布公的谈论，以确保写推荐信的每位老师对申请者的评价是客观、可靠的。通过初步筛选的申请者将被邀请参加入学考试，考试地点设在北京、上海或其他指定地点。考试科目包括生物，化学，物

---

① 原注：引自北平协和医学院（译注：1928 年北京协和医学院曾改名为北平协和医学院，但为行文统一起见，本书仍称其为北京协和医学院）1929～1930 年度通报（北平 1929 年 7 月 1 日，p 34）[Peiping Union Medical College, Annual Announcement 1929～1930 (Peiping: July 1, 1929) p 34]。

② 原注：1 学年指 36 周。

理，中文，英文。只有在少数特殊情况下，不合格者才被允许复考。

课程

医学院的课程和美国少数先进的医学院相仿（附录 1 是 1929～30 学年的详细课程表）。课程强调实验室教学以及师生合作研究；课堂授课的时间很少。一些美国医学院坚持在入学后第二年才教授生理学；但协和医学院在第一年就着重讲解解剖和生物化学。在入学第一年，每星期固定有两小时的英语教学，同时还兼顾法语、德语或者科技中文。在课程设置方面，第二学年的中间一学期加入了一段选修期，在最后一学年加入三到四周的选修课。这样可以避免把所有课程全挤在一起。同时，课程设置强调公共卫生学，在第三年设置了四周的公共卫生见习；同时，将儿科纳入内科教学。一些美国的医学院在第三年先让学生接触门诊，第四年才让学生进病房；而在协和，学生首先在病房就接触到病人，到了最后一年才去门诊。正是考虑到在门诊学生和病人打交道时间短，需要学生有较高水平，因此先安排病房轮转再安排门诊学习。协和强调实际操作训练，这在 1921 年的内科三年级学生培养方案中有着很好的体现：早上 8 点到 9 点授课，9 点一直到正午安排学生在病房工作。下午 2 点学生进入临床实验室，为他们负责的病人进行血细胞计数、粪检和尿检。

毕业典礼

1924 年 6 月 28 日举行了第一届学生毕业典礼。当时，只有一位护理和三位临床学生毕业。协和成立了一个特别的委员会，由马鉴负责。在古代仪式和装束启发下，他为毕业生设计了中西合璧的独特造型：中式马褂加宽松的衬衫，配黑色木屐。马褂为朱红色，模仿古代中国学者的装束。每一边的衬里都有五片绿叶，象征四年的医学学习和一年的实习；另一个装饰是镶边的"藻"，在古代象征着神圣。

仿照周朝学术礼仪，学者佩戴黑色帽子，不加西方传统的帽穗；帽子形状为卵圆柱状，顶部为平整的长方形板，前后有窄窄的帽檐。只有一位护理毕业生——曾宪章，身着美式的白色护士服和帽子。

中国传统的礼仪服装没有学位披肩，但每位毕业生还是佩带了一条。学位披肩也是按照协和的校色——蓝色和白色，特别为典礼设计。

毕业生推荐刘书万为学生司仪，他手执一根特殊的乌木权杖。这个权杖也是仿照周朝传统——象征尊严和权威的——大圭。只不过周朝的圭是一块白玉，一端有一个"V"字形刻痕；而协和的圭（不是玉也没有刻痕）在一端有一个窄的金箍，上面刻着学生司仪的姓名。每年都会制作一个新的金箍，上面镌刻着当年的新一任学生司仪的名字。

教师代表是杰罗姆·韦伯斯特（Jerome P Webster），由雷斯力·赛弗灵浩斯（Leslie R. Severinghaus）陪同。

教育部总长张国淦代表北洋政府总统曹锟致辞。北京协和医学院的顾问委员会主席孙宝琦，代表该委员会其他七名著名的中国绅士，作了特别发言。

仪式上最重要的发言是顾维钧所做的"国际合作之重要性"。顾维钧是那个时代中国的风云人物，他早年在哥伦比亚大学取得博士学位，而后回国任外交总长。1941 到 1946 年任中国驻英国大使，二战后任驻美国大使。

毕业典礼十分隆重，精彩的仪式展现了北京协和医学院的理念：一个深深扎根于博大精深的中国文化的美国学院。

北京的生活

对于协和的教师及家属而言，在北京生活有其他地方无法得到的收获。每次迈出校园，都可能是一次新的艺术探险之旅。在学校半英里外，就有举世无双的宏伟宫殿——故宫，屋顶上的金瓦熠熠生辉。其他令人惊叹的景致也各具特色，或清新雅致，或超凡脱俗。坐火车向北行驶一小时就到达了长城，最顶端的长城有 40 英尺高，34 英尺宽，是每一位来北京的游客必游之地；在西边，有令人心仪的西山；在炎热的夏天，坐火车顺着北京-天津-奉天的铁路，一天时间就可以达到北戴河，很多家庭都在这里的海边租赁或者购置房屋，以消夏避暑。

每年都有一系列讲座，主题广泛。教员就自己感兴趣的领域进行讨论。比如，在 1921~22 学年，主题是威尔斯（H. G. Wells）的《历史大纲》（An Outline of History），生物学家派卡尔德（Charles Packard），作了题为"我们的世界从何而来"的讲座；而人类学家步达生（Davidson Black），作了题为"人类的起源"的讲座。

杰出的访问学者也应邀给教师和学生作一系列讲座。来自哥伦比亚大学的杰出的研究中国的学者孟农（他也是协和董事会的董事）于1922年来京，给学生作了一场气势恢宏的讲座，题为"中国需要什么"。他说：

> "当今的中国需要一代高素质的年轻领袖……他们最需要拥有的是当代科学知识……而科学知识使人民更健康，使经济状况得到改善，促使国民卫生发展……他们需要知道如何获得并且传播这些知识。"[1]
>
> (The great need of China today is a generation of young leaders of charactor…Above all they need to have a knowledge of modern science…science which will give their people better health, which will improve their economic conditions, which will develop their national wealth…They need to have a knowledge how to acquire and how to impart all this knowledge.)

在艺术方面，北平定期举办管风琴演奏。北平艺术研究院（Peking Institute of Fine Arts）也时常开交响乐音乐会。在节假日，北京合唱和交响乐团（Peking Choral Society and Orchestra）会表演清唱剧，例如弥赛亚（The Messiah）。合唱和交响乐团的首席指挥是奥拉·赛弗灵浩斯（Aura Severinghaus）。他组织了一个男声合唱团，在诸多场合表演，例如在协和礼堂（译注：现北京协和医学院东单三条礼堂）举行的孙中山先生葬礼上，他们演唱了逝者生前最喜爱的圣歌——"禾捆收回家"（Bring in the Sheaves）。

燕京大学女子剧团和北京美国学校的学生也时常表演话剧，此外也经常有电影和幻灯片上映。最受欢迎的娱乐形式就是协和教职员工的表演，其中包括富路德对街头小贩惟妙惟肖的模仿；还有奥拉·赛弗灵浩斯用他的男低音，诙谐幽默地表演"Democritus Twigg with Mr. Bones"。

外科主任邰乐尔（Adrian Taylor）在给他的导师霍尔斯特德（W. H. Halsted）的信中，描述了野外活动和打猎的经历：

> "山峦环绕，不用花太多时间，我们就置身于优美的乡野。上个月，我们几个人

去内蒙古打猎。我们兴致勃勃地攀爬崎岖的山坡，天天乐此不疲地追寻难猎的大角羊……新年假期我希望可以去山西南部的山林里猎寻野猪。蒙古之旅我们捕猎了尽可能多的松鸡，够我们吃好久的了。希望去山西期间也能尽情享受，即使打不到野猪也无伤大雅"。[2]

他对全新的生活方式谨慎地补充了一句："在北京的社交生活非常精彩，大家要认真地规划好自己的时间。"[3]

协和庆祝美国的节日，同时也欢度中国的节日；中国节庆放假包括二月的农历新年、六月的端午以及 1928 年后的双十节。感恩节还在使馆区的海军陆战队弥撒厅举行的特殊宗教仪式，还有美国公使举行的招待会。

在第一版的《协医年刊》年册（The Unison of 1924）[4]中，护理学生令瑞雅（Svea Lindberg）（译注：瑞典籍）描述了协和的圣诞节。照片中反映的就是这样一个白色圣诞节。节前一周，大家紧张地准备着；圣诞平安夜，令瑞雅女士走进病房，推开了一扇贴着红纸的门，上面的红色中文字表达着圣诞的愉悦之情；在病房内，她看见装饰着各种彩色电灯泡的圣诞树。每间病房都有一扇门被改成了供圣诞老人出入的壁炉。

下午三四点钟，在门诊部举办了儿童聚会，孩子们到了。他们"从厚厚的棉衣中伸出稚嫩的小手；小辫子上扎着鲜艳的丝带"。[5]背景中传来歌颂圣诞的合唱。圣诞老人突然从火炉里跳出，给每一个孩子发放礼物。

圣诞节早晨五点钟，护士们唱着圣歌从病房穿过。圣诞老人九点钟"再次出现"，给每张床上的病人以及医生护士发放礼物。当圣诞老人来到儿科病房时，他发现病房里满是玩具车、布娃娃和小猫小狗等玩具。

最初中国雇员也有一个圣诞聚会，但是到了 1924 年以后这个活动就不再举办了，因为每次要轰走雇员的亲朋好友和一些"蹭吃蹭喝"的人。

每个周日上午，在礼堂都举行宗教仪式，全年如此。还有无数的其他宗教聚会，如环球基督教青年会（译注：这是当时的中文译法）（International Christian Fellowship）和学生基督教青年会（Students' Christian Association）。圣经班和祷告会定期举行，学生和教师均可参加。协和官方也认可"世界祈祷周"（World Week of Prayer）。

生活在北京还有其他意想不到的优越之处：太太们可以把家务交给

非常好的中国佣人；如果谁需要，还有会说英文的首席管家（Number One Boy）。厨师的手艺绝对一流。每个员工在离开协和很久之后，仍然念念不忘北京菜的美味。女士们从家务中解放出来，可以参加很多社交活动，诸如驻京美国女子学院俱乐部、母亲俱乐部、红十字会以及中文协会等。许多女士都学习中文，或者加入慈善活动。

　　教员的医学组织有：实验生物和医学社北京分社。任细菌学-寄生虫学-病理学系主任的田百禄（Carl Ten Broeck）于1922年创建这一组织，并自任主席。生化学系的主任吴宪任副主席。派卡尔德（Charles Packard）任秘书财务长。教师医学社团（The Faculty Medical Society）和中华博医会北京分会两个学会一起每月定期举行会议。其中中国籍的教职工都属于中华医学会北京分会的会员。除此之外，还有跨系的和系内的杂志会交流活动。

学生生活

　　1920年学生会成立，它是医学生、医学预科生和护理学生的联合会，旨在"发展学生积极性和自我表达能力，鼓励学生同教师合作，加强学生间的友爱之情。"[6]学生会有各种活动，包括智力、社交、体育、卫生和出版活动等多个方面。他们出版了一本年册，名为《协医年刊》（The U-nison），这本册子也叫做《协和手册》。另一本出版物是与住院医师一同出版的《协和大众月刊》（the PUMC Monthly），是一本供非专业人士阅读的通俗性卫生教育杂志。

　　科龄曾在老协和医学堂组织学生成立了学生青年会（Student Christian Association）。协和医学堂被洛克菲勒基金会接管后，该协会保留下来，并与宗教和社会工作部一起，负责日常教堂事务和圣经课程。1921年申请救助金赈济饥荒难民，是他们早期的一个壮举。为了庆祝这一活动的成功，北洋政府总统徐世昌还专门为学院举办了一场盛大的纪念会。

　　学生也有戏剧、演说团和歌咏团。还有"杂志研究社"，由狄瑞德（Francis R Dieuaide）作顾问，培养学生科研写作和展示论文的能力。

　　体育活动以教师足球队、篮球队和网球队为代表；班级之间在体育方面也有竞争。协和的棒球队甚至可以和驻华北美军最强的队伍相抗衡。

女生也毫不示弱，在 1924 年的那期《协医年刊》[7]里有一张相片，是由临床和护理学校女生组成的篮球队。除此之外，所有学生都喜欢排球、体操和民族舞。

同一期《协医年刊》还报道了学生们紧张生活中轻松的一面。根据学生平时的非学术成绩，他们可以获得特设的"荣誉学位"：例如授予杨保安以 Ph. D.（Physical Director，即体育指导博士）；授予陈鸿达以 Ph. B.（Bachelor of Photography，摄影学学士）；授予康锡荣以 S. B.（Bachelor of Sleep，睡觉学士）；授予钟惠澜以 M. D.（Music Doctor，音乐博士）；以及给章和明（Hosmer Johnson）（译注：美国籍学生）颁发 D. D.（Doctor of Dancing，舞蹈博士）。

在 1918 年，两位预科学生 A. P. Chen 和 K. Ma 给协和雇员授课：

"给技师和工人讲解基本且实用的中文、英文及数学知识。同时，努力改变他们生活条件，纠正他们的迷信观念"[9]。

附上的插图里有一位中国农民，肩上是沉甸甸扁担，两头装满草在行走，而同时在认真看一本书。在《协医年刊》上有其他的图片，如学生外出去西山、划船、坐汽车出游以及骑驴子等。

但是总体而言，学生能享受这些课外生活的时间很少。学业仍是每天的主旋律，而且学业要求很重。预科要求也同样严苛；第一届六名学生中就有两名因为学习成绩不佳而退学。另一个班上 23 名学生只有 14 名顺利通过了这个阶段。能进入医学阶段的学生都是经过精挑细选的高材生。1921 年，麦可林在写给洛克菲勒基金会的考恩（Alfred Cohn）的信中提到：

"我们有七名三年级学生，毕宝德和我都觉得他们可以和美国医学院三年级生相媲美。他们可以不费力地用英语读、说和写，语言上没有障碍。他们在这所学院里接受了四年的教育。"[10]

由于缺少合适的宿舍，影响到女生的录取。直到 1923 年哲公楼旁的文海楼（Wenham Hall）作为女生宿舍投入使用，学校才开始招收女生。宿舍以伦敦会的代表赫伯特·文海（Herbert V Wenham）的名字来命名。

文海先生同时也是一位技艺精湛的外科医生，不幸在北京度过八个春秋
之后，于 1914 年因为肺炎去世。

住院医师

早期的协和最严重的问题就是缺乏合格的住院医师，甚至到了需要
从美国医学院招收的程度。正如麦可林写到："在中国少得可怜的住院医
生基本上派不上用场。"[11] 娄克斯（Harold Loucks）是西储医学院
（Western Reserve）的毕业生。1921 来到协和当助理住院医；一年之后转
到外科。从此之后，娄克斯在协和开始了他出色的学术生涯，直到 1951
年 1 月 20 日新中国政府将协和收归国有，他才离开。

1921 年，约翰·霍普金斯大学的毕业生海伦·文森特（Helen Vin-
cent），受聘担任妇产科助理住院医。同一年，三位山东大学齐鲁医学院
的毕业生也受聘来做实习医生。拉什医学院的毕业生鲁斯·福克斯
（Ruth Fox），在朋友葛莱格的推荐下来协和做了一年的住院医。

1924 年，协和第一届的毕业典礼以后，协和的毕业生才开始逐渐担
任医院的实习医生和住院医；当年的 30 名住院医中，有 23 名是中国人。

与日本的关系

1922 年 1 月，协和开始与南满医科大学（原南满医学院于 1922 年更
名为南满医科大学）的教授交换项目。当年，有三位来自奉天的教授九
保田（Kubota）、舜樱（Shuno）和山下（Yamashita）到访协和。第一位
去南满医学院交换的教授是去内科交换的杨怀德（查尔斯·杨）（Charles
Young），讲授黑热病。九野（Yas Kuno）是第一位从奉天来协和的交换
教授，后来在日本也成为知名的生理学家。九野原计划于 1922 年 5 月抵
达协和；然而由于奉天-天津-北京的铁路被土匪毁坏，计划不得不推迟。
战斗越打越大，以至于北京与主要海埠天津之间的交通也被中断。六十
位在交战中受伤的伤员被送往协和医院。

另一个和日本之间的友好之举是在 1923 年 9 月 1 日，日本关东发生
大地震，东京帝国大学医学院——这所首屈一指的医学研究中心也在地

震中遭到严重损坏。估计有二十万人在地震中死亡，经济损失估计达到10 亿美元。11 月 23 日，受洛克菲勒基金会的盛邀，8 位日本医学科学家从日本抵达协和，以便继续他们的研究，直到 1924 年春天才离开。

中国人担任校长

1928 年国民党政府日趋稳固，刘瑞恒离开外科到南京政府的卫生属就职。这对协和的发展是一件幸事，因为从此在政府高层有了友好和理解的声音。

1929 年，教育部颁布了规定，在中国注册的高等教育机构必须由中国人担任院校长，而且管理董事会大部分人员必须是中国人。因此，在1929 年夏，协和校董事会聘请刘瑞恒担任校长，顾临担任副校长。直到1938 年，这 9 年期间刘瑞恒其实都不在协和，但协和算是在表面上满足了国民政府的意愿：由中国人任校长。实际上，行政工作仍旧由美国人负责。

1929 年 4 月 10 日，经过协和校董事会换届之后，大部分董事换成了中国人，其中就包括刘瑞恒和胡适。这样就进一步符合了国民政府的要求。

福梅龄（Mary Ferguson）

福梅龄（Mary E Ferguson）于 1928 年到协和，受聘为注册登记人。协和从此多了一位有智慧、活力强，甘愿为协和奉献一生的人。福梅龄1897 年出生于南京。她的父亲福开森（John Calvin Ferguson）是一位卫理公会教派教育家，创立了金陵大学。同其他传教士的子女一起，福梅龄在上海珠渥丝小姐学校（Miss Jewel's School）（音译）接受了中学教育，而后到美国威尔斯利学院（Wellesley College）深造两年。1919 年她来到北京，此时，她父亲在政府作教育顾问。

福梅龄中文流利，聪颖过人，有良好的文学修养。这使她从 1928 年一直到 1941 年 12 月停校，始终是协和的一位中心人物。

日本占领期间她回到美国。1946 年，她从美国回到中国，1950 年又重新被召回纽约。直到 1951 年，协和国有化之后，福梅龄加入了亚洲基督教高等教育联合基金会（United Board for Christian Higher Education in Asia）。

她同娄克斯（Harold Loucks）一道，开始收集北京协和医学院和美国中华医学基金会的材料，并准备等到 1960 年从联合基金会退休之后就着手开始写作。后来娄克斯生病，她仍然坚持写作。1970 年初，这本题为《美国中华医学基金会和北京协和医学院》（China Medical Board and Peking Union Medical College）的书终于出版。①

医学院的教职员工总是说，校长办公室里有一位女士在负责整个机构的运转。这位女士就是福梅龄。对她而言，协和的过去与现在就是她的整个生命！

参　考　文　献

1. PUMC Weekly Calendar Supplement, 10 January 1922.
2. 邰乐尔致霍尔斯特德，1921 年 12 月 7 日，霍尔斯特德收藏，约翰·霍普金斯大学医学史研究所，马里兰州巴尔的摩.
3. 同上.
4. Peking Union Medical College, The Unison, vol. Ⅰ（1924）：pp 154-55.
5. 同上，p 154.
6. Peking Union Medical College, The Unison, vol. ⅠⅠ（1927）：p 108.
7. Peking Union Medical College, The Unison, vol. Ⅰ（1924）：p 116.
8. 同上，p 163.
9. 同上，p 111.
10. 麦可林致考恩，1921 年 10 月 5 日，考恩文集，纽约洛克菲勒大学档案馆.
11. 同上，1921 年 2 月 1 日.
12. Mary E. Ferguson, China Medical Board and Peking Union Medical College.

---

①　原注：福梅龄女士该书提供的材料以及她本人的睿智和指导，对本书写作的帮助是不可估量的。

附录一　北京协和医学院

1929~30 届课程安排*

第一学年课程安排

	周一	周二	周三	周四	周五	周六
第一学期	9~12：30 解剖学 2~5 第一和第二周 X光线学1 随后一周 解剖学	9~12：30 解剖学 2~5 第一和第二周 X光线学1 随后一周 解剖学	9~12：30 解剖学 2~5 第一和第二周 X光线学1	9~12：30 解剖学 2~5 第一和第二周 X光线学1 随后一周 解剖学	9~12：30 解剖学 2~5 第一和第二周 X光线学1 随后一周 解剖学	9~12：30 解剖学
第二学期	9~1 解剖学 2~5 生理学1	9~1 解剖学	9~1 解剖学 2~5 生理学1	9~1 解剖学	9~1 解剖学 2~5 生理学1 5~6 现代医学发展	
第三学期	9~1 生理学2 2~5 生物化学 1，2，3	9~1 生物化学 1，2，3	9~1 生理学2 2~5 生物化学 1，2，3	9~1 生物化学 1，2，3	9~1 生理学2 2~5 生物化学 1，2，3	9~12 生理学2

* 载录自北京协和医学院1929~30年度报告（北平：1929年7月1日）pp. 42-8

第二学年课程安排

	周一	周二	周三	周四	周五	周六
第一学期	9~1 病理学1 2~5 药理学1 5~6 临床病理 讨论会	9~1 病理学1	9~1 病理学1 2~5 药理学1		9~12 细菌学1 2~4 药理学1	9~12 细菌学1
第二学期	9~1 病理学1 5~6 临床病理 讨论会	9~1 病理学1 2~5 药理学2	9~1 病理学1 2~5 药理学2	9~11 药理学2	9~12 细菌学1 5~6 现代医学发展	9~10 内科学1 10~1 细菌学1
第三学期	9~1 内科学1 2~5 寄生虫学1 5~6 临床病理 讨论会	9~1 外科学1 2~5 寄生虫学1	9~1 内科学1 2~5 内科学1		9~1 内科学1 2~4 外科学2	9~1 外科学1

附录一（继续）

第三学年课程安排

		周一	周二	周三	周四	周五	周六
第一学期		9~10 外科学 3	9~10 内科学 2	9~10 外科学 3	9~10 内科学 2	9~10 外科学 3	9~12 内科学 2
		10~12 神经内科学 1	10~11 神经内科学 2	10~11 眼科学	12~1 儿科学 1	10~11 神经内科 2	12~1 妇产科 4
		12~1 外科学 5	*A 部分* 12~1 外科学 6 （骨科学） 神经内科学 3 （隔一周）		皮肤病学 （隔一周）	*B 部分* 12~1 内科学 2	
		2~4 外科学 4 *A 部分* 眼科学 1 *B 部分*	2~4 外科学 4 *B 部分* 眼科学 1 *A 部分*		2~4 外科学 4 *A 部分* 眼科学 1 *B 部分*	2~4 外科学 4 *B 部分* 眼科学 1 *A 部分*	
		5~6 临床病例讨论会					
第二学期		9~10 外科学 2	9~10 产科学 3	9~10 外科学 2	9~10 耳鼻喉科学 1	9~10 外科学 2	9~12 内科学 2
		10~11 妇产科学 1	10~12 内科学 2	10~11 妇科学	10~12 内科学 2	10~11 产科学 3	12~1 妇产科学 4
		11~12 神经内科学 2 *A 部分*	12~1 外科学 6 （骨科学） 神经内科学 3 （隔一周）		12~1 儿科学 1 皮肤病学 1 （隔一周）	11~12 神经内科学 2 *B 部分*	
		12~1 外科学 5				12~1 内科学 2	

第三学年课程安排

	周一	周二	周三	周四	周五	周六
	2~4	2~4		2~4	2~4	
	外科学 4	外科学 4		外科学 4	外科学 4	
	A 部分	B 部分		A 部分	B 部分	
	眼科 1	眼科 1		眼科学 1	眼科学 1	
	B 部分	A 部分		B 部分	A 部分	
	5~6				5~6	
	临床病例讨论会				现代医学发展	
第三	8~9	8~9	8~9	8~9	9~10	8~9
学期	卫生学 1	卫生学 1	卫生学 1	卫生学 1	产科学 3	卫生学 1
	9~10	12~1	9~10	12~1	10~12	10~11
	妇产科学 1	外科学 6	产科学 3	儿科学 1	内科学 2	妇产科学 4
	12~1	（骨科学）	10~11	皮肤病学 1	12~1	11~12
	外科学 5	神经内科学 3	内科学 2	（隔一周）	内科学 2	儿科学 1
		（隔一周）	（寄生虫病）		（临床）	
	5~6	2~5		2~5	2~3	
	临床病理讨论会	内科学 2		内科学 2	梅毒学 1	
		（寄生虫病）		（寄生虫病）	3~4	
					妇产科学 5	

第四学年课程安排
常规临床实践

所有四年级学生在本学年均要参加以下常规临床实践：

	周一	周二	周三	周四	周五	周六
12~1	外科临床	骨科和神经科临床（隔一周）		儿科和皮肤科临床（隔一周）	内科临床	妇产科临床
5~6	临床病理讨论会				现代医学发展 *	

* 只在第二学期开课

临床见习

班级按以下安排分成三部分开始临床见习：

	第一学期	第二学期	第三学期
I	9 月 9 日~9 月 28 日—公共卫生*（3 周） 9 月 30 日~11 月 30 日—内科**（9 周）	12 月 2 日~3 月 8 日—外科、妇产科***（13 周）	3 月 10 日~5 月 31 日—门诊（11 周）
II	9 月 9 日~12 月 7 日—外科、妇产科***（13 周）	12 月 9 日~3 月 1 日—门诊（11 周）	3 月 3 日~3 月 22 日—公共卫生*（3 周） 3 月 24 日~5 月 31 日—内科（9 周）
III	9 月 9 日~11 月 23 日—门诊（11 周）	11 月 25 日~2 月 1 日—内科**（9 周） 2 月 3 日~23 日—公共卫生*（3 周）	2 月 24 日~5 月 31 日—外科、妇产科***（13 周）

*75 学时。**内科：180 学时；神经内科：45 学时。***4 周在妇产科（100 学时）轮转；9 周在外科（225 学时）轮转

门诊见习按以下安排：

	周一	周二	周三	周四	周五	周六
10~12	儿科诊室	梅毒诊室		梅毒诊室	儿科诊室	
2~4	皮肤科诊室	神经内科诊室	皮肤科诊室		神经内科诊室	
4~5	中文	中文		中文		

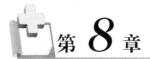

第 **8** 章

黄金年代：基础医学

解剖学

北京协和医学院最早聘用的专业教师是解剖学的艾德孟德·文森特·考德瑞（Edmund Vincent Cowdry）。他很受尊重，但在任期间不长。1918 年 9 月，他抵达北京。考德瑞是加拿大人，在芝加哥大学获得博士学位。在他来北京任职之前，一直在霍普金斯大学富兰克林·茂尔（Franklin P. Mall）的手下教授组织学。

值得注意的是，考德瑞于 1920 年发表了一份解剖学教学与中国解剖教育现状的研究报告。[1]通过亲自对 19 所医学院的访问，加上对另外 7 所医学院的调查，他准确地发现，除香港大学和位于奉天（沈阳）的南满医学堂之外，中国医学院教育质量普遍低下。8 所中国人资助的医学院分别为：陆军军医学校、海军医学堂、国立北京大学医学院以及另外 5 所省级教育机构。考德瑞认为这些学校的存在，足以证明中国人希望自己承担责任，靠自己的力量来满足医学需求，但他同时也对这些学校教学设施不足表示担忧。

考德瑞还对（外国）传教士们看不起中国医生的态度很反感。他举了一个例子，一位传教士医生说："和他们合作很困难，因为无论怎样他们都是一群异教徒。"[2]

考德瑞认为，中国医学教育落后的根本原因，是人们自古以来认为行医是不光彩的职业。另一个原因是中国人对疾病的态度。考德瑞描述为"冷漠和宿命论，（人们）相信得病是天意，是对他们所犯错误的惩罚"。[3]

在考德瑞访问的 19 所解剖实验室中，只有 4 所有足够的设备：香港大学、上海的震旦大学、奉天的南满医学堂、以及他自己所在协和的实验室。在他看来，所有医学院（暂且不说协和）教职人员都严重不足。考德瑞估算 26 所医学院仅有不超过 24 位全职解剖教师。

除了协和，图书馆资源同样极其匮乏。1919 年，美国中华医学基金会（CMB）拨款 65,000 美元给波士顿医学图书馆的助理图书馆员詹姆斯·巴乐德（James I. Ballard），并送他去欧洲为协和购书。良好的开端使图书资源迅速丰富起来。到 1921 年，协和阅览室内已有 22,000 卷，450 种期刊杂志。除此之外，还包括非常完善的中医药典和其他古老中医学著作。协和图书馆不仅成为远东地区首屈一指的图书馆，甚至优于众多美国医学院的图书馆。相比之下，中国其他的医学院由于图书资源匮乏，学生教育受到严重阻碍，遑论科研工作。

一位教会学校老师的话清楚地说明，由于教学资源匮乏，许多学校无法开展教学：

"我们不教组织学、胚胎学、或者比较解剖学，因为我们的（教育范畴）只在培养行医者。除此之外，我们学者的自身知识和之前的科学教育，均不足以让我们强调纯科学的教学。"[4]

尽管教师坚持用中文教学，然而许多外国老师不会说中文。他们的教学方式是先在黑板上画画，标出英文，中文翻译将这些草图的含义解释给学生。第二天早上再要求学生画出那些图例并写出相应英文。

由于尸体奇缺，26 所医学院仅 12 所开设人体解剖学。1 年半的时间内，考德瑞仅获得了 4 具尸体。从后门搬运第一具尸体时，技术人员和实验室助手被吓得落荒而逃；而且不管怎样地劝导，都不再回来。

在中国人投资的医学院校中，由于教师和尸体不足，讲课的时间比例非常高，在一所学校甚至达到了 100%。而在协和，只有 10% 的教学时间用于课堂教学；另外 90% 都花在教学实验室中。

在中国的三年时间里，考德瑞从教会医院搜集了一系列的胚胎标本，用于研究胚胎生长各阶段的器官发育。

考德瑞为创立中国第一个科学协会——中国解剖和人类学协会起到

重要作用。该组织于 1920 年 2 月 26 日在协和召开了第一次会议。

考德瑞于 1921 年末回到了纽约。直接原因是妻子患病，但实际上由于他自己选择的专业领域——细胞学在协和的机会太少，他感到非常烦恼。他成为洛克菲勒医学研究所下属的西蒙·福勒克斯那病理和细胞学系的成员。1928 年，他搬到了位于圣·路易斯（St Louis）的华盛顿大学担任细胞学教授；后来担任解剖学教授。

考德瑞的父亲——纳撒尼尔·考德瑞（Nathaniel H. Cowdry），虽没有接受过正式的生物医学教育，却对中医药典做出了重要贡献。老考德瑞在加拿大的生意很成功，退休后转行，在儿子位于巴尔的摩的实验室中研究药用植物。他在那里产生了对植物学的浓厚兴趣，决定与姐姐一道陪伴儿子前往协和研究中国植物。在协和期间，他们时常外出并收集了被称为"迄今可能是最完备的中国药用植物"。[5] 他们的研究获得了中国皇家亚洲协会的赞助，并发表了《来自北戴河的植物》（Plants From Peitaiho）[6] 一文。文章配有精美插图。老考德瑞去世时，考德瑞完成了父亲的遗愿，向协和药理系捐赠了这份收藏，并由他们继续补充、分类和编辑。

考德瑞在协和解剖系有一位同事，也是他在多伦多的同学——步达生（Davidson Black）。步达生师从英国著名人类学家艾洛特·斯密斯（G. Elliott Smith）以及杰出的神经解剖学家阿瑞恩斯·凯普尔斯（C. U. Ariens Kappers），后者是荷兰大脑中心研究所的所长（Central Dutch Institute of Brain Research）。考德瑞是一名杰出的组织学家；而步达生是位杰出的人类学家，他是发现"北京人"的重要人物，这一发现使他的盛名长久不坠。在描述他俩关系时，考德瑞这样说："步达生在人类学上雄心勃勃，几乎不用显微镜；而我大多数时间都在用显微镜观察一个个细胞。"[7] 考德瑞的专业是解剖学，而步达生的职务是神经学和胚胎学教授，这也是西蒙·福勒克斯纳最心仪的安排。用考德瑞的话说："他（福勒克斯纳）认为我们之间互不干扰非常重要。"[8] 步达生接受了北京的任职邀请。他认为自己可以借机到中国内陆和西藏进行科学探险，继续人类学的研究工作。

1919 年，他们抵达的那一天，中国人的办事效率令步达生和他的太太印象深刻。他们与考德瑞一家人碰面后，一同到位于协和住宅区的新住所。然而令人失望的是，那栋房子没有门，没有窗户框，也没有家具。

在与看房人交涉后，考德瑞和他的太太带着步达生夫妇以转转北京为由，成功地转移了一家人的注意力。当他们傍晚回来的时候，门和窗户已经安好了；屋里放好了各种家具；而且还有一位满面春风的"首席管家"——"一号男仆"（Number One Boy）为他们打开刚刚安好的大门，并向他们问好。

步达生早期有一个研究项目是与伊博恩（Bernard Emms Read）合作完成的。步达生在 1919 年 12 月 5 日的一封信中简短地写到：

> "在过去的一个月里，地下室里养了一只巨大的雌性骆驼。我们的生理化学家伊伯恩正在这只动物上进行氮代谢的研究，剩余的就交给我来完成。"[9]

伊博恩随后发表了一篇论文，题为"骆驼的尿液排泄"。[10]

当考德瑞于 1921 年冬天辞职后，步达生被任命为解剖学系的主任。很短的一段时间后，即 1921 年的 4 月，协和代理校长皮尔斯在给纽约的一封信中，提出了一个问题：解剖学系是否涉及太多人类学内容，而真正解剖学的内容却不够？但他对此没有继续深究。而此时，美国解剖学的发展趋势正逐渐偏离人类学而转向组织学。不过，皮尔斯也承认，协和解剖学系在科学研究上的进步比其他任何系都大。

1922 年初，多伦多的一个解剖学系向步达生发出邀请。但他回复说，至少还得再用两年时间才能完成手头的史前人类研究，对方只得收回邀请。步达生是一名非常敬业的科学家。他一般下午到达实验室，埋头苦干一直到深夜。而且，他非常固执，从不让其他人挪动他那些心爱的、研究用的头颅。

凯普尔斯是神经生物趋向性理论之父，其工作促进了比较神经生物学的研究。他于 1923 年到 1924 年担任解剖学系的客座教授。一年之后回到荷兰。他的一位学生，福顿（A. B. Drooglever Fortuyn）加入了解剖学系，担任神经解剖学和生物统计学的教学工作。福顿的研究是普通老鼠（*Mus musculus*）的遗传多样性。

戴特维勒（Samuel H. Detweiler）于 1920 年从耶鲁来到协和。他的研究包括视网膜、肢体移植以及脊髓。他在协和任职的三年里，继续着这些研究。1923 年，他离开了北京，前往哥伦比亚大学的内科与外科医师学院。在那儿，他在神经胚胎学和实验胚胎学相关领域的研究备受瞩目。

北京人

　　钙化物长久以来都是中药处方中最受欢迎的药物之一。这些原料来自于鹿角、东非的象牙，以及"独角兽"的角。而独角兽实际上是来自北冰洋的独角鲸。荷兰人在中国和日本当作"独角兽"来出售。

　　"龙牙"和"龙骨"也倍受尊崇。一个重要的来源是位于北京西面30英里的周口店的石灰岩峭壁的化石。外国人称那个地方为"周门口的大车店"。北京的每个药店内都陈列装有化石牙齿的罐子。对西方人类学家来说，这些罐子里的东西是寻找现代人祖先的信息来源。

　　周口店对于人类学研究的重要意义可以追溯到1901年。当时，瑞典的一位古生物学家哈白瑞尔（K. A. Haberer）从一个药店的罐子里找到了来自周口店的一个化石牙齿。两年之后，迈克斯·施劳瑟（Max Schlosser）发现它来自与现代人发源地紧邻的地方。但是直到10年之后，来自瑞典的地理学家——安特生（J. G. Anderssen）才科学地挖掘周口店地区。1921年，他打开了一个有着化石遗迹的裂隙岩洞。

　　这个发现开启了对于周口店的重要研究。该研究由步达生和中国地质调查所的主要参与者裴文中和杨钟健共同进行。步达生的实验室成为这些研究的基地。这不仅激发了研究人员，还激发了其他教职员工的热情。1927年10月16日，伯格·博兰（Birger Bohlen），一位瑞典古生物学家，在原址找到了一个磨牙。当晚，他就将其送到步达生的实验室。步达生对这颗牙齿的研究表明，它来自另外一个种属，很可能是广为人知的"北京人"。按照科学原则，他将其命名为"中国猿人北京属"（*Sinanthropus pekinensis*）。

　　1927年12月，步达生前往美国和欧洲休假。他将北京人的棕色牙齿装在背心口袋中作为展示品。当他1928年秋天回到北京时，决定离职3年，用全部精力研究"北京人"。

　　为了配合人类学的研究，1929年夏天，在洛克菲勒基金会的支持下，中国地质调查所建立了新生纪研究实验室。为了保护周口店遗址并将其用于科学研究，他们将其买下。这里吸引了不少国际知名的科学家，如：

艾洛特·斯密斯（步达生在伦敦时曾师从于他）、泰哈德·查定（Teilhard de Chardin）以及巴黎的艾比·布鲁尔（Abbe Breuil）。

1929 年 12 月 1 日，裴文中在周口店发现了一个中国猿人近乎完整的带有下颌的头盖骨。他把它小心地包裹好后，放到自行车的车筐中，然后沿着 30 英里的土路飞快地朝协和步达生的实验室飞驰而去。

最终，共发现多达 40 个独立的标本。步达生对头盖骨的研究显示：毫无疑问，北京人的头颅和现代人的头颅非常相似。

他们还找到了石头做的工具和武器，以及那些估计是被北京人杀死和食用的大型动物的骨头。那些骨头是由人手折断的，因而很显然：北京人是猎手，而且以肉食为生。北京人知道使用火，懂得利用燧石和石英制作工具。在 50 万年前，他们周围的动物世界里包括巨大的牡鹿、野猪和剑齿虎。

但是，步达生却注定无缘长久享受盛名。1933 年，他遭受第一次心梗的打击。心电图提示他有严重的心肌疾病，但他却坚持在晚上工作。1934 年 3 月 15 日，守夜人在长椅边发现了他的尸体。人类学家及探险家罗伊·查普曼·安德鲁斯（Roy Chapman Andrews）如此评价步达生："北京人及其岩洞的发现是整个人类进化史研究中最浓墨重彩的一笔……这一巨大的功劳要归功于去世的步达生先生对科学的敏锐和激情。"[11]

1935 年，在征得中国地质调查所同意后，洛克菲勒基金会邀请卓越的德国解剖及人类学家魏敦瑞（Franz Weidenreich）接任步达生，作为新生纪研究实验室的名誉主任，继续这些研究。然而，随着 1941 年战争的到来，魏敦瑞移居纽约，在美国自然历史博物馆工作，并将北京人的研究、草图及图片整箱地带走了。

北京人的珍贵化石也是第二次世界大战的受害者。这一损失可能是当代人类学最大的一次灾难。虽然疑云重重，但现有资料可以证明，按照地理研究所的指示，1941 年 12 月 6 日，协和的实验室将头盖骨和其他标本转交给美国海军陆战队，以便安全地转移到美国。然而，在第二次世界大战动荡不安的环境下，离开北京后装有那些标本的箱子就消失了。

对那些标本最后的命运有着许多猜测。日本人类学家来到北京后，费尽全力地寻找，但最终一无所获。他们认为是美国人将其藏了起来。由于美国和日本军队不知道装在箱子里"一袋袋骨头"的价值，头盖骨和其他北京人的标本也可能早已毁在了日本人的炮火之中，或者被扔进秦皇岛港口的海水中；箱子本该从那儿装船离开北京到美国。最具讽刺意味的结局也许是：它们最终还是作为"龙骨"回到了药店的罐子中。

生理化学

1924 年 7 月 1 日，新成立的生理化学系聘用吴宪为副教授及系主任。他是在协和担任系主任职务的第一位中国人。① 吴宪是一名睿智的学者和优秀的老师，但有些傲气和超然。早期的学生对协和中国教授的评价在他身上得以体现：中国教授比外国教授要求更苛刻，但对学生的利益却不太关心。1910 年，吴宪在家乡福建通过了庚子赔款赴美留学项目的省级初试；他和其他几千个候选人一起有资格前往北京，参加终试。吴宪是 160 名成功通过考试的学生之一，并于 1911 年的秋天被麻省理工学院（MIT）录取。

起初，看到中国海军悲惨现状，吴宪的爱国热情促使他学习海军建筑学。但是，他很快转向自然科学，主修化学，辅修生物学。1917 年的秋天，作为生物化学专业的研究生，他转到哈佛医学院师从奥妥·佛林（Otto Folin），他们一起研究出了经典的血液分析佛林-吴（Folin-Wu）法：这种方法能从 10ml 的血液样本制备出不含蛋白质的血液过滤物，这样几乎所有血液的重要成分都能被测定。佛林-吴（Folin-Wu）法很快被临床和研究实验室广泛接受。1919 年，吴宪在他的博士论文"血液分析系统，尿酸的特殊参考价值"中予以详细阐明。[12]

洛克菲勒医学研究所的凡斯莱克（Donald Van Slyke），是当时生物化学的领军人物。1922 年的秋天，作为客座教授来到协和。在 1970 年 3 月与作者的一次交谈中，他回忆到："在北京的 3 个月里，我完成了在其他实验室甚至包括洛克菲勒医学研究所 1 年时间才能完成的实验。"② 凡斯莱克所说的实验被他的学生及后来的同事海司汀斯（A. Baird Hastings）称之为"协和历史上最重要的科学研究，同时也是生物化学历史上里程

① 原注：协和最初的生理、药学、生化为一个系。
② 原注：凡斯莱克，1970 年，私人信件。

碑式的研究之一"。①

从 1922 年初，吴宪在纽约与凡斯莱克一起工作了 4 个月。当他回到北京后，培训了优秀技术员进一步完善凡斯莱克的技术。

从西雅图到横滨的路上，凡斯莱克已经研究出实验方法，并且预测了在北京进行的实验结果。当他和他的太太到达北京饭店后不久，凡斯莱克在酒店信签纸上写了一封信给海司汀斯；详细描述了他提出的实验和预期结果。再一次，用海司汀斯的话说："除了写下实验最终的数学结果，他做了所有的事情。"②

在日本待了 2 周以后，凡斯莱克到奉天，按照 CMB 的请求，他接受邀请，给南满医学堂的教师做了讲座。早上 7 点他们下了火车，令凡斯莱克惊喜的是，来自医学堂的教授代表团都穿着条纹裤和下摆裁成圆角的礼服外套，手里拿着高帽放在胸前，按照日本传统礼仪，深深地向他鞠躬致敬。

凡斯莱克准备讲他当时对糖尿病酸中毒的研究。在离开火车站之前，久野（YasKuno）曾经在剑桥学习，也是代表团中唯一可以流利说英文的人，要求凡斯莱克说说演讲大致内容。凡斯莱克给了他一个长约 5 分钟长的简介。之后，当凡斯莱克演讲完，久野将刚才演讲的内容概括为 5 分钟的内容，用日语向听众转述。当凡斯莱克身边的翻译给他翻译之后，凡斯莱克意识到久野是将他在火车站给他的摘要翻译成日语，说给听众。

48 年后，凡斯莱克回忆到，当他开始在协和工作的时候，"每个准备都很充分，每个实验都成功了"。③ 他将成功部分地归因于 3 位极为优秀的中国技术员的辅助，他们都是由吴宪培养的。研究用的血液取自"一只蒙古小马"的颈静脉。麦可林在数月之前买了这只小马，他喜欢的周日早上的活动就是骑马。④ 凡斯莱克、吴宪和麦可林的实验显示，Donnan 平衡适用于血液中红细胞和血浆电解质的分布，因而物理化学法则能解释这种分布中氧气和二氧化碳的作用。

---

① 原注：海司汀斯，1970 年，私人信件。
② 原注：同上。
③ 原注：凡斯莱克，1970 年，私人信件。
④ 原注：麦可林 1967 年，私人信件。

当凡斯莱克回到纽约后，即开始了他具有划时代意义的研究——用化学方法测量肾炎中的代谢、生物化学和尿液变化；这些研究使他更负盛名。1971 年，他去世时，"万（Van）"（他的同事总是这样称呼他），被赞誉为美国医学史上最伟大的生物化学家。而他在北京度过的那硕果累累的 3 个月，始终在他心里有着特殊的位置。

1923 年，严彩韵曾师从亨利·谢尔曼（Henry C. Sherman）在哥伦比亚大学研究营养学，被系里任命为助理。第二年，她与吴宪喜结连理。

1925 年初，吴宪再次前往纽约和凡斯莱克以及海司汀斯一起研究蛋白变性。凡斯莱克借此向西蒙·福勒克斯纳提议，让海司汀斯前往协和作为吴宪在美国的交换。然而，福勒克斯纳并没有采纳，坚持认为客座教授应该留给比海司汀斯做出更大科学贡献的其他资深学者。

1930 年到 1931 年，海司汀斯当时已成为一名生物化学教授，并和麦可林在芝加哥共事。他接受了担任协和客座教授的邀请。40 年后，他详细并动情地回忆起在协和度过的那几个月时光。他把之称为"中国殿堂里的洛克菲勒医学研究所……还有一所医学院，那是中国宫殿里的西方医学"。① 在代谢研究的机会方面，仅有洛克菲勒医学研究所能在以下几个方面可以与协和媲美：病房距离研究室近，卓越的实验室，优秀的中国技术员。医院里干净、舒适的病房对受试病人有特殊的吸引力。他们宁愿在医院待上几个月，而不愿回到他们脏乱的住所。

海司汀斯充分利用这些独一无二的机会。他将时间分配给医学和生物化学，并因此完成了肾病中体液和电解质的紊乱的临床研究，以及蛋白质营养不良性水肿的项目。在实验室里，他继续研究氯和二氧化碳的交换。这项工作为他赢得了国际声誉。

除了科学上的机会和北京的美丽风景外，对海司汀斯和其他客座教授而言，这儿还有着额外的诱惑；用他的话说："你能像国王一样生活！"②

1935 年，海司汀斯从芝加哥搬到哈佛，获得哈佛生物化学"汉密尔顿·库教授"（Hamilton Kuhn Professor）的称号。通过协和委派优秀毕业

---

①　原注：海司汀斯，1970 年，私人信件。
②　原注：同上。

生去他那里工作，他得以与协和保持密切联系。

生理系

1920 年，生理系聘用的第一人是克鲁克山克（Ernest W. H. Cruickshank），职位是副教授。作为苏格兰的克鲁克山克医学世家的成员之一，1911 年开始，他以伦敦大学学院生理学院卡内基研究员的身份，开始接受研究生培训，一直到 1915 年。

克鲁克山克研究了迷走神经在心肌纤维的分布和功能。在协和，他的研究方向变为碱中毒和手足抽搐。他是一个乏味的人，与其他员工不合群。富路德觉得他"孤独却招人喜欢"。[①] 他于 1925 年离开了协和。

而此时，人们的注意力转向一位富有才华、来自厦门的中国人——林可胜。当时，林可胜在杰出的爱丁堡生理学家爱德华·沙裴-沙佛尔（Edward A. Sharpey-Schafer）的实验室工作。林可胜于 1897 年出生在新加坡，是著名医生林文庆的儿子。他早年移居苏格兰，曾在第一次世界大战中加入印度军队进行战斗。随后，和其他寻求在医学领域工作的英国殖民者一样，他进入了爱丁堡的医学院学习。毕业之后，他给医学生教授生理课。许多学生都是满脑子战争的冷酷无情的老兵。有一次，这些老兵觉得他要求过于苛刻，将他倒挂在楼梯间里。[②] 他与沙裴-沙佛尔一起工作了四年。这时，他被推荐前往协和任职。

一些保守的协和教员认为，林可胜仅 27 岁，太年轻，不知道是否能胜任高级职位。因此，在芝加哥大学的卡尔森 ［Anton Juilius（"Ajax"）Carlson］ 的严厉监督下，他有一年的试用期。林可胜是少数几个掌握巴甫洛夫（Pavlov）发明的一项高难度技术的研究者之一。这个技术用来配备胃囊，研究影响胃液分泌的因素。在芝加哥，他和卡尔森以及安德鲁·艾威（Andrew Ivy）继续该研究。这两个人都专攻消化道生理的研究。在这一年快结束的时候，卡尔森向 CMB 报告说：无论在西方还是中国，林可胜绝对有资格胜任任何一所医学院的高级职位。

---

① 原注：富路德，1972 年，私人信件。

② 原注：约翰·B·德·桑德斯（John B de C. Saunders），1972 年，私人信件。

因此，1924 年，随着"鲍比林"（译注：即林可胜。）的到来，协和的生理学系引起巨大反响。他个子不高，富有魅力，充满活力和热情。他带来了他的太太，即沙裴-沙佛尔的女儿。他的英语比中文要熟练得多，有很重的苏格兰口音。他的一位同事这样评价："如果你闭上眼睛，你会认为在和一位苏格兰人交谈，而不是中国人。"① 尽管有着苏格兰的背景，但林可胜以极大的热情致力于创造一个自由民主的中国。学生非常崇拜他；当他们怀念在协和的时光时，首先想到的就是"鲍比林"。在学生的记忆中。他是一位优秀的教师，只有一个缺点——他的苏格兰口音："我们习惯美式英语，而不是苏格兰英语！"②

在协和，林可胜继续研究影响胃液分泌的因素，并将研究范围扩大到研究血液成分和胃液的关系上。他和解剖系的马文昭一起合作，进行了胃液分泌相关的高尔基体变化的细胞学研究。

尽管林可胜从事重要的研究和教学工作，但这些绝不是他唯一的事业。他是医学院总体发展的主要推进者。他将自己的才智和魅力挥洒在多个领域。1926 年 2 月 27 日，在他的领导下中国生理学学会成立了，并由他担任第一任主席。伊博恩是财务官。吴宪和香港大学的尔勒（H. G. Earle）担任负责人。后来，尔勒成为上海雷士德医学研究所所长。

林可胜心灵手巧，还是一名杰出的篆刻家和艺术家。当 1927 年上海事件发生时，他充分发挥了这些才能。当时传言上海英国租界的领事下令给锡克教卫兵，声称一旦中国人骚扰，就"格杀勿论"！林可胜的爱国热情被激发了。一天，他和一名叫做卢致德的医学生一起，将生理实验室的门锁上，百叶窗关上。短短几个小时内，他就挥毫画了很多海报，然后和卢致德在半夜将其贴到北京的大街小巷。"格杀勿论"的巨大字符下画着一个身着英国殖民军团军装的锡克教卫兵向一名赤贫的中国人开枪，中国人惨死在军人的脚下。③

---

① 原注：王世春，1971 年，私人信件。
② 原注：余道贞，1971 年，私人信件。
③ 原注：卢致德，1969 年，私人信件。

药学系

伦敦会最后决定出售协和医学堂时，提出了一项特殊要求：要继续保留化学家伊博恩·瑞德的职位。伊博恩于 1908 年从伦敦药理学院（London College of Pharmacy）毕业，是一名虔诚的基督教徒。毕业一年之后，科龄招募伊博恩在协和医学堂担任化学和生物学的讲师。作为药理化学家，伊博恩希望留在中国，研究数量庞大的中国草药。CMB（特别是福勒克斯纳）对伊博恩在新学校中的资格持有保留态度。为了考验也是锻炼他，CMB 给伊博恩一个进修机会，要求他与约翰·霍普金斯大学的生理化学教授同时也是无神论者沃尔特·琼斯（Walter Jones）呆一段时间。琼斯与著名的不可知论者罗伯特·英格薮（Robert Ingersoll）进行辩论，使自己的声誉受损。琼斯承认如果他在辩论中失败，他也将失去自己的灵魂。①

伊博恩搬到耶鲁的安德希尔（E. P. Underhill）的实验室后，他更加适应那里的宗教氛围。在那儿，他获得了药理学的硕士学位。由于他在霍普金斯和耶鲁的表现都令人满意，同时由于 CMB 希望与伦敦会保持良好的关系，伊博恩在 1922 年再次获得资助。他回到安德希尔的实验室，对当时治疗麻风病的唯一制剂——即大风子代谢效应进行研究，也因此获得博士学位。

在协和实验室，陈克恢和卡尔·施密德（Carl F. Schmidt）将麻黄素引入了西方医学。该研究是最重要的案例，证明高效、广泛应用的药学制剂可以从本土资源中分离并合成。而这一傲人成绩的取得，来自于一个合作的研究团队：来自中国上海的陈克恢和来自美国宾州的荷兰人施密德。

陈克恢 1898 年出生在上海，获得了庚子赔款奖学金以及到威斯康辛大学学习药理学的机会。他的兴趣慢慢转到生物学的研究。在获得药理学学位之后，他到生理学系继续研究生学习，师从沃尔特·米克（Walter Meek）。1923 年获得了博士学位，主要研究肌肉自溶。

---

① 原注：凯瑟琳·瑞德（Katherine E. Read），1971 年，私人信件。

由于母亲生病，陈克恢回到了中国，并且在协和药理-生理-生化学系担任资深助理。在这里，他加入了施密德的小组。施密德于 1918 年毕业于宾夕法尼亚大学的医学系。施密德结束实习后，与药理学系的主任艾尔弗雷德·牛顿·理查德斯（Alfred Newton Richards）一起工作，从事肾上腺素对青蛙肾小球血液循环的影响的经典研究。在理查德斯的建议下，施密德于 1922 年接受邀请，前往协和担任副教授，从事药物动力学的教学工作。

协和麻黄素的故事要从在上海照顾陈克恢的家人的中草药师说起。一个周末，陈克恢让草药师列出中药处方中 10 种最具毒性的成分；写在第一位的就是麻黄——一种黄色的止血剂——当时用于治疗哮喘。

当陈克恢回到北京后，他在协和附近的一个草药铺买了一些麻黄，然后将其注射到施密德为医学生实验训练准备的一只狗的体内。记波器上动物心率陡然升高，血压也相应升高；这与通常情况下，外来物质的进入一般会使反应变缓形成鲜明对比。于是陈克恢和施密德进行了经典的实验研究，阐明了麻黄素的心血管效应。研究证明它的作用与肾上腺素相似，它的口服药理效用具有实用性。很快，麻黄素成为美国和欧洲的医生常备的重要药物之一。

1924 年，当伟大的印度诗人和哲学家泰戈尔访问中国的时候，他强调坚持传统医学，拒斥西方现代医学的重要性。为表现印度人对传统医学坚定不移的忠诚，泰戈尔对麻黄素的研究尤其感兴趣，并和陈克恢进行了一次长谈，以进一步了解研究的细节。[①] 泰戈尔希望在印度的药材中也能找出一种与麻黄素同样重要的药物，用来支持他对传统草药的信念。

施密德拒绝了胡恒德让他担任药理学主任的邀请，于 1924 年 6 月回到了宾夕法尼亚大学。他的研究兴趣转移到呼吸生理和药理上，并于1939 年接替理查德斯，担任宾夕法尼亚大学药理系的主任，直到 1959 年退休。

施密德离开协和之后，陈克恢发现药理系的科学氛围不再像以前一样具有吸引力。1925 年，陈克恢作为三年级医学生回到约翰·霍普金斯大学学习。他于 1927 年获得了医学博士学位。从 1929 年起直至退休，陈

---

① 原注：陈克恢，1971 年，私人信件。

克恢一直担任礼来公司药理研究主任和印第安纳大学医学中心的药理学教授。

　　曾担任过药理学系客座教授的哈恩特（Reid Hunt）是哈佛大学的药理系教授。1923 年，他带着对这所医学院无限的赞美离开了北京。在他对洛克菲勒基金会的报告中，他谈到了所有教师和学生的出色的合作精神：

　　　"我从来没有见过一所院校能如此高效地运转……我不知道美国有哪个学校能提供给研究者这么好的机会……我认为我从未见过比北京协和医学院更具价值的机构，或与协和具有同样的价值；也没有看到一所学院如此前途灿烂，其投入产生出丰厚的回报。"[13]

　　哈恩特特别提到了协和的福斯特（Ernest Carroll Faust）和亨利·米兰尼（Henry E. Meleny）对血吸虫病的研究，以及杨怀德对黑热病的研究。

细菌学-寄生虫学-病理学

　　田百禄（Carl Ten Broeck）于 1913 年毕业于哈佛医学院。1920 年来到北京，担任系主任。该系由细菌学、寄生虫学、病理学三个学科合并组成一个系。他从担任迪欧巴德·史密斯（Theobald Smith）的主要助手开始了自己科研生涯。洛克菲勒医学研究所新成立了动物病理系。史密斯是从事动物疾病病理研究的领军人物。该动物病理系于 1914 年 7 月 1 日在普林斯顿成立。

　　来自乌普萨拉的瑞典人鲍尔（Johannes H. Bauer）是田百禄的助手。他最早接受的培训是如何当一名牧师，之后的经历包括在莫斯科帝国大学学习，在符拉迪沃斯托克的美国红十字抗斑疹伤寒列车上担任过一年的主治医师。①

　　外科病房里一位病人骶部褥疮上盖着的毛毡吸引了田百禄和鲍尔的

---

　　① 原注：鲍尔是一个怪异的人，比如他说俄语、汉语、法语、西班牙语，但拒绝说自己的母语瑞典语。

注意，他们开始研究破伤风。那块毛毡被粪便严重污染。培养结果提示有破伤风孢子。在检索了已发表的文献后，他们发现只有两例报告称在人类粪便中含有破伤风孢子：一个是对意大利农民的研究，发现孢子的阳性率为5%；另一个研究对象是西部前线泥泞战壕里的英国军人，孢子阳性率是33%。田百禄和鲍尔从33%协和住院的病人的粪便中分离得到破伤风孢子，但是他们认为这个数据是偏低的，因为他们只检查了单个、花生米大小的标本。他们还发现破伤风孢子很可能在肠道中快速繁殖。这提出了一个有趣的问题：为什么没有更多的临床感染破伤风病例？田百禄猜测肠道里的破伤风孢子可能诱导体内产生一定的免疫力，也许将孢子人为植入肠道可能成为获得对该病免疫力的一种方法。

田百禄于1927年回到洛克菲勒医学研究所位于普林斯顿的实验室。两年之后，他接替迪欧巴德·史密斯成为动物和植物病理学系的主任，并一直任职到1947年，该实验室与洛克菲勒医学研究所整合到一起。

鲍尔加入洛克菲勒基金会的国际卫生部的实验室。在那儿，与皮克尔斯（E. G. Pickels）一起工作，他改善了超速离心驱动装置的稳定性。同时，还做了其他改进，使设备更适合做病毒研究。这些都是研发黄热病疫苗项目中的重要进展。

田百禄离开协和后，他的职位由林宗扬接替。林宗杨于1922年成为教员。他出生在马来西亚的槟城，在香港大学接受教育。因其对疫苗病毒培养的研究获得了约翰·霍普金斯大学公共卫生学院的博士学位。毕业之后，林宗杨来到协和。在北京，他继续自己的研究，并将研究扩展到系里的一个项目中。通过这个项目，他所在的病理学系为中国北方的医院和诊所提供免疫血清。

1921年，谢少文——辛瑟尔（Hans Zinsser）引以为傲的学生之一，加入该系。他研究的领域是感染免疫和免疫生化，以及北京斑疹伤寒的发病率。

自从孟森（Patrick Manson）于1866年来到中国后，中国就开始吸引寄生虫学和热带医学学生的注意力。导致寄生虫高感染率的因素主要有食物和水被人类粪便（粪肥）污染；进食生食，特别是鱼；以及不文明的个人习惯，特别是排便习惯的不卫生。

瞄准了这里现有的研究机会，一位年轻的寄生虫学家——福斯特

（Ernest Carroll Faust）成为最早申请协和教员职位的申请人之一。正如孟森对于英国科学发展之意义，福斯特主要通过他在北京所做的工作，成为美国寄生虫学的伟大先驱者。

福斯特在伊利诺斯大学俄尔巴尼（Urbana）分校开始了他的职业生涯。在那儿，他获得了博士学位，并于 1912 年到 1919 年教授寄生虫学。他申请到协和任职。接到申请后，洛克菲勒基金会主席文森特邀请他去纽约面试。福斯特对文森特表达了自己的兴趣以及在协和的发展机会。之后，他接受了例行的、为期两年的任命。福斯特博士及其夫人于 1919 年 12 月 8 日从旧金山乘船前往中国，这艘船挤满了在美国西部开发服劳役后返乡的中国苦力。①

1920 年，毕业于哥伦比亚大学医学院的米兰尼（Henry E. Meleney）加入了协和医学系。他对血吸虫病非常感兴趣。福斯特决定培养米兰尼成为一名寄生虫学家，结果他的表现也非常成功。随后，科赛尔（John F. Kessel）、马歇尔·赫尔褆格（Marshall Hertig）与阿瑟·赫尔褆格（Arthur Hertig）以及许雨阶参加寄生虫研究项目，使之成为医学院中最多产的研究项目。他们的研究证明，当时寄生虫病在中国造成了巨大的公共卫生问题。

福斯特和他的同事对中国北方、中原和南方地区的寄生虫病进行了一系列全面的研究。研究对象包括健康人和住院的病人，以及哺乳动物、鸟类、两栖动物、鱼类、软体动物和节肢动物。现在看来，这些研究以及众多报告堪称标志性的贡献，它们不仅仅增加了我们对中国疾病的认识，还丰富了寄生虫学的知识。

1926 年，福斯特总结了他们的调查和研究工作。他将疟疾、阿米巴虫病和黑热病列为最主要的原虫疾病；主要的肠道寄生虫疾病是日本血吸虫病、华支睾吸虫病、布氏姜片虫病、钩虫病以及丝虫病。

寄生虫病在协和非常常见。因此，协和做了个非常详细的地理分布图，医生常对新收的病人说："告诉我你来自中国的什么地方，我就能告诉你得了什么样的寄生虫病。"②

---

① 原注：福斯特（Ernest Carroll Faust），1971 年，私人信件。

② 原注：许雨阶 1970 年，私人信件。

血吸虫病

离开北京 50 年后，暮年福斯特回顾了他和米兰尼对日本血吸虫的研究，认为这是他最重要的科研贡献。1924 年，福斯特把收集到的所有研究结果汇集成册，把这本厚厚的专著交给了胡恒德。胡恒德"曾经是一名在中国安徽省芜湖行医的传教士。在中国开展了第一个对日本血吸虫的科学研究"。[14]在福斯特的序文中，他认为米兰尼是第一名确定血吸虫的软体动物宿主是湖北钉螺的科学家，进一步的研究发现钉螺实际上是中国广阔的长江流域血吸虫的中间宿主，而以日本寄生虫学家的名字命名的片山钉螺是沿海水域该病的传播媒介。血吸虫病在长江流域为害甚大，有一亿中国人遭受该病的威胁。

福斯特和米兰尼是第一个详细阐述中国的日本血吸虫形态学、生物学及生活史的科学家。他们通过实验让狗感染了血吸虫，在感染后的 29 天狗的粪便里就出现了虫卵。他们还首次报告了虫卵的准确大小。

幼虫和尾蚴的感染路径，即从皮肤到肺，是通过淋巴管实现的。而疾病的主要表现却是由于肝脏和消化道的受累引起的；但是从肺到腹腔脏器的感染路径却不明确。福斯特和米兰尼研究发现：当尾蚴到达肺后，它们会先进入肺静脉，然后进入动脉循环，最后定植在消化道的毛细血管和门静脉中。

病人的血液中含有高浓度的血清球蛋白，和黑热病一样高。由于后者主要是中国北方地区的一种疾病，而血吸虫病是中国中原地区的疾病，因而高浓度的球蛋白浓度不仅能用于两种疾病的筛查，也能用于临床诊断。

对于治疗，他们建议用酒石酸锑的钠盐或钾盐。他们注意到在该病的三种变异中，日本血吸虫的感染对酒石酸锑的耐药性最强，还经常合并毒性反应。

在日本，灭螺剂和其他方法能有效控制日本血吸虫；而在中国，福斯特和米兰尼认为这些相对先进的方法并不实用，因为疾病覆盖的范围太广。相反，他们推荐一个三管齐下、更加确切的解决办法：管理粪便的处理方式；避免在池塘和其他自然水域涉水；积极治疗确诊病例。

华支睾吸虫病

华支睾吸虫病的主要研究工作由福斯特和年轻的中国学者许雨阶共同完成。许雨阶毕业于爱丁堡大学医学系，他于 1925 年成为协和员工。华支睾吸虫病系由东方肝吸虫即华支睾吸虫（Cobbold）引起。由于其在狗、马、猫和其他哺乳动物中的高感染率，[15] 该病被认为是"中国最重要的吸虫感染"。人类感染几乎仅局限在中国南方的广东和汕头地区，在那里此病广泛流行。举个例子，第一次世界大战时，被囚禁在汉堡的中国南方水手的粪便中，50% 都含有华支睾吸虫的虫卵；几乎在同一时间，另一群中国人在旧金山被隔离期间，粪便中含虫卵的比率也高达 50%；这两群人都来自广州和汕头。另一方面，尽管中国北方接近三分之一的狗和猫都被感染，但是这些地区人类感染率却不足 1%。生吃鱼类是造成人类感染的关键因素。福斯特和许雨阶研究发现，实际上，中国南方几乎每一条淡水鱼都能作为次级宿主。在中国南方，人们爱吃生鱼，而这些鱼却被华支睾吸虫严重污染。华支睾吸虫通常来自农业经营性池塘，池塘使用人类粪肥来催肥。控制该病面临巨大的挑战。福斯特和许雨阶建议，最好的预防措施是避免吃生鱼。

布氏姜片虫病

布氏姜片虫是一种巨大的吸虫。分布在华中和长江流域以南的华南地区。上海以南的两个沿海省份：浙江和广东尤为常见。福斯特估计这些省份 5% 的人口都感染了该虫，但是只有少部分人出现了临床症状。虽然猪是最常见的宿主，但福斯特发现狗也是重要的宿主。巴勒（C. H. Barlow）和海农（Claude Henon）在福斯特的指导下，发现了布氏姜片虫的生命周期。① 虫从猪、人或者狗中排出，进入蜗牛，然后在多种水生植物上形成包囊，特别是在荸荠、菱角和茭白上。在人体内，寄生

---

① 原注：1921 年，巴勒有意使自己感染上布氏姜片虫病，1944 年，他在埃及开罗卫生部工作时又感染上血吸虫病。

虫通常吸附在十二指肠或者空肠的粘膜上，形成炎症、溃疡和脓肿。已基雷琐辛（crystoids）、四氯乙烯以及杂芪氧化物对这种感染及时有效。

黑热病

内脏利什曼病又称黑热病，是中国北方儿童和青少年的常见疾病，也是协和医院中最常见的疾病之一。黑热病现场研究组的负责人——杨怀德进行的一项研究表明，该病局限于长江以北的地区。福斯特推测该病有可能通过西北贸易路径传入中国[16]。70%的病例发生在 20 岁以下的年轻人中。

杨发现，对重度肿大的脾脏穿刺，取得的涂片和培养中即可得到具有临床意义的虫体；而对外周血做相同的培养处理，诊断意义不大。对常规诊断来说，脾穿刺的操作是有风险的，肿大淤血的脏器有出血的可能，更好的办法是用胸骨穿刺。

1925 年与 1926 年，与杨一起在现场研究组工作的是来自明尼苏达的姓赫尔褆格（Hertig）两兄弟——阿瑟（Arthur）和马歇尔（Marshal）。他们都是崭露头角的昆虫学家。一年以后阿瑟离开中国，回到美国在哈佛继续学医。后来，他选择病理学开始了自己的学术生涯。1952 年，被授予哈佛病理学"沙特克"（Shattuck）教授的称号。发育胚胎学的出色研究工作是他获此殊荣的原因之一。马歇尔一直没转行，坚持热带病的研究。最初在秘鲁利马国立卫生和公共卫生研究院工作；后来，到巴拿马高格斯（Gorgas）研究院的热带与预防医学研究所和实验室工作。

医学系的谢和平和吴宪发明了另外一种黑热病的诊断方法。他们发现，通过当时已有的沉降-絮凝实验，特别是雷式溶血实验，得到的急剧升高的血液球蛋白就可以作为诊断手段。疟疾、结核、血吸虫病和锥虫病也有阳性反应。除此之外，谢和平和吴宪还发现在活动期的黑热病病人体内，总血清蛋白含量显著升高。

在实验动物身上能够模拟人类疾病是重要的研究工具，特别在发病机制和治疗方案的研究中尤其重要。1924 年，杨和乔斯力恩·斯麦力（Jocelyn Smyly）证实了利什曼虫病在条纹仓鼠和大仓鼠体内均能繁殖。随后，米兰尼对仓鼠黑热病的组织病理学进行了一系列研究。他发现，最基本和特异的组织反应为：巨大的单核吞噬细胞的产生，常称为组织吞噬细胞、内皮白细胞或者巨噬细胞。

钱雅各（James R. Cash）于 1924 年成为病理系主任。他与同事胡正祥一起，在仓鼠皮肤和皮下组织的肉芽肿样斑点上发现了大量利杜体。他们提出，该病还能通过口腔和鼻腔的分泌物传播。

阿米巴病

1924 年，科赛尔和欧乐福·斯文森（Olof Swensson）对中国阿米巴病的发病率进行了调查。虽然阿米巴痢疾和肝脓肿在全国范围内都有报道，但是地区之间仍有差异，长江流域中段（特别是湖北武昌）的发病率高。福斯特发现人类组织对溶组织阿米巴原虫具有显著的耐受性。他发现尽管一所传教医院中的 50% 病人的粪便中都找到了溶组织阿米巴原虫，但是只有 15% 的病人有阿米巴痢疾。其他研究者所做的相似研究也表明，这些无症状的带菌者每天能排出 3500 万个寄生虫。处理该病还是困难的，因为 35% 的带菌者缺少临床症状，因此传播这些寄生虫也不受控制。

科赛尔和福斯特发现，在中国南方的热带和亚热带地区，急性痢疾或肝脓肿的比例相对更高，而北方病菌携带者的比例较高。同时，他们不无惊讶地发现，外国人中阿米巴病的发病率相对较高，他们的耐受性远逊于中国人。利用人体肠道内的阿米巴虫，科赛尔能使实验老鼠感染阿米巴，并且记述了其鲜明的特点。

协和的学生健康服务部负责人威尔那尔（Otto Wilner）和科赛尔在该服务部病人里做了临床研究。1925 年的结果显示，吐根碱能用于治疗急性病例，而钠碘酰喹啉硫酸盐（chiniofon）是治疗慢性感染和携带者最安全、最有效的药物。

钩虫病

钩虫病在中国的严重情况吸引了洛克菲勒基金会国际卫生委员会的注意，该基金会正在全球范围内研究钩虫病。1923 年和 1924 年，该基金会先后两次派出了中国钩虫病调查团。调查团团长是约翰·霍普金斯大学卫生和公共卫生学院的考尔特（William W. Cort）。他曾受该委员会之邀，在西印度群岛上研究过钩虫病。本次调查任务是该基金会和协和共同组织进行的。公共卫生系的兰安生（John B. Grant）是协和医学院的代表。研究报告于 1926 年发表。[17]

考尔特调查团发现，钩虫病在中国与印度一样都构成了巨大的健康问题。核心问题在于农村地区传统的囤粪施肥习俗所产生的污染。城市居民也收集排泄物，将其卖给农民。农民在城市的街道上肩挑扁担，扁担两头是敞口的粪桶，里面装满了粪便。之后，粪便和草、泥土混合晾干，或在湿性状态下储存到被称为"缸"的大罐子里。

钩虫病是中国中原和南方地区的主要疾病，而北方少见。尽管北京的大便检查发现标本中 28％含有这种寄生虫，但是临床疾病却很少发生，这得益于相对干燥的气候。该病最易发生在北纬 36 度及南纬 30 度之间的热带地区。

调查团发现，中国有成百上千的养蚕大军。这些成人和儿童的钩虫病发病率尤其高。粪肥是桑树的首要肥料，桑树的叶子用来喂蚕。在潮湿的季节，儿童和成人赤足采摘桑叶，而钩虫幼卵能很容易地穿过他们的皮肤。另一方面，钩虫对数百万在稻田中辛勤工作的农民却不构成威胁，尽管他们也暴露在粪肥中，但是稻田被施肥后，很快就被灌满水，而虫卵无法在水中的泥里发育。

虽然钩虫病在养蚕业是重灾区，但调查团面临的是几乎无法解决的问题。粪肥经济实惠、不可缺少，每年使用量超过两千四百万吨；它是中国农耕文化的必要组成部分，无法摒弃。考尔特的调查团，发现了钩虫病在中国的独特问题，同时督促给确诊病例提供充分的治疗。除此之外，调查团也想不出来更好的主意了。

疟疾和黑尿热病

1926 年，福斯特在报告里说，中国的中原和南方都发现疟疾病例，南至中国最南端，北至北京，东至东部沿海，西至四川省；在南方最为严重，越往北病情越轻。有些地方，90％~100％的人口都感染了疟原虫。

尽管黑尿热病——一种由恶性疟原虫感染引起的致死性疾病，在1926 年时还鲜为人知；但不久后，这种病在北京成为大问题，特别在吸鸦片的人中：高毒性的寄生虫通过注射鸦片的针尖在鸦片吸食者中传播。

来自协和的几位寄生虫研究的佼佼者，回到美国后仍然是热带病学的权威。1928 年 9 月，福斯特被任命为图兰（Tulane）大学热带医学系寄生虫组的组长及寄生虫学教授。他转而研究影响中美洲、南美洲和波多黎各的人类和动物的热带病。1937 年和克雷格（C. F. Craig）一起出版了《临床寄生虫学》[18]。1971 年该书第八次再版。

1927 年，米兰尼担任范德比尔特大学（Vanderbilt University）医学院预防医学和公共卫生学的副教授。1941 年，他去纽约大学，担任预防医学系主任。由于他早年在北京的工作，中国国民政府授予他景星勋章。

科赛尔在南加州大学（University of Southern California）细菌学和寄生虫学系做了 20 年的系主任，然后在加利福尼亚大学洛杉矶分校（UCLA）新成立的医学院中设立了热带寄生虫学的项目。

来自瑞士的何博礼（Reinhard J. C. Hoeppli）接替福斯特担任协和寄生虫系的系主任。内科医生出身的何博礼对宿主的反应更感兴趣，而福斯特更重视对寄生虫本身的研究。何博礼研究了寄生线虫造成的损伤；利用放在兔子耳朵里的透明隔观察组织对寄生虫的反应；并探讨黑热病对狗皮肤造成的损伤。

1907 年，毕业于西北大学的米来苏（Ralph G. Mills），于 1920 年成为病理系的首位系主任。在此之前，他在汉城的塞文兰斯（Severance）协和医学院主管科研。病理室的首个标本来自于协和医学堂和上海的中国哈佛医学院的实验室。

1923 年，哈佛医学院的病理系主任康索尔曼（William T. Councilman）来到协和当客座教授。他发现，由于尸源极度匮乏，病理系要开展正常的课程教学有困难。学生们毫不犹豫地表达了他们的看法：

　　"由于无知和误解，尸检几乎不可想象的。如果我们能让人们理解，尸检的主要目的是将临床结果和解剖学变化联系起来，我们的阻力要少些……如果我们的目的是培养优秀医生，那么我们就必须对更多情况恶化的病人进行尸检。"[19]

外科学系的刘瑞恒想出了别出心裁的方法，来解决尸检问题。中国传统观念认为舒适的棺材对身后之事很重要。有一段时间，协和的患者会免费得到一个棺材，放在病床旁。这样，患者确信自己身后之事已有保障。作为回报，家人须同意患者去世后接受尸检。有时，值夜班的护士会发现病床上的人不见了，而后发现患者躺在棺材里体验舒适度。这项举措惹怒了北京警方，作为中国文化的守护者，他们为那些拒绝尸检的人提供粗糙些但却免费的棺木。

钱雅各于 1919 年毕业于约翰·霍普金斯大学。1924 年接替了米来苏的职务。钱雅各追随其他年轻美国病理学家来到了维也纳。在维也纳，他和一位年轻的捷克斯洛伐克病理学家斯美唐纳（Hans Smetana）一起工作并教他英语。当钱雅各被任命为病理系主任时，斯美唐纳也接受了他的邀请加入了病理系。

同年，钱雅各招募了一位叫胡正祥的年轻的中国病理学家；他在中国的哈佛医学院开始接受医学教育。1916 年 6 月这所学校关闭，而胡正祥接受了 CMB 奖学金。当时 CMB 给 11 名学生奖学金，使他们能继续在中国、日本或者美国完成学业。与其他 5 人一起，胡正祥前往波士顿的哈佛大学继续学业，并于 1921 年从哈佛毕业。他在马洛里研究所接受病理学的培训。在那儿，他与另一位哈佛毕业生希尔兹·沃伦（Shields Warren）建立了友谊，希尔兹最终成为美国病理学领军人之一。

钱雅各是一名杰出的老师，也是非常优秀的病理学家。不仅如此，用一位同事的话说，他是"医学院教员中令人愉快的人"。[1] 在协和度过的 7 年里，钱雅各主要的研究兴趣是黑热病的病理解剖。

1925 年初，由钱雅各完成了历史上最特殊的尸检之一——孙中山的尸检。中国人始终坚持保留孙中山的全尸，因此这次单纯的尸检事件被记载下来。1925 年初，孙中山来到北京的时候，已处于生命的尽头。中国牧师的祷告已不起作用，于是他住进协和。查体发现腹部肿块和腹水，他的家人最终同意进行剖腹手术。开腹时，发现癌细胞腹膜大面积扩散，活检提示癌症来源于肝脏，之后关腹。

虽然孙中山病情很重，但是家人还是将他接回了家，让其在家中离

---

① 原注：沃农·里派尔德（Vernon W. Lippard），1971 年，私人信件。

开人世。1925 年 3 月 12 日，孙中山去世了。虽然非常不情愿，但是在确保不会取出任何器官的前提下，他的家人最终同意进行部分的腹部检查。

当钱雅各进入太平间时，他发现围着遗体一周站了一队身着制服、荷枪实弹的中国军人。他们的任务是确保不出纰漏。钱雅各打开切口，切下了一小块肿物用于镜下研究，然后关腹。按照事先达成的协议，一丝不苟地完成了尸检。随后在协和礼堂举行了一个基督教的葬礼仪式，医学院的货车被装饰成灵车，将孙中山的遗体送往北京西山的碧云寺。1929 年，孙中山的遗体被送往他最后安息的地方——位于南京的中山陵。

1937 年北京沦陷后，日本人抓住了一个宣传的噱头来讨好中国人，同时让协和这所美国人的机构难堪。日本人宣称，孙中山的遗体在协和尸检后没有完好无缺地还给家属，而丢失的器官必须送回陵墓，否则他将难以在九泉下安息。日本人原本打算找到器官后，安排一个送行团将其送至南京。但他们很不走运，因为协和压根儿就没有偷来的器官。钱雅各和解剖学系的保罗·斯坦芬森（Paul Stephenson）对遗体进行了防腐处理，严格遵守了事先的协议。日本人查找半天，唯一的收获就是玻片上的一点组织。日本人恼羞成怒，但又担心消息公布后颜面尽失，只好将那唯一的玻片包裹好，密封在一个巨大的箱子中运到了南京。随后举行了许多仪式，并鼓吹说孙中山身上被邪恶外国人移走的一些器官已经放回到他的灵枢中。

一项独特的研究探险，让三名教员来到北京以北 100 英里处的在比利时宗教组织下属的特拉普修道院（Trappist monastery）。医学院收到了一份报告，说发现一种神秘而致命的疾病，这种病的特点是发高烧并传播疖病，特拉普修道院已发现这种病例。田百禄、娄克斯、斯美唐纳组成了临时小组。他们遇到的最主要的困难是如何离开北京。此时北京正被三个军阀的军队团团包围。由于当时的敌对状态，美国领事费了很大力气才安排了通行证。他们先乘火车来到赤未拉（音译）（Chiweila）。在那儿，换上三匹强壮的蒙古马代步，完成剩下的路程。对于擅长骑马的娄克斯和斯美唐纳来说，这无疑是旅途中最令人激动的部分；而田百禄对骑马一窍不通，觉得旅途异常艰辛。

快到达特拉普修道院时，他们想象，由于传统的特拉普沉默誓言，他们将很难打听到这种疾病传播路径。恰恰相反，当他们到达后，很快被一群神父围住，这些神父大声叫着。看着一半的同伴死去，他们害怕也因为疾病死去。用斯美唐纳的话说，"他们真是敞开了说"。①

小组发现该病的病原体是一种高致死性的溶血性链球菌，而存活下来的传教士已经对它产生了免疫，因此疫情将逐渐消退。

对于主要对大体解剖感兴趣的病理学家，由于尸检匮乏，协和还有很多不尽如人意的地方。而对于像斯美唐纳这样对科学研究感兴趣的实验病理学家，用他的话说："（协和）是科学家的天堂……极多的科研机会…任何设备，只要能证明对我们有用，就不会因为太贵而不去购买。"②

斯美唐纳于 1927 年离开了北京，在哥伦比亚大学的病理系工作了一段时间后，去军事病理学研究所（Armed Forces of Institute of Pathology）担任资深病理学家。

钱雅各接受了弗吉尼亚大学（University of Virginia）的邀请，获得该学校"沃尔特·瑞德"（Walter Reed）病理学教授称号。他于 1928 年离开了北京，前往夏洛茨维尔（Charlottesville）。胡正祥接替他担任协和的病理系主任。

公共卫生

公共卫生领域的伟大先驱者和改革者——兰安生（John B. Grant），于 1890 年出生在中国宁波其父亲担任传教士的一所医院。作为一名加拿大后裔，兰安生从新斯科舍省（Nova Scotia）的阿卡迪亚学院（Acadia College）毕业，并在密歇根大学完成了医学教育。他进入公共卫生领域，部分出于他的一位老师维克多·万高（Victor C. Vaughan）的指导。兰安生在约翰·霍普金斯大学读了公共卫生的研究生，然后加入了洛克菲勒基金会的国际卫生委员会。1921 年，他被派往协和设立公共卫生项目，并作为国际卫生委员会远东地区代表。

兰安生在协和设立的公共卫生项目比同时代的项目至少超前 25 年。大多美国医学院现在才开始模仿兰安生的社区项目。他与生俱来的强大

---

① 原注：斯美唐纳（Hans Smetana），1971 年，私人信件。

② 原注：同上

的动力与非凡的能力激励学生和同事们。他还具有开展和执行项目的坚强意志。

国际卫生委员会远东地区的执行官海瑟尔（Victor Heiser），20 年来一直关注着兰安生的工作。描述兰安生是"一个极有能力的年轻人，他在中国和日本的受欢迎程度是无人匹敌的。他是洛克菲勒基金会培养的最优秀的管理人才之一"。[20]

当兰安生于 1921 年来到北京的时候，他知道自己将白手起家，但他喜欢这样的挑战。世界上人口最多的国家却没有国家或地方性的公共卫生服务。兰安生很快发现，自己引导着中国国家公共卫生服务体系的建立。同时，他还要在协和建立扎实的教育和研究基地。

学院中其他同事都围绕着医院的病人开展项目，而兰安生选择了社区。他不想坚持传统的公共卫生教学模式，即仅靠提供卫生和传染病控制的讲座和演示，而很少去现场实习。对兰安生而言，最需要的是让公共卫生的教育走出医学院，走进社区，把社区当作他的诊所、教室和研究实验室。

在中国，第一个在科学原则下开展的公共卫生活动是 1912 年的东北三省防疫事务总管理处。然而，直到中国北方地区肺鼠疫暴发两年后，即 1919 年，才在北京成立了中央防疫处。这些项目涉及的范围有限。由于基础太差，兰安生和胡恒德得出结论，要花几年的时间来决定优先发展的领域、机会以及在协和启动公共卫生教育。

兰安生向不同的地方征询建议并建立联络。1922 年，他向中国博医会的成员发出通函，寻求如何在中国发展公共卫生的建议。他与协和医学堂的校友和其他接受西方医学教育的中国人会面，倾听他们的意见。他和中国卫生教育理事会（Council of Health Education in China）的秘书彼得（W. W. Peter）一起工作；彼得从 1914 年开始开展卫生教育项目。

同时，协和派兰安生与威尔那尔（Otto Willner）一起，在协和的学院卫生室工作。他还在国立北平医学校（National Medical College in Peking）教授公共卫生。1923 年，他在中国进行了一次大范围的考察，去了中国 18 个省中的 12 个，实地考察了当时的项目。

兰安生认为东北三省防疫事务总管理处和中央防疫处都有潜力成为公共卫生服务机构，但是他觉得很难简单地描述中国公共卫生的状况。

然而国立卫生协会和卫生教育理事会开展的项目起到了推动作用：

> "社区卫生概念的产生源于近期对18个省中的12个省进行的考察，这些地方有规模的社区中，都有一些人在不同程度地致力于卫生方面的探索。"[21]

兰安生对南满铁路印象尤其深刻。他估计南满铁路的总价值接近四亿四千万大洋，其主要的收入来源是大豆；铁路的中心实验室已经研发51种可用的大豆产品，从面包和芝士到干草及墨水和炸药。铁路的产业有沥青煤矿的开采。兰安生说，该煤矿可能是世界上最厚的煤矿，每天能生产16000吨；此外还有钢铁厂、农业实验站、研究机构以及旅店。兰安生对南满铁路开展的医学项目尤其感兴趣。南满铁路拥有14家主要医院和6家分支医院，2269张床，137名医生，为铁路官员、雇员和家属服务。他将医院描述成"设备非常完善，支出比收入高出 $1,920,857,000$ 大洋"。[22]

兰安生决定，他最初的切入点应该放在学校卫生以及卫生中心的建立上。他预计至少要花十年，才能看到中国卫生事业的实质性进步。国民政府几乎不关注卫生事业；北京市政府的责任主要是打扫卫生，该工作下放给警察局管理。

1925年初，在胡恒德的全力支持下，兰安生说服北京警察部门，与协和一起在城里建立一所实验性卫生中心①。双方合作的突出一点，是协和负担该卫生事务所预算的60%，市政府负担40%。协和的公共卫生系任命该所的负责人。

市政府提供了一所废弃的寺庙，兰安生着手将其变成一个社区卫生中心；犹如70年前，德贞将另一所古老的寺庙转变成一所医院一样。

兰安生为这个特别的卫生事务所规划了两个主要功能：向医学本科生和护理本科生以及医学助理传授预防医学和公共卫生知识；与当地机构合作，在社区卫生实践中提供示范项目。其他的工作还有：流行病学调查以及将现代公共卫生的做法与当地情况相结合。

---

① 原注：这个中心有不同的称谓，如特别卫生事务所、第一卫生事务所、北平警署卫生示范所，我们将用兰安生的叫法：特别卫生事务所。

最初，该所设置了四个部门：医疗服务、综合卫生、生命统计和传染性疾病；后来，后两个合并成一个部门。要是把所有职员召集齐了，那么共有 1 位负责人和其他 5 位医生、17 名护士、1 名牙医、1 名药剂师、3 名卫生监督员、1 名秘书和 3 名一般职员。兰安生被官方任命为卫生事务所的顾问和教育项目的负责人。

工作量迅速增加，1928 年该所的第三个年度报告说：该事务所进行了 78,870 个卫生督查；进行了 1148 例死亡调查；有 57,787 完全治愈的病例，其中 44,575 是沙眼；25,660 例上门护理服务。

北平特别卫生事务所做的一个研究结果是中国城市缺乏医疗服务的真实缩影：职员调查到前 1000 例死亡病例中，有 36% 的病人都没有接受任何治疗。研究还显示了传统医学的主导地位：48% 的病人只接受了中医的治疗；只有 16% 的人能算得上接受了现代医学的治疗。

妇女和儿童健康方面的工作是在一名杰出的女性领导下开展的，她就是杨崇瑞（Marian Yang）。杨崇瑞在结束英国的学习后，在霍普金斯公共卫生学院接受了研究生教育。罗伯逊（G. Canby Robinson）是 1935 年的协和客座教授，称杨崇瑞具有"伟大的品格"。[23]

杨崇瑞开始工作，即对特殊卫生事务所区域内母婴死亡率做了一次调查。调查结果间接揭示了整个中国的情况：孕产妇死亡率为 17.6：1000，而英国为 3：1000，日本为 4：1000，美国为 5：1000；婴儿死亡率为 275，而英美都小于 75。孕产妇死亡的主要原因是产褥期感染；而婴儿死亡的主要原因是破伤风。

新生儿破伤风一直是所有新生儿的大敌：据估计 50% 中国的新生儿死于该病。没有接受过培训的接生婆操作令人恐惧：她们用任何够得着的利器剪断脐带。如果周围没有器械，就用他们的牙齿咬断；然后脐带的残端用泥土覆盖来止血，或者用肮脏的破布按压止血。如果孕妇难产，例如畸形骨盆软化，接生婆把钩子或者木炭钳伸进阴道牵引胎儿产出。

妇产科系主任马士敦（J. Preston Maxwell）对传统接生可怕的做法有以下触目惊心的描述：

　"在距离北京不远的一个村子里，有一个小有名气的接生婆。她身体畸形，靠手和膝盖行走。人们看到她从爬行姿势站起来，在衣服上擦擦手，然后没有进一步的准备，就开始进行阴道检查。更夸张的是，这些妇女都没有尝试将自己的指甲修整干净。我们病房中有些病人，在到这儿看病之前，阴道壁就被肮脏的指甲刮伤了。唯一让人奇怪的是，病死率居然没有升得更高。"[24]

虽然全中国有 500 位受过培训的助产师，却至少有 200,000 位没有接受过培训的接生婆。因此，要降低令人震惊的母婴高死亡率，首要任务就是培训助产士。此时，供职于卫生部的刘瑞恒于 1929 年 1 月 28 日任命了国立助产委员会，以加强助产士教育，提高其水平。

1929 年 11 月 1 日，在北平市政府的帮助下，同时鉴于与特殊卫生事务所的关系，杨崇瑞开办了第一所现代学校，培训助产学护士。她还实施了一项大胆的举措，设立特殊课程向那些没有接受过培训的产婆传授无菌操作。完成她的培训后，她给每一位产婆配备了一个篮子，里面装着必要的一些器械、药物和铺巾，把老师在学校教的理论和实践知识应用到生活中。

彭达谋（协和 1933 届）是区卫生官员，也是兰安生在卫生事务所的助手。他回忆说，有了杨崇瑞的培训项目，母婴死亡率下降非常显著，因此，刘恒瑞将公共卫生事业中更多的精力放在妇幼保健上。①

杨崇瑞还设计了一个全国性的助产项目。国联（League of Nations）的纳德·法伯尔（Knud Faber）将其描述成"极端有价值的工作"。[25]这个项目要求五所国立师范学校在两年的培训时间内，培养出"合格"的助产师。第一年要求学习基础科学；第二年要求每个学生接生至少 25 名产妇和实施产后护理工作。在每个省建立一个助产师培训中心，要求 6个月的课程要培训出"合格"的助产师。地区培训课程是为土生土长的助产师培训用的。杨崇瑞富有创意的及全面的项目，还包括在大城市每个警区建立为穷人服务的围产期护理医学咨询站。接生将由咨询站的助产师完成。这样一个庞大项目发展速度很当然慢，但杨崇瑞在特殊卫生事务所建立的创新性培训项目的影响力却已经在全国范围内蔓延开来。

兰安生清楚，如果能培养一代人，（让他们）了解并能应用最优的卫生做法，可以使公共卫生事业再向前发展一大步。因而，特别卫生事务

---

①　原注：彭达谋，1969 年，私人信件。

所将学校卫生项目作为主要项目。卫生事务所服务的地区 4000 名学龄儿童中，有三分之一在卫生事务所开业的第一年就接受了检查。最常见的疾病是沙眼，而龋齿的患病率也很高。儿童接受了预防接种；其他活动有学校护理服务、健康教育，通过频繁的监测和纠正措施，学校的卫生达到了高水平。

卫生部非常依赖特别卫生事务所为其提供人员，担任政府卫生部门的工作。卫生部的副部长于 1929 年谈到特别卫生事务所对近期中国公共卫生的影响时，形容其功绩"绝无夸大之词"。[26]兰安生一直担任卫生部的重要顾问，他还推动了上海和广东卫生部门的发展。

参 考 文 献

1. Edmund V, Cowdry, "Anatomy in China", pp 32-60.

2. 同上，p 37.

3. 同上，p 38.

4. 同上，p 45.

5. Peiping Union Medical College, Annual Announcement, 1929~30, p 57.

6. Nathaniel H Cowdry, "Plants From Peitaiho", Journal of the North China Branch of the Royal Asiatic Society of China 53 (1922)：158-88.

7. Dora Hood, *Davidson Black*, p 40.

8. 同上，p 40.

9. 同上，p 49.

10. Bernard E. Read, "The Secretion of Urine in the Camel," China Medical Journal 34 (1920)：18.

11. Roy Chapman Andrews, *Meet Your Ancestors*, pp 114-5.

12. Hsien Wu, "A System of Blood Analysis, with Special Reference to Uric Acid" (Ph. D. Diss., Harvard University, 1919).

13. PUMC Weekly Calendar, 5 February 1924, p 137.

14. Ernest Carroll Faust and Henry E. Meleney, *Studies on Schistosomiasis Japonica*, p iii.

15. Ernest Carroll Faust, "Parasitic Infections and Human Disease in China," p 231.

16. Charles W. Young, "*Kala-azar in China.*"

17. W. W. Cort, et al., *Researhes on Hookworm in China.*

18. C. F. Craig and Ernest Carroll Faust, *Clinical Parasitology* (Philadelphia：Lea and Fe-

biger, 1937.

19. Peking Union Medical College, The Unison, vol. Ⅱ （1927）: p 50.

20. Victor G. Heiser, *An American Doctor's Odyssey*, p 401.

21. PUMC Weekly Newsletter, 1 May 1923, p 18.

22. 同上，1923 年 2 月 6 日，p 4.

23. G. Canby Robinson, *Adventures in Medical Education*, p 247.

24. J. Preston Maxwell, "On Puerperal Mortality and Morbididty," p 700.

25. League of Nations Health Committee, *Report on Medical Schools in China*, by Kund Faber, p 33.

26. Mary E. Ferguson, China Medical Board and Peking Union Medical College, p 58.

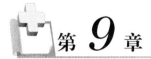

第 9 章

黄金年代：临床医学

内科

协和医学堂的几位医生留在了北京协和医学院内科，包括来自都柏林的斯麦力（H. Jocelyn Smyly），毕业于拉什医学院的约翰·考恩斯（John H. Korns），以及来自约翰·霍普金斯的查尔斯·杨（杨怀德）（Charles W. Young）。杨怀德是个"老中国"，1906 年来到北京，曾经是协和医学堂的校长。

33 岁的骆勃生（Oswald H. Robertson）1919 年加入麦可林的团队，此前他已经在内科学领域有所建树。1915 年从哈佛大学毕业后，骆勃生在洛克菲勒医学研究所工作，与培顿·罗斯（Peyton Rous）和小约瑟夫·特纳（Joseph R. Turner Jr.）合作研究红细胞的生命周期。在研究中他们试验了一系列红细胞保存液。他们发现洛克（Locke's）试剂加入右旋糖酐和枸橼酸钠后，可以维持红细胞存活达 30 天。

为了验证这一结果，骆勃生 1917 年加入陆军医疗队（Army Medical Corps），并被派遣到英国远征军第三军（the 3rd Army of the British Expeditionary Forces）在比利时的前线。他给军队人员抽血，将血液保存在罗斯-特纳（Rous-Turner）试剂中，并储存在用储存箱做的简易冰盒中。一旦需要，骆勃生就可以把 26 天前抽出的血回输到伤员体内。"他的装备是世界第一个血库……领先那个时代 20 年。"[1]骆勃生还发现反复输血会降低骨髓的红细胞生成能力。

在协和，骆勃生是内科感染疾病方面的负责人，主要研究肺炎球菌的生长抑制因子。他的首席副手是杨怀德。杨怀德进行黑热病的临床和实验室研究。

如前所述，亨利·米兰尼（也称梅亨利）（Henry Meleney）于 1920 年进入内科，与福斯特（Carroll Faust）合作研究血吸虫病。同年，威尔那尔（Otto Willner）——一个曾在对俄战争中沦为囚犯的奥地利人，成为学生和教员健康部的负责人。

毕宝德（Francis Weld Peabody）于 1921 年回到中国，参加学校开幕仪式，并成为学校的客座教授。他周六上午出诊，周二有 3 小时的教学查房；在每月一讲中，他介绍了自己在呼吸方面的临床研究。他还访问了中国的许多其他医学院和医院。

毕宝德夫人觉得在协和的生活很快乐：

"不用说，我们生活在天堂中。因为我们来之前，没有想过在北京会有自己的房子，对能够拥有花园和围墙之类的也不抱奢望……在这里，管家召集并约束其他的侍者，我们不用操心这类事情。"[2]

1922 年，毕宝德回到哈佛大学的同代克纪念实验室（Thorndike Memorial Laboratory），被任命为首席主任。在他写给麦可林及同事一份关于协和的报告中，对协和赞不绝口。在摘要中他写道："我所能提出的建议几乎微不足道，仅此一点就足以证明我对工作很满意。"[3]

毕宝德还在《科学》（Science）杂志上发表了一篇关于协和内科的文章。[4] 在以后的岁月里这篇文章被多次重印，送给每一位可能成为协和教员的人。文章首先谈到，在中国西方医学的传播主要是靠外科专家，内科却从来没有机会得到充分发展，因为人们对西医——主要是传教士医生的需求仅限于紧急手术。另外，用于开展现代医学诊断的辅助设施非常匮乏。

"在这种情况下，很惊喜地看到，北京协和医学院设立一个内科，其人员和设备在任何一个大陆都堪称一流。"[5]

在谈及协和特有的优势时，他提到了医院和医预科的紧密结合，内科距图书馆仅几步之遥，以及每个病房旁边就有临床实验室。充足的医务人员保证了学习和研究的时间，收治患者的主要标准是看其教学和临床研究价值。

毕宝德还在大张的一块油布上画了一幅有趣的画，是关于中国的疾病问题，其中强调了西方对中国的误解：

"结核，特别是肺结核，非常常见……相比美国北部地区，大叶肺炎相对少见。伤寒也很常见，尽管很多人说，中国人对其具有先天或后天的免疫力，但其死亡率实际上与美国相差无几。在这里可以找到各种各样的梅毒……而且很不寻常的是，北京协和医院的神经科病房里所有病人都有梅毒。细菌性痢疾和阿米巴痢疾好发于夏秋季；而疟疾，特别是间日疟，也并不少见。" [6]

毕宝德进一步介绍了猩红热、天花、回归热、斑疹伤寒的发生率。每个脾大的病人均要怀疑黑热病，在同一个病房中常有 4~6 个病人同时进行治疗。毕宝德发现中国有众多急性和慢性肾炎的病人，且其临床表现与西方相似。但与西方不同，原发性高血压、急性风湿热和突眼性甲亢甚为少见。

在中国，糖尿病被认为非常罕见，但一种轻度的、饮食可完全控制的糖尿病在中年人中很常见：

"农民被认为特别容易得合并腹水的肝硬化，这是令人感兴趣的新疾病……大量病人有各种精神心理异常。因此，总体来说，北京的病种极为丰富。这里可以找到大多数美国的常见病，同时还有许多新的疾病。" [7]

毕宝德最后总结到，协和可与世界上最好的医学院媲美：

"对于许多美国人，中国似乎很遥远。北京处于西方文明的边缘，但对于那些知情人来说，北京协和医学院正与世界上最先进的医学院并肩前行。" [8]

与此同时，麦可林却开始担心：临床部门可能会疲于应付大量诊疗工作，而无暇顾及教学和科研。在写给洛克菲勒医学研究所的考恩（Alfred Cohn）——他最信赖的顾问的信件中，麦可林说到：

"目前我们面临着一个危险：成为所有在华外国人的医疗服务站，或梅奥医学中心（Mayo Clinic）（译注：美国著名医学中心，位于明尼苏达州的罗切斯特）那样的临床机构……要求我们提供各种各样一般性的医疗服务……大部分上门服务的要求都被我们拒绝了……但问题依旧不容乐观。"[9]

在同一封信中，麦可林报告到，前一周为了隔离一名感染天花的医务人员而仓促使用了传染病部门。十天后，他写道：

"我们被北方的鼠疫、南方的伤寒以及我们自己职工中的天花（以及现在的猩红热！）包围着，每个人都忙得团团转。"[10]

正是在此时，麦可林开始担忧自己在协和的未来：

"这不是我的永居之所，我不相信自己能在这里胜任医学工作"。[11]

1921 年秋天，麦可林向考恩明确表达了失望：在一份送往美国临床研究会（American Society for Clinical Investigation）的论文中，他的名字被删去了。这件事促使麦可林和考恩认识到：麦可林原本梦想在洛克菲勒医学研究所和北京之间建立合作研究项目，这个想法存在严重的问题，两地相距实在太遥远了："这里最糟糕的事情，就是无法同美国同行及时交流。"[12]

麦可林在北京时期事业的顶峰是 1922 年秋天，他与凡斯莱克（Donald Van Slyke）、吴宪应用物理化学方法，合作研究细胞和血浆之间电解质的分布特点。（参见第八章）

麦可林离开北京

麦可林越来越担心自己远离科学研究的前沿，这种担心在他与凡斯莱克一起工作之后与日俱增。最终他下决心离开北京，回到洛克菲勒医学研究所继续和凡斯莱克合作。1923 年 6 月，麦可林告别了北京。6 月11 日在天津，他与协和的妇产科住院医生海伦·文森特（Helen Vincent）举行了婚礼，使他的回国之旅达到高潮。

然而，当麦可林的轮船驶入纽约港口时，他打算从事实验室研究的计划被彻底打乱，原因是收到一封来自伯尔顿（Ernest Burton）的电报。伯尔顿是第一次中国医学考察团的团长，现任芝加哥大学（the University of Chicago）校长。电报中，伯尔顿为麦可林提供了一个无法拒绝的机会：在目前为止还不算太长的职业生涯中，他将第二次领导并发展另一个重要的医学中心，这次是芝加哥大学。

麦可林是芝加哥大学校园和学校发展的主要设计师；正如在协和一样，他强调追求卓越与科学研究。他引进了一个当时备受争议的项目：所有的教员均为全职，他们唯一的收入来自大学的薪水，不允许任何人在业余时间行医挣钱。如今，这一模式（或微调后的做法）仍受到几乎所有美国医学院的青睐。

1933 年，在离开协和 10 年后麦可林再次放弃管理职位，全身心投入到关于钙化的研究工作中。1953 年从芝加哥大学退休后，他仍活跃在医学科学领域。他最具深远意义的贡献，是为那些希望成为医生的美国黑人打开了大门。在这方面他确实是先驱。1968 年 9 月 10 日，富兰克林·麦可林逝世，享年 80 岁。

海伦·文森特·麦可林（Helen Vincent McLean）从妇产科转向新兴的领域——心理分析，其与芝加哥心理研究所弗兰兹·亚历山大（Franz Alexander）的合作研究，得到了全国同行的认可。

1923 年 2 月 7 日，骆勃生接任麦可林成为内科主任。几个月后传来一条令人震惊消息，洛克菲勒二世的弟妹露茜·奥德瑞奇（Lucy Aldrich）在中国山东省被土匪绑架了。骆勃生、胡恒德和一位护士立即赶往济南。1923 年 5 月 6 日午夜，一封电报从济南传往华盛顿，发报人是美国驻华公使舒曼（Schurman）。这封电报现存于美国国家档案馆：

"周六上午从上海开出的快车，于周日上午 2 点在山东临城县附近被土匪截住。26 个外国人中 19 人被劫为人质……英国人质被杀害。少量军队在追赶土匪。情况紧急，除此之外，在场的美国人情况未知。舒曼。"[13]

他后来又添了一个脚注，说奥德瑞奇小姐连同另外 6 个美国人一起逃脱了——或者她自己花钱买平安了。对此，众人只能莞尔：无论具体情况如何，那些土匪显然失去了全世界最昂贵的赎金！

　　李宗恩是格拉斯哥医学院的内科教员（the Faculty of Medicine at Glasgow），1923 年进入协和内科。他与杨怀德合作研究黑热病。1928 年杨怀德离开北京后，李宗恩接任感染部门主任。

　　由于麦可林曾经是协和的校长，又是内科主任，自然会在北京为芝加哥大学充当"猎头"。他的"收获"之一就是骆勃生。1926 年，在一次和狄瑞德（Francis Dieuaide）外出猎鸭后骆勃生感染了伤寒，此后他离开了协和。当时，他们回到北京的唯一交通方式是搭乘货车，上面挤满了士兵和虱子![①] 经过漫长的恢复期后，骆勃生动身前往芝加哥大学，并担任内科教授。罗伯特·乐博（Robert F. Loeb）回忆道，当"罗比（Robby）"从协和归来，第一次参加大西洋城会议时，他的朋友们为他的风度和举止所震惊——完全中国化!（其他曾在北京任教的人也获得类似评论）骆勃生在芝加哥大学继续他在微生物疾病方面的研究，取得多项成果。在二战期间，他牵头进行空气传播性感染的研究项目。

　　同时，在考恩建议下麦可林又开始"挖掘"狄瑞德——骆勃生在北京的接班人。他还把目标投在协和的放射科主任郝智思（Paul C. Hodges）以及护理部主任沃安娜（Anna Wolf）身上。

　　狄瑞德曾在约翰·霍普金斯做过助理住院医和内科住院医生，1924年进入协和内科。他的智慧和能力出众，在心脏病方面的研究已卓有成就，是前途无量的青年俊才。幸运的是，尽管回到美国的机会很诱人，但他选择在中国开创事业。除了协和独特的医学挑战，博大精深的中华文化使他全面的兴趣和能力有了施展的舞台。

　　1927 年 3 月，在一封致考恩的信件中，身在芝加哥的骆勃生对狄瑞德大加赞赏：

　　"一个拥有超常能力和巨大潜能的人。只要有合适的机会，特别是一个使他从目前的管理工作中解脱出来的环境，他的前途会无比远大。"[14]

　　1927 年 3 月 18 日，麦可林为狄瑞德提供了一个职位：芝加哥大学的内科副教授。狄瑞德刚刚进入协和内科时，考恩正在北京做客座教授。

---

　　① 　原注：狄瑞德（Francis Dieuaide），1972 年，私人信件。

他建议如果狄瑞德同意到芝加哥，第一年可以先在洛克菲勒医学研究所和自己一起研究心脏电生理。然而，同年 4 月狄瑞德回复麦可林，他决定在北京多留一年。

狄瑞德的决定对于这所学校的未来意义重大。身材瘦小、沉默寡言的狄瑞德，外表上很难与他的智慧联系起来。正如他的同事娄克斯（Harold H. Loucks）所说："协和能拥有如此卓越的学术成就，狄瑞德居功至伟。"[①] 他的同事、学生、实习医生、客座教授，一致认为狄瑞德是这所学校的学术领导和支柱。医务和管理人员均向他求教，占据了他大量的时间。在某种程度上也可以说，狄瑞德牺牲了自己在心血管研究方面的才华使他人受益。他的同事发现，顾临在重大决策之前总是要征求狄瑞德的意见。骆勃生确实一语中的：狄瑞德在协和的 14 年中，"管理负担"始终是一个重要的限制因素。但无论如何，他为协和建成了一个实力强大的内科。

哈佛医学院院长暨洛克菲勒基金会董事会成员埃德塞尔（David L. Edsall），于 1926~1927 年前往协和内科，进行为期 6 个月的学术访问。埃德塞尔身高 6 英尺，有一个锃亮的光头和突出的前额。狄瑞德回忆到，中国人对埃德塞尔有一种特殊的敬畏，因为他的外貌类似文昌星——中国的文学之神。[②] 特别是站在瘦小的狄瑞德身边时，他的外形更为突出。埃德塞尔和狄瑞德密切合作，参加查房，举行讲座。他离开北京时已被协和打动，作为基金会的董事成员，他给予这个项目热情而重要的支持。

内科的另一位早期成员是瑞曼（Hobart A. Reimann），1927 年加入内科。此前他在洛克菲勒医学研究所工作了三年，研究弗里德兰德的芽胞杆菌（Friedlander's bacillus）分类。瑞曼来京之后继续他在微生物疾病方面的探索，研究伤寒和斑疹伤寒的不同免疫反应。两种伤寒在北京均很常见，众多的病原体携带者构成严重问题。瑞曼证实，作为斑疹伤寒的诊断方法，肥大反应并不因肠道内的伤寒杆菌而受影响。他还报道了斑疹伤寒病人中血小板减少的现象，并指出即使其他临床症状都消失，血小板减少仍可能持续，甚至造成紫癜。瑞曼于 1929 年回到美国，在明尼

---

① 原注：娄克斯（Harold H. Loucks），1972 年，私人信件。

② 原注：狄瑞德（Francis Dieuaide），1970 年，私人信件。

苏达大学（University of Minnesota）短暂工作一段时间后，前往费城担任杰弗逊医学院（Jefferson Medical College）的内科教授和主任。

正当麦可林从北京为芝加哥大学物色人选时，狄瑞德也从霍普金斯为协和招募人才。他的"猎物"之一就是切斯特·基弗尔（Chester S. Keefer）。基弗尔于 1928 年来到北京，并在此度过了被他描述为"我生命中最有趣和最有成就的两年。"① 基弗尔在协和短暂两年内发表了大量文章，体现了极高的科研效率。在他辉煌生涯的每个阶段，均体现了这个特点。他的一项研究是营养不良导致的贫血。他发现最佳治疗是用完整的肝脏和铁剂，而非肝脏提取物和铁剂；他强调综合治疗的策略，而非单一使用肝脏或铁剂，特别是对于那些由于钩虫感染导致贫血的病人。

基弗尔将他的血液学研究扩展到黑热病，并与许雨阶一起，报道了黑热病患者全血细胞减少的现象。他发现由于血小板减少，紫癜很常见。治疗需要一个系统的方案：输血、肝脏和铁剂、纠正营养不良、去除合并感染，以及针对黑热病的特殊治疗。

脚气病性心脏病同样引起了基弗尔的注意力，一项基于协和的病例研究发现：并发心脏病的脚气病患者神经受累很少。

1930 年，基弗尔前往哈佛大学和同代克纪念实验室。1940 年，他被任命为波士顿大学（Boston University）内科主任。作为国家科学院医学研究委员会（Committee on Medical Research of the National Academy）的成员，他领导了二战期间的青霉素项目。

进入内科的第一位协和毕业生是刘士豪（1925 届）。在顺利通过内科助理住院医、助理和住院医生培训之后，他于 1930 年被任命为内科副教授。在此期间，刘士豪逐渐对代谢性研究产生兴趣。1926 年，即毕业后第一年，他发表了自己的第一篇文章——关于甲状旁腺激素代谢的文献回顾。两年后，还是在协和，他发表了关于钙磷代谢与抽搐的研究，文章发表在著名的《临床研究杂志》（Journal of Clinical Investigation）。[15]

1928 年开始，刘士豪在洛克菲勒医学研究所与凡斯莱克一同进行代谢方面的研究，为期两年；1932 年，他再次得到资助与凡斯莱克继续共事。

---

① 原注：基弗尔（Chester S. Keefer），1970 年，私人信件。

谢和平是 1919 年建立协和内科的先驱之一。骆勃生在协和的七年期间，将他带入肺炎球菌的研究领域。1931 年，谢和平离开协和，前往纽约与奥斯瓦德·艾崴瑞（Oswald Avery）和马丁·道森（Martin H. Dawson）合作研究肺炎球菌的基础免疫化学。艾崴瑞和道森观察到：通过动物传播或用特殊培养基培养，一株肺炎球菌可以从非致病性转化为致病性。此后，道森和谢和平用一株死的肺炎球菌成功转化了一株活的肺炎球菌，使其从非致病性转化为致病性。这是一系列后续试验中的重要一步，后来的试验证实脱氧核糖核酸是转化物质，以及 DNA 是遗传密码的载体。海司汀斯（A. Baird Hastings）描述这项工作为"经典的却未被充分认识的实验，在此基础上的后续试验获得了三项诺贝尔奖"。①

1928 年，当狄瑞德去休假时，来自斯德哥尔摩的贝尔格兰德（Hilding Berglund）成为客座教授。由于他那盛气凌人的态度和火爆脾气，中国人都对他敬而远之。令同事难以忘记的是，有一天贝尔格兰德生气地将电话摔在桌子上，力气之大，桌上的玻璃应声而碎。秘书虽未受伤但惊吓过度，当场递交了辞呈，直到狄瑞德休假回来才重新回来工作。贝尔格兰德离开北京后，成为迅速发展的明尼苏达医学院（University of Minnesota Medical School）的内科主任。

儿科

协和儿科肇始于 1923 年秋天。美国最有成就的儿科医生艾米特·霍尔特（L. Emmett Holt）来到协和担任客座教授。用他自己的传记里的话说，当时他已是"美国儿科界的元老"[16]。作为洛克菲勒家族的儿科医生，他与这一显赫家族渊源很深。他还是古根海姆家族（Guggenheim aristocracy）的儿科医生，再次证明他的确是一位出色的儿科医生。

霍尔特谦虚地形容自己是科学的"中间人"，即实验室人员和临床医生之间的纽带。[17] 1901 年，洛克菲勒考虑建立医学研究所的可能性时，曾向霍尔特和克里斯蒂安·赫脱（Christian A. Herter）征求意见。霍尔特和赫脱随后成为洛克菲勒医学研究所的最初两位所长。

---

① 原注：海司汀斯（A. Baird Hastings），1970 年，私人信件

霍尔特还是探索儿科基本科学原理的先驱。1910 年，利用洛克菲勒医学研究所资助的几百美金，他建立了一所实验室，首次开展关于婴儿血液化学和人乳矿物质含量的科学研究。

霍尔特撰写的《婴儿和儿童疾病》(Diseases of Infancy and Childhood)[18]是这个领域的标准教科书，而他最负盛名的著作是《儿童的照顾和喂养》(The Care and Feeding of Children)。[19]此书是美国千百万年轻母亲的"圣经"，被重印 75 次，被并翻译为西班牙语、俄语和汉语。①

在给他儿子小艾米特·霍尔特 (L. Emmett Holt, Jr) 和女儿伊芙琳 (Evelyn) 的信件中，霍尔特描述了他在协和的忙碌生活。每周的两个上午，他要看特别的和免费的门诊，他认为这比纽约先收费再服务 (fee-for-service) 的做法更令人满意。周一和周五下午 5 点讲课，周六上午主持儿科查房。在一封给儿子的信中，他说自己没有想到会做这么多的教学活动[20]。1923 年 11 月 16 日，作为每月一次的讲座，他在协和礼堂为近 400 位听众讲授公共课——题目为"预防医学对儿童的作用"。社会活动也很多："我们已有很多拜访和邀请——实在是太多了。"[21]

在给他的朋友纳撒尼尔·诺顿 (Nathaniel R. Norton) 的信件中，霍尔德形容协和儿科的病例数不多，但很有趣——肠道寄生虫很常见，还有大量的结核。

"中国儿童过了婴儿期后的食物会让你大吃一惊。没有牛奶、黄油或奶酪；很少有鸡蛋，只有特殊节日才能有肉。他们主要食物是馒头——一种蒸的面团，不加糖、黄油或牛奶的米饭和小米——但有足够的蔬菜，特别是白菜，以及少量的植物油。白菜汤——也就是开水煮白菜——是所有家庭的主要食物。显然，白菜——这个重要的食物，使人们避免了由于缺乏某些物质而引起的疾病——坏血病和脚气病在这里很少见。"[22]

他注意到佝偻病很少见，还特别注意到龋齿的发生率很低。在北京一家孤儿院，他检查了 100 个儿童，86%没有龋齿；而在日本只有 2%的儿童牙齿健康。中国和美国儿童的龋齿发生率也截然不同。

---

① 原注：中文版翻译由协和的钱星海 (Archibald P. Ch'ien) 完成，他是顾临的秘书，之后又担任富路德的秘书

霍尔特在协和期间，使大家注意到在中国大力发展儿科学的必要性。因为在这里，90% 的病人是婴儿和儿童。在美国，儿科刚刚从内科中分离出来，成为一个独立的学术学科。婴儿喂养曾被认为是儿科医生的主要职责，但在处理复杂疾病如传染病、营养和代谢异常疾病等的医学专家领导下，儿科逐渐在少数几个医学院中成为一个领先的临床科室，而且，这种趋势越来越明显。然而，在北京，接受过正规学院教育的儿科医生仍然为数甚少。

艾米特·霍尔特来到协和时已是 68 岁高龄，健康状态每况愈下。他的心脏功能欠佳。1924 年 1 月 14 日，在心脏病发作几小时后，他在北京与世长辞。

祝慎之和罗斯·盖伊（Ruth A. Guy）是首批专职儿科医生。罗斯·盖伊于 1924 年来到北京。她的主要研究方向是营养学，同时还在第一卫生事务所任职。她开展了一系列研究。例如，她比较了贫穷儿童的食谱——粗粮、豆类和蔬菜与富裕儿童的食谱——精粮、肉和蔬菜。贫穷儿童的能量几乎全部来自于粗粮，如黄玉米、粟米、黄豆面，主要食用芝麻油或花生油。他们的蔬菜来源也极其有限：早春为菠菜，晚春为小白菜，夏天是大头菜和豇豆，秋冬季几乎全部是大白菜。罗斯·盖伊认为这样的食谱每天只能提供 2100 大卡的能量，远低于 2400 大卡的每天最低能量需求。同时，每日蛋白质摄入量估计仅有 88 克，几乎全部来自蔬菜。原本不足的食物，加上男人（以及很多情况下妇女）都需要进行重体力劳动，无疑加剧了营养不良。

由于协和严禁裙带关系，1929 年罗斯·盖伊嫁给狄瑞德后，放弃了儿科医生的职位。但她仍在第一卫生事务所工作，研究营养，并与祝慎之合作研究人乳的合适替代物。

1929 年，儿科的助理住院医——诸福棠（协和 1927 年届）和祝慎之一同研究了伤寒和副伤寒住院儿童病例。狄瑞德准确描述了伤寒的严重性："夏天，内科和儿童病房每天都会收治伤寒病人。"[1] 诸福棠和祝慎之分析了 65 个儿童伤寒病人，其中 20% 年龄不足 2 岁，但死亡率仅有 6.2%，出乎意料的低，而他们感染伤寒时大多合并中重度营养不良。这

---

[1]　原注：狄瑞德，1970 年，私人信件

要归功于协和高水平的治疗和护理。

1928 年，威奇（A. Ashley Weech）的到来极大地促进了协和儿科的学术建设。经过 7 年的住院医生和青年医生生涯后，1921 年威奇从霍普金斯毕业。他的研究主要集中在角膜软化症和原发型肺结核。他发现中国儿童和成人普遍存在维生素 A 缺乏，常见的并发症是角膜软化症，进而失明。

尽管在中国南方，脚气病是一个大问题，但相比美国城市还是很少见的。威奇发现坏血病的发生率很低，并将其归功于普遍食用富含维生素 C 的白菜。

威奇报道了四个中国儿童的原发型肺结核病例，代表了典型的儿童结核的隐匿发展过程：广泛的大叶浸润，通常是上叶；痰涂结核杆菌阴性；最终完全恢复。对该病一个广为接受的解释是：致敏的肺组织对结核菌素产生过敏反应。然而，威奇利用实验研究证明：除了没有找到结核杆菌外，原发型肺结核与其他浸润进展型肺结核无差异。

威奇的秘书——张布朗（音译）（Brown Chang）回忆道：他不仅是一个优秀的儿科医生，还是一个出色的声乐家，参加教堂唱诗班和其他合唱组织。① 威奇最开心的回忆是他被邀请参加中国婚礼——这样的婚礼他参加过许多次，并演唱"答应我"（O Promise Me）。"他们很喜欢这首歌——我也是"。②

与他的住院医生诸福棠共同工作，给威奇带来最大的学术满足感。诸福棠是一个聪明的学生和科学家，对病人富有同情心："在我的生涯中没见过几个住院医生，会因为担心患儿受苦而夜不能寐，而诸福棠就是其中之一。"②

1930 年，威奇回到美国，在哥伦比亚大学内科和外科医师学院继续他的儿科生涯。1942 年，他被任命为辛辛那提医学院儿童医院（the Children's Hospital at the University of Cincinnati College of Medicine）的儿科主任和医院研究基金的主任。

---

① 原注：张布朗（Brown Chang），1972 年，私人信件。
② 原注：威奇（A. Ashley Weech），1972 年，私人信件。

皮肤学和梅毒学

傅瑞斯（Chester North Frazier）1914 年在美国印第安纳州获得医学博士学位。1922 年他来到协和，成为皮肤病学和梅毒学科的首位主任。①。傅瑞斯是中国现代皮肤病学的先驱："据说几乎所有中国皮肤病学家都在傅瑞斯医生那里接受过培训。"[23]他代表了皮肤病学的最高学术成就：通过利用生物化学和生理学研究，他把皮肤病作为内科病的一部分进行研究。他的一项早期研究——麻风病人体内血清球蛋白水平波动，是与吴宪合作在生物化学系展开的。

神经内科

1926 年，神经内科教授和主任伍安德（Andrew H. Woods）总结了他在协和四年期间所看的 3135 例患者。30% 的神经炎病例致病原因为脚气病，而来自华南和华中食米地区的学生中，脚气病性神经炎的发病率也很高。41% 的脑膜炎致病菌为结核，由抗酸杆菌感染导致的变形性脊髓炎也很常见。另有 50% 的脑膜炎由脑膜炎双球菌感染所致。26% 的中国患者及 19.5% 的外国患者感染中枢神经系统梅毒。癫痫很常见，部分是由于高发的流行性脑炎。

伍安德还在协和担任精神病医生，他认为中国患者发生神经症和其他异常行为的三个主要原因是：担心不被社会接受、丢面子、妇女失去丈夫的感情。

伍安德于 1928 年在北京去世，戴维里斯（Ernest De Vries）接任神经内科主任。

---

① 原注：他很英俊，他的同事描述他像个"花花公子"（dandy），留着修剪整齐的小胡子，带胸花、手套、鞋罩，拿着手杖。

外科

1911 年，毕业于霍普金斯的格雷（Ernest G. Grey）被任命为协和外科主任，但上任不久就逝世了。美国当代外科学之父、霍普金斯的外科主任霍尔斯特德（William Stewart Halsted）培养了格雷，形容他"本来可以继承我在这家医院的职位"。[24]

于是，校方把注意力转到邰乐尔（Adrian S. Taylor）。邰乐尔是美国阿拉巴马州人，1905 年从弗吉尼亚大学（University of Virginia）毕业后，加入中国扬州的南方浸礼传教会（South Baptist Mission）。1915 年，在中国 10 年之后邰乐尔成为第一个受 CMB 资助去进修研究生课程的人。他选择去哈佛大学。因为觉得自己与医学发展的最前沿隔离甚久，他决定用一年的时间补习缺失的基础和临床科学的最新知识。尽管晚上需要在一家整形医院工作以填补日常开支，邰乐尔的成绩却异常优秀。因此，CMB 延长了对他的资助，使他可以在霍普金斯医学院的霍尔斯特德手下学习。随后，他接替年轻的韦伯斯特（Jerome P. Webster）担任霍普金斯医院的外科住院医生。当时韦伯斯特要去参军，后来成为美国驻柏林大使馆的医学随员，致力于解决饥饿问题。（后于 1921 年进入协和外科，领导住院医生培训项目）。

麦可林描述邰乐尔为"中国最好的外科医生"[25]。然而，除了高超的手术技能（包括神经外科手术），同事对邰乐尔的尊敬却另有原因。郝智思回忆他"是个矮个子，一双具有穿透力的黑眼睛。他总是直入主题——对宗教非常虔诚——但从不流露他的信仰"①。邰乐尔离开巴尔的摩，全身心为霍尔斯特德工作。他的优秀品质赢得了霍尔斯特德的尊敬和友谊。在邰乐尔返回中国后，他们仍保持密切联系。邰乐尔还和瑞德（Mont R. Reid）建立了持久的友谊，后者是霍尔斯特德的助手之一，也是外科领域的优秀人才。

1920 年秋天邰乐尔回到中国，首先看望了他的兄弟。邰乐尔去哈佛进修之前，他是扬州浸礼医院唯一的医生。此时，邰乐尔看到的不再是

---

① 原注：郝智思（Paul C. Hodges），1970 年，私人信件。

1915 年离开时那仅有几张床位的小诊所，而是一个崭新的拥有 125 个床位的医院，全都来自 CMB 的捐赠。CMB 的最高愿望一定已经实现了，因为通过这个捐赠，邰乐尔的兄弟获得了"中国人民的合作和友谊"，并且"在这个伟大城市过着忙碌而快乐的生活"。[26]

邰乐尔给霍尔斯特德的第一份关于协和的报告很正面：

> "各种硬件设施都很理想。人员都经过良好的训练，热情的年轻人逐渐纷至沓来，我对即将在此开展的工作满怀激情和希望。"[27]

外科系以协和医学堂的老医院为基础，尽管拥挤，但邰乐尔发现这里的设备非常好，整个外科情况令人满意。手术中，中国青年助手的动手能力获得了他特殊的赞扬。

邰乐尔在巴尔的摩期间，霍尔斯特德努力引入丝线作为理想的缝合材料。邰乐尔回到中国后，成为丝线的热烈拥护者。协和的年轻外科医生和访问学者回到美国后，也成为丝线的支持者。韦伯斯特评论道："美国外科的丝线缝合技术主要是从协和的手术室里引入的。"①

在霍尔斯特德的影响下，邰乐尔还对甲状腺手术和生理产生了兴趣。在霍普金斯期间，他曾在汉特瑞安实验医学实验室（Hunterian Laboratory of Experimental Medicine）工作。来到协和后，他在外科重建了"汉特瑞安实验室"，研究甲状腺全切术后通过腺体移植来恢复甲状腺功能。

邰乐尔的甲状腺手术技能在北京很快有了用武之地。他给霍尔斯特德的信里写道：来到医院的第一天，他就应邀为一位"知名"的美国人诊治。该患者有突眼性甲状腺肿[28]。在控制了甲亢症状后，他为该患者实施了甲状腺次全切除术。此后不久，他为另一个患巨大甲状腺肿合并继发性甲亢的欧洲人进行了手术。

邰乐尔在中国率先使用卡瑞厄-达克因（Carrel-Dakin）溶液，用于治疗那些发生严重并发症后才来就诊的重症感染者以及少数枪伤感染的士兵和土匪。

Carrel-Dakin 溶液（次氯酸钠和碳酸氢钠）诞生于第一次世界大战期

---

① 原注：韦伯斯特（Jerome P. Webster），1971 年，私人信件。

间。发明者是洛克菲勒医学研究所的卡瑞厄（Alexis Carrel）（曾在法国负责过一家军队医院）和英国化学家亨利·达克因（Henry B. Dakin）。

当邰乐尔来到北京时，该溶液在西方已被广泛用于处理外科感染。在他亲自培训的中国药剂师的帮助下，邰乐尔用从日本进口的硫酸配制成该溶液。在临床诊治和关于 Carrel-Dakin 溶液的讲座中，邰乐尔强调配制过程中必须非常细心。除了用于常规外科感染，他发现该溶液还可以改善但不能治愈在协和常见的结核瘘道问题。

刘瑞恒于 1913 年毕业于哈佛大学。在上海哈佛医学院工作一段时间后，他于 1918 年加入协和外科。当邰乐尔到达北京时，刘瑞恒获得了 CMB 奖学金，准备前往美国，到洛克菲勒医学研究所的詹姆斯·B·墨菲（James B. Murphy）手下学习肿瘤移植方面的技术。刘瑞恒于 1922 年回到协和，在外科建立了肿瘤实验室。由于在医学和公共卫生方面成就显著，他于 1928 年成为国民政府第一任卫生部副部长（部长是薛笃弼）。

对弗兰克·米兰尼（梅福兰）（Frank L. Meleney）——亨利·米兰尼（梅亨利）的兄弟来说，在协和研究外科感染的机会为梅福兰开启了辉煌的外科细菌学生涯。1920 年，梅福兰来到北京，此前一年他在哥伦比亚大学外科工作。梅福兰于 1924 年开始发表论文，最初两篇分别叙述了检测链球菌脂肪酶和培养基中链球菌活性的方法；第三篇文章描述了在一组暴发性和高度致死性链球菌坏疽病例的临床表现和细菌学发现。

梅福兰和药理学家卡尔·施密德（Carl Schmidt）于 1924 年 6 月 15 日一同回到美国。梅福兰重返哥伦比亚大学外科，继续外科细菌学方面的研究，包括厌氧性链球菌在外科感染的作用；以及噬菌体方面的研究。

哥伦比亚大学内科与外科医师学院的外科主任艾伦·韦波（Allen O. Whipple），在介绍梅福兰关于外科细菌学著作时，将其描述为继李斯特（Lord Lister）之后外科细菌学最重要的贡献者。[29]

韦伯斯特（Jerome Webster）于 1921 年夏天到达北京，邰乐尔将他的到来描述为：

"……这一年中的重要事件……他像外科住院医生一样住在医院，他上任后外科开始了一个新的局面。年轻的中国医生尚不能理解住院医生在医院所担负的责任。"[30]

韦伯斯特把注意力转到整形外科。在另一封给霍尔斯特德的信件中，邰乐尔描述了韦伯斯特如何巧妙地对一个合并唇裂处脂肪瘤的兔唇进行修补。

此时，协和在中国的声誉如日中天。一个后背被 X 线烧伤经久不愈的俄国富翁，从满洲哈尔滨的一家日本医院转诊到邰乐尔和韦伯斯特这里。

邰乐尔很自豪地向霍尔斯特德描述图菲尔（Tuffier）的评论，图菲尔是一名著名的法国外科医生，1921 年 9 月来协和参加开业典礼。"他似乎高兴地看到，我们正努力将您的理想在中国实现。"[31]

医院良好的器械库为外科技术创新提供了机会。利用器械库的资源，韦伯斯特设计了一个精巧且简单的工具，保证大肠端端吻合的无菌性操作更加安全。同时，邰乐尔和技术工人一起将他从霍普金斯带来的丝线卷轴镀上镍，从而使打湿的丝线更加方便展开。之后他将新卷轴的样品送往巴尔的摩进一步测试。

邰乐尔是将现代神经外科技术引入中国的第一人。1922 年 2 月 24 日，他写给霍尔斯特德的信件中，他描述了一个在特殊手术台上进行的小脑扩大手术。手术台是他、韦伯斯特以及器械库的技术工人共同设计的。[32]

对伤员和土匪的救治不局限于教学医院病房内；在一些情况下，邰乐尔和其他外科医生会被召集到战地医院。1925 年 12 月，邰乐尔率领一个外科队伍到天津，在那里救治了 4000 个伤员；他们 24 小时连轴转地做手术，在战场异常简陋的环境下进行了 700 例手术。

由于中国传统文化强烈反对侵犯人体，以及对刀的天生恐惧，许多病人刚刚收入外科病房时，坚决拒绝任何手术操作。韦伯斯特回忆到，当他们彻底洗过一个澡之后，态度随即转变为完全顺从："他们被从头到脚的仔细刷洗过一遍——通常是他们生命中的第一次，而且是在一个大理石台子上，这之后，他们就完全没有了反抗的念头——同意几乎所有的操作。"①

韦伯斯特于 1926 年回到纽约。在弗兰克的实验室工作两年后，他进

---

① 原注：同上。

入了哥伦比亚大学的外科。他将自己全部的精力投入到整形外科，与约翰·霍普金斯的约翰·戴维斯（John Staige Davis）一起，引领了美国整形外科的发展。

1949 年秋天，韦伯斯特回到中国，在教育部和美国医药助华会（American Bureau for Medical Aid to China）的共同资助下，计划在上海举办为期 6 周的整形外科讲座。但是上海的动荡局势日益严重，加上风雨欲来的粮食暴动，讲座没能如期完成。

1927 年，即在华 20 年后，邰乐尔决定永久离开协和。他很疲惫，女儿患有先天畸形需要手术。他回到故乡阿拉巴马州，当了两年的外科大夫。之后，移居到纽约州的克利夫顿温泉疗养院（Clifton Springs Sanitorium）。伯明翰的休·林德尔（Hugh Linder），曾他手下当过三年住院医生，他回忆到：邰乐尔大病一场，可能是脑炎。当他恢复后，他告诉林德尔："这场发热烧坏了我的脑子，所以我不能再做手术了。"① 他最后的职务是美国钢铁公司（U. S. Steel Company）在伯明翰的医疗顾问。

邰乐尔离开后，协和需要一位神经外科医生，于是关颂韬被送往宾夕法尼亚大学医学院（University of Pennsylvania School of Medicine）进修，跟随傅瑞斯学习。

校方邀请瑞德（Mont R. Reid）担任外科主任的职务，但他选择留在辛辛那提。而他的同事，辛尼吉尔（Max M. Zinninger）于 1928 年接受了这个职务。辛尼吉尔是一个很能干且可靠的人，在协和工作了两年。

与此同时，年轻的外科大夫——娄克斯（Harold Loucks）主要负责学生和住院医生教学工作。娄克斯性格安静、谦逊且聪明能干，特别像狄瑞德。娄克斯毕业于西储大学。1922 年来到协和，担任内科的助理住院医，一年后他转到外科。娄克斯热衷于户外活动和打猎，1925 年，加入罗伊·查普曼·安德鲁斯（Roy Chapman Andrews）去内蒙古探险之旅。

娄克斯和其他许多人对 1925 年南苑战役中协和的救助工作记忆犹新，而且引以为豪。当时，协和连夜组织了一个外科和内科队伍，救治了上千名前线伤员。② 曾经当过土匪、后来成为奉系军阀的张作霖挥军逼近北

---

① 休·林德尔（Hugh Linder），1970 年，私人信件。
② 原注：娄克斯，1972 年，私人信件。

京。"基督将军"——军阀冯玉祥对其发动了攻击。冯将军的目标是将张作霖逼退至天津，最终赶回东三省。然而，在北京周边的战役中冯将军损失了 15000～20000 名士兵，很多重伤员因为缺乏医疗救治而死在战场上。

因此，冯将军请求协和高层派遣一支队伍参加前线救治。这个请求是无法拒绝的。刘瑞恒和瑞德（1925 年邰乐尔度假时，瑞德来到协和当客座教授）组织协和内科和外科队伍，以及语言学校和其他医院的志愿者，在北京南部废弃的兵营中建立了一个战地医院。每天都用车接送往来的护士和医学生。外科队伍的领导是瑞德和刘瑞恒——对瑞德来说，这是个绝好的机会，因为他的主要兴趣即为创伤救治和愈合。梅亨利负责内科队伍，妇产科的伊斯特曼（Nicholson Eastman）为总负责人。可以讲一口流利汉语的护理部主任盈路德（Ruth Ingram）被调遣到南苑指导护理工作。

放射科主任郝智思（Paul Hodges）设立了 X 线透视部。每个伤员在被推入手术室之前，都要接受透视检查，寻找子弹和炮弹破片。为了减少术后呼吸并发症，麻醉剂选用了氯仿。最后统计下来，大约进行了 3000 台手术，且死亡率低得令人吃惊。需要进一步手术和长期治疗的病人在娄克斯的照护下被转往协和。

为了表达诚挚的谢意，冯将军为战地医院的主要成员授予了印有他肖像的景泰蓝奖牌。用娄克斯的话来说，这是"无论是对于医生还是学生，这都是一次珍贵的经历，足以让协和引以为豪"。[①] 它还使协和的医学生和护理学生提前认识到，他们将要面对怎样一个饱经战患的中国。

1930 年，娄克斯接任辛尼吉尔成为外科主任。娄克斯的主要兴趣在于腹部手术。同年，他在《中华医学杂志》（National Medical Journal of China）上发表了一篇综述，描述了 11 例因细粒棘球绦虫（*Echinococcus granulosis*）感染导致包虫囊肿的患者在协和成功接受手术。[33] 1925 年以前，有记录的该病只有 8 个中国病例和 3 个外国病例。狗是细粒棘球绦虫的主要宿主，包虫病曾被认为是很罕见的。然而，娄克斯指出，在中国北部和西部，带狗一起放牧很常见，而狗是城市和农村的主要食腐动物。

---

① 原注：同上。

他的结论是包虫病的发病率远比预想的要高。娄克斯的研究使中国北部和西部的医生开始考虑肝脏占位患者患包虫病的可能性。

妇产科

妇产科教授兼主任马士敦（J. Preston Maxwell），被他的同事高尔敦·金（又名王国栋）（Gordon King）描述为"一个富有强烈意志力的人，一个忠诚的基督教徒，一个杰出的外科医生，非常和蔼，还是一名优秀的教师"。[①] 虔诚促使他承担起学校的宗教事务工作。因此，同事们对他尊敬有加。

马士敦是苏格兰长老会医学传教会（Scottish Presbyterian Medical Missionary Family）的成员，这个组织在中国表现很突出。他的父亲，詹姆斯·马克思威尔（James L. Maxwell），早在 1865 年春天来到台湾，是早期的医学传教士。他回到英国后，负责伦敦会的一个项目，为到伦敦学习的传教士子女提供食宿。马士敦的哥哥，小詹姆斯（James L. Jr.），1901 年追随父亲去台湾，1910 年与杰弗瑞（W. H. Jefferys）一同发表了非常有价值的参考文献——《中国的疾病，包括台湾和朝鲜》（The Diseases of China, Including Formosa and Korea）。1923 年，小詹姆斯作为中华医学会（the China Medical Association）的执行秘书来到中国大陆。

1919 年马士敦来到协和工作之前，在福建永春的一家教会医院作了十多年的院长。

在协和，马士敦不满足于只是进行高水平的妇产科操作，他在妊娠期骨软化症方面的研究堪称此领域的经典。

新建校园需要拆除旧的协和医学堂妇科病房，因此妇产科的发展在很多年内受到限制。1921～1922 年，即临床开始收治病人的第一年，只进行了 97 例院内接生和 4 例院外接生。即使是 4 年后，这个数目也仅升高到院内 267 例和院外 33 例。

中国北方人普遍缺钙，在成人中常表现为骨软化症——腰腿痛。1923 年，马士敦指出，黄河以南的省市（除湖南之外），尚未发现骨软化

---

① 原注：王国栋（Gordon King），1972 年，私人信件。

症病例。然而，华北的山西省、甘肃省乃至东三省，估计有 5% 的育龄期妇女有这个问题——因此严重的骨盆畸形有了个俗名——"山西骨盆"。

北方的妇女大部分时间在室内劳作，很少暴露在阳光下，特别是冬天。因此她们有严重的维生素 D 缺乏，意味着她们无法吸收食物中本就已经少得可怜的钙。随着她们体内有限的钙质在妊娠时供给胎儿，母亲的骨骼畸形逐渐显现出来，加重了分娩困难，甚至有时根本不能生产。由于出生率严重下降，每年大约有 400,000 的妇女迁居到中国北方，才能维持华北的人口规模。①

分娩之后，中国妇女——尽管只能吃残羹剩饭——习惯性地哺乳至少一年，因为婴儿没有其他可以吃的食物。如果没有母乳，婴儿必定会饿死。当母亲要出售自己的乳汁换钱给其他孩子买吃的时，婴儿死亡的现象就更加明显。

然而，哺乳导致母体钙质流失比妊娠更加严重。母亲的骨骼畸形往往更加突出。根据在协和接诊病人的情况，马士敦详细描述了妊娠期骨软化症的临床表现、病程和治疗。利用放射科和代谢实验室得天独厚的资源，他对该病进行了系统研究。在郝智思和许建良的协助下，他在影像上将骨骼畸形分为三型：胸型、盆型和长骨型。严重的脊柱侧后凸也很常见。重症病例的骨骼甚至透明到在影像上无法显示。马士敦进行骨软化病的研究时所做的尸体解剖样本和影像学资料，至今仍在妇产科标准教科书中使用。

朱宪彝和他的同事在代谢实验室的研究证实了维生素 D 在肠道吸收钙质过程中的核心作用：当给骨软化症患者供给缺乏维生素 D 的食物时，粪便中的钙质大量增加。韩诺（Roger R. Hannon）和刘士豪发现：通过每天补充 100,000 单位维生素 D、5g 乳酸钙和合理膳食，异常的钙磷排泄可以迅速被纠正。骨软化症母亲哺乳的佝偻症宝宝也可以用维生素 D 成功治疗。

印第安纳医学院（University of Indiana Medical School）1921 届毕业生——伊斯特曼（Nicholson J. Eastman），注定要成为在美国妇产科领域有所建树的年轻人。1924 年到 1929 年期间，他在协和妇产科担任马士敦的

---

① 原注：麦克凯尔威（J. R. Mckelvey），1971 年，私人信件。

助手。他在协和的前两项任务之一是建立协和妇产科的住院医生制度，这也是他在此期间的主要教学贡献。

伊斯特曼的接班人是王国栋（Gordon King）——一名英俊、聪明、具有个人魅力的英国浸礼会医学传教士。他毕业于伦敦医院医学院（London Hospital Medical School），之后学习外科。他于 1926 年 8 月到达北京，在华北协和语言学校（North China Union Language School）学习一年，之后在齐鲁医学院任职。1927 年春，蒋介石的军事胜利中断了他的工作，战争一触即发。所有的外国传教士都撤离到亚洲的其他国家。然而，王国栋希望留在中国，于是欣然接受了马士敦给他提供一个为期三年的职位。自此他从外科转向妇产科，开始了他自己在产科方面全面、卓有成就的职业生涯。

王国栋此前一直研究在外科使用新的染色剂四吲哚酚酞（Tetra-idio-phenolphthalein）和左旋糖耐受试验来反应肝脏功能。在协和，他使用左旋糖耐受试验来研究妊娠期毒血症，发现很多子痫和先兆子痫的病人有肝损伤。

1930 年，王国栋发表了协和 33 例子痫病例的研究。他指出，子痫在中国是一个严重的问题，在协和，其发生率为每 71.4 例婴儿中一例，整体发生率估计为每 500 例分娩中就有一例。75% 的协和子痫患者没有任何的产前保健。尽管使用了当时西方最有效的治疗方法，加强支持治疗，婴儿死亡率仍高达 44%，母亲死亡率高达 12.1%。

另外，王国栋最早提倡在妇科病人中使用腰椎麻醉，其中的部分原因是，（他知道）自己手下那些住院医，将来可能要在没有合适的麻醉情况下进行手术。

令王国栋记忆深刻的是一位女住院医生——林巧稚（协和 1929 届）。林巧稚杰出的医学生涯开始于中华民国，而在中华人民共和国时期达到顶峰。现在，她被认为是医学领域的女英雄。用林巧稚的学生徐星安（协和 1933 届，非常成功的香港妇产科医生）的话说——"林巧稚非常聪明，很受欢迎，无论是作为一个人，还是一个医生——尽管身材不高。"① 林巧稚还是一位很自信的女士。除了她突出的临床能力外，另一

---

① 原注：徐星安（Alice Hsu），1971 年，私人信件。

个让她备受欢迎的原因是：中国妇女无论在当时还是现在，都更加喜欢女性妇产科医生。不仅中国患者喜欢她，1950 年前在北京的美国妇女都很清楚地记得林巧稚。林大夫是她们的首选，因为她做事有效率，善解人意，对患者很好。

1931 年 11 月，王国栋离开协和，他的职位由王逸慧接任。当时，王逸慧刚从霍普金斯学成归国。

王国栋被任命为齐鲁医学院的妇产科教授。在那里，他突出的领导能力很快得到认可，继而被任命为院长。1938 年 11 月，王国栋接受了香港大学妇产科主任的职位。在那里，他发表了一系列关于葡萄胎和绒毛膜癌研究的文章。相比中国北方，这两种疾病在南方更加常见。

王国栋回忆：他有过两次圣诞节时学校被日本人"占领"的经历：一次是 1937 年在齐鲁医学院，另一次是 1941 年 12 月 25 日香港沦陷时的香港大学。为香港大学医学生举行了两次"地下"毕业仪式后，王国栋催促其他学生逃到自由的中国（译注：指抗战期间的大后方）以继续学业。1942 年 2 月，他决定自己也去大后方教学。他的学生找到一个向导，带领他从九龙到重庆。一个女医学生带着他从香港岛去往会合点。王国栋压低帽檐，竖起衣领，在严密看守天星渡轮的日本兵眼皮底下溜过，到达九龙。他跟着那个学生，直到学生朝路边的一个人颔首时，王国栋才知道她在暗示那个人就是向导。王国栋和向导算好晚上哨兵换岗的时间，顺利通过了日本在新界机场的主要哨岗。通过乘货车、舢板、火车、公交车和步行，总算安全逃到了重庆。

最让王国栋担心的不是自身的安全，而是香港大学 350 名学生，包括 150 名医学生的生活和学业。他们转移到重庆继续学习。由于从亚热带的香港匆忙逃离，他们没有带足御寒衣物，以应对中国西部冬天的严寒。王国栋说服英国大使馆筹资，为学生们购置简单的农民棉衣。

1944 年，王国栋被派遣到伦敦，训练军队医生，为可能进攻香港的英国军队服务。1945 年美国在广岛和长崎相继投下两颗原子弹，使得英军进攻不再必要。在日本投降后 3 天，王国栋作为医疗服务的代理负责人回到香港。

经过大量的谈判后，设在伦敦的英国医学总会（General Medical Council）终于认可香港大学医学生在中国大后方的学业。他们的毕业典礼在大学大礼堂内进行，有传统的学位袍与庄重尊严的气氛，但却以香港天空为天花板，因为在战争时期，香港居民为了取火，拆掉了大礼堂的房梁和屋顶。

1947 年港大复校，王国栋被任命为妇科教授、医学院院长和大学副校长。在斯坦利·普瑞斯考特（Stanley Prescott）的邀请下，他于 1956 年离开香港去澳大利亚建立医学院。斯坦利是王国栋在齐鲁大学的同事，教授生理学；现在是珀斯新大学的副校长。在珀斯建立医学院后，王国栋又应邀去建立另一个医学机构，这次是在肯尼亚的内罗毕。1972 年，他回到香港，身份为计划生育协会（Family Planning Association）的主任。这个协会的前身是他早年建立的香港优生协会——当时，"计划生育"这个词还不被接受。

影像学

郝智思（Paul C. Hodges）在威斯康辛（Wisconsin）获得硕士学位之后，来到上海哈佛医学院教授生理学。这所学校关闭后，他回到圣路易斯的华盛顿大学（Washington University）取得医学学位，并在放射科担任住院医生。1919 年，郝智思成为协和放射科主任。

终其一生，郝智思都是公认的放射设备能手。他很早就决定在教会医院建立 X 线放射诊断科。来华的年轻医学传教士很清楚放射影像的辅助价值，但由于缺乏资金和技术指导，这项在西方已经应用的技术无法引入中国。郝智思很快发现，协和有自己的发电机，不存在电力供应问题，但其他教会医院都深受中国电压不稳定之害。

教会医院需要 X 线设备。1922 年春天，郝智思更加深刻地认识到这一点。当年 5 月，北京地区有一场激烈的战斗，在保定的长老会医院需要 X 线诊断科和外科的支持。郝智思回忆到，当时需要在普通火车上添加特殊的货车车厢转运 X 线放射设备。他自己和国民党军队负责军火库的张松畴（音译）（Chang Tsung-cho）将军挤在一个车厢里。①

此后不久，5 月 12 日，开封请求外科和影像科救援，富路德率领一

---

① 原注：郝智思（Paul C. Hodges），1970 年，私人信件。

支 15 人的队伍赶往开封，救助那里的 3000 名伤员。富路德报告他们完成了 150 例 X 线检查，为 96 名战士驱除虱子、清洗身体和包扎伤口，完成了 41 例手术。他在报告中加上了个人的记录：

> "私下里，我不禁为他们骄傲。郝智思医生怀着无比神圣的热情投入到 X 线检查的工作中，他的辛苦努力终于把承诺的机器带到了保定和开封；以及谢医生（外科的谢元甫），他以每天 8 台手术的速度艰难地工作着！"[36]

利用 CMB 的 15,000 美元资助，郝智思设计了一个简单、便宜的机器，可以耐受不稳定的电压。设备制造的成本相对低，部分归功于仅从美国进口了一小部分组件。在郝智思的监督下，设备在中国制造；当需要较复杂的部件时在日本制造。1922 年 9 月和 10 月，郝智思在教会医院添加了新的设备，这些教会医院是他早先在访问途中选定的，包括保定和开封的教会医院。

设备有了，接下来的任务就是在那些医院里训练医生了，包括理论和 X 线设备的使用。为了满足需要，郝智思特意开办了一个专门的研究生课程。第一期课程是在 1923 年春天，为期 6 周，面向懂英语的医生、住院医生和四、五年级的医学生；招生限制在 25 名学生。每个学生获得了永久参考资料——厚厚的、解释很到位的册子。对于郝智思来说，他进行这个教学项目最重要的奖励是洛克菲勒基金会主席文森特（George Vincent）的感谢信。

以他的才智、活力和自我表现能力，郝智思可以成为任何一个机构，包括协和的中坚力量。他的不朽贡献是将放射诊断学引入中国。

郝智思于 1927 年离开中国去休假，本来做好各项准备回到北京，但麦可林邀请他担任芝加哥大学放射科主任，他无法拒绝这样诱人的邀请。在芝加哥，他继续致力于设备更新和放射学教学。尽管他再也没有回到协和，他始终保持着对中国的深厚感情。1960 年，从芝加哥大学退休后，他和其他协和老同事一起加入到台北郊区的"国防医学院"的教师队伍，在这里，他重组了放射科。他负责放射治疗中心的建立，以及放射治疗技术和使用方面的教学。

郝智思第二次申请退休，并在佛罗里达安顿下来，但这一次仍然仅是短暂的休息。佛罗里达大学新建的医学院在葛那斯韦尔（Gainesville）新建立的放射系需要一个领导。很快，他再一次——第三次，深入参与放射学术项目的建立。

郝智思在协和的放射科的继任者是谢志光，他于1922年进入放射科。谢的主要研究是骨结核的影像学诊断。

泌尿外科

谢元甫（George Y. Char），出生于夏威夷，1914年毕业于波士顿的哈佛大学，从上海的哈佛学院来到协和任泌尿外科主任。他在波士顿的同学和好友简·库瑞安（Jean A. Curran）描述他为"一个热情和风度翩翩的绅士。"① 谢元甫是客家人，字面意思为"客人"（guest folk）。这个民族起源于华北中部地区的少数民族，可能是湖南省（译注：原文如此），在4世纪到9世纪时期迁移到南方，定居在广东省。从那里，他们又漂洋过海来到东南亚，并进一步向东远达夏威夷群岛。

谢元甫首先研究了中国太监的泌尿系疾病。许多太监来就诊泌尿科，病因是阉割导致的泌尿道狭窄和感染。

1927年，谢元甫被任命为北平中央医院的院长。作为一个外科医生，他经历了从上海哈佛医学院关闭到协和开办之间的过渡时期。而不管在哪里，他一直是泌尿系主任。

麻醉科

与美国的医学中心一样，协和实施麻醉依赖护士麻醉师、外科人员和住院医生。麻醉学还没有发展成一个医学专科。海伦·何兰德（贺兰德）（Helen Holland）是"正式的"护士麻醉师，每个外科住院医生均要接受麻醉学的培训。由于多数外科住院医生在操作中没有麻醉师的帮助，只能自己进行局部麻醉和椎管麻醉。中国患者对痛苦的忍耐力，使这些方法比在西方应用更多。

---

① 原注：简·库瑞安（Jean A. Curran），1970年，私人信件。

贺兰德离开后，玛丽·斯威舍尔（Mary Swisher）继任。她是约翰·霍普金斯的护士麻醉师，后来她因与娄克斯结婚而中断了职业生涯。几年之后，她重操旧业。但这次是在二战期间，她在马尼拉的圣托马斯（Santo Tomas）不幸被俘，却英勇地担起护士麻醉师的工作。

骨科

布莱克特（E. G. Brackett）是麻省总医院（Massachusetts General Hospital）的骨科主任，同时也是脊柱侧凸专家，1922 年在协和任客座教授。

万格德（George W. Van Gorder）是哈佛医学院毕业生。他于 1920 年来到北京，成为外科住院医之前，曾在彼得·本特·布雷曼医院（Peter Bent Brigham Hospital）与哈威·卡什（Harvey Cushing）同为住院医。

万格德得到 CMB 奖学金完成骨科进修之后，到协和担任骨科领导，直到 1929 年回到麻省总医院。在波士顿，他与马路斯·史密斯–彼得森（Marius Smith-Peterson）和爱德华·卡威（Edwin Cave）共同研制和完善了在股骨颈骨折中使用史密斯–彼得森（Smith-Peterson）钉的方法。

眼科

协和首任眼科主任是郝文德（Harvey J. Howard），毕业于宾夕法尼亚大学。1913 年到 1915 年他在岭南学堂（Canton Christian College）担任五官科主任，之后来到上海哈佛医学院。很自然，他的主要兴趣是沙眼，因为这是中国人首要致盲原因。郝文德预计，在中国北方，50% 的眼病是由沙眼引起的。但在南方，只有 15% ~ 20%。华北的风沙——"北京沙"——被认为是这一地域差异的主要原因。

著名的维也纳眼科学家福赫斯（Ernst Fuchs）根据威尔畴（Virchow）的细胞病理学原理开创了眼科病理学。1922 年，他来到协和作眼科客座教授。次年，他的儿子艾德伯尔特（Adelbert）主要兴趣在地方性眼病，也成为客座教授。通过这样的人员往来，协和眼科与著名的维也纳眼科研究所之间就建立了持久的联系。

1925 年夏天，一起中国土匪的绑架事件震惊了协和。郝文德在中国东北的黑龙江，被土匪绑架并扣押长达 10 周。当时郝文德带着他 12 岁的儿子前往西伯利亚边境上黑龙江省的奥莱米（音译）（Aolaimi），拜访并参观摩根·帕摩尔（Morgan Palmer）市长和他那面积达 15000 英亩的牧场。

帕摩尔的雇农和当地农民恳求当局镇压那些烧杀抢掠的土匪，附近的驻守士兵非但拒绝干预，还幸灾乐祸地看着帕摩尔身陷困境。当帕摩尔在郝文德的陪同下去找土匪谈判时，帕摩尔遭到扣押，旋即被杀害，郝文德也被关了起来。

那些土匪很快就意识到杀害帕摩尔给他们惹了大麻烦，他们死死地看着郝文德，夜间转移，白天藏匿。如果帕莫尔活着，他们原本可以得到一大笔赎金，这令他们很沮丧，进而多次要挟杀害郝文德。郝文德除了恐惧，还要忍受骑在粗糙的木质马鞍上的痛苦，衣服多次被暴风雨淋湿。

郝文德以后写过一篇名为"我的土匪诊所"[37]的文章，文中对当时自己身处的险地轻描淡写，却生动描述了土匪的生活方式，和他们试图自我诊治的故事。一些土匪有少量的鹿角粉和"龙牙"，两者都"几乎贵如金粉"[38]。每个土匪每周要吸食 3 到 4 盎司的鸦片。一些人因为药物的副作用产生剧烈腹痛。郝文德给他们进行腹部按摩治疗。很快，所有的土匪都开始抱怨腹痛并坚持让他按摩。土匪中很少有腹泻，这归功于他们总是烧开水——这在当时中国农村很少见。两个土匪还是得了腹泻，他们：

> "刚开始，让他们自己负责治病的人用鞋匠的针在他们的皮肤上钻孔，并在相应的部位用点燃的香和艾草去烧，以将体内的'风邪'驱除。"[39]

当传统中医被证明无效时，他们接受了郝文德的建议——休息、禁食，腹泻很快就好了。郝文德劝说他们继续使用烧开的水，只吃完全煮熟的食物。

在此期间，郝文德的主要兴趣当然在于他们的眼睛。他发现：在他原本"不想要"的这些病人中 40% 患有沙眼。他们把郝文德唯一的眼镜架在自己的鼻子上为乐，刚开始这让郝文德很害怕，担心自己会感染沙眼。但很快他的担心就烟消云散，因为那些土匪基本上没有鼻梁。东方人鼻子不够高，不能架住夹鼻眼镜，眼镜会掉下来，眼镜绳带着眼镜在脖子上晃荡。土匪中近视率达60%，这与郝文德在中国近十年的研究相吻合。

老土匪资吉盘（音译）（Tzu Jih-pen）是前任土匪头子，他比郝文德年长两岁，是所有土匪中沙眼最严重的。在郝文德被俘期间，资吉盘曾两次发作严重的浅表角膜炎合并多发溃疡。当土匪的"医生"不能帮助他时，郝文德被召来，用长时间热敷减轻了他的剧痛。每次发作之后，资吉盘都可以看得更清楚一些。

郝文德被释放后数月，他收到了一封来自资吉盘的信，并开始和他保持规律的通信。郝文德的戒指被一名土匪掳走，资吉盘还给了他。作为他们友谊的进一步证明，他送给了郝文德一张他自己的照片，并向郝文德要一张他和家人的照片。在另一封信件中，他说到只要天气一转好，他就会来北京，请郝文德为他彻底治疗沙眼，并为他找一份合适的工作。但还没有等资吉盘到北京，郝文德就于1927年回到美国，成为位于圣路易斯的华盛顿大学（Washington University）的眼科主任。

福赫斯在维也纳的学生璧拉脱（Arnold Pillat）接任了郝文德成为眼科主任。

医院药剂科

医院的药房负责人是苏格兰人约翰·开莫若（John Cameron）。他不仅是一个药剂师，还曾经研究过中国药典，写过文章，学习过中药。多年以后，开莫若陪同苏格兰同乡弗莱明（Alexander Fleming）爵士在美国巡回讲学，后者是青霉素的发现者。在这次旅行中，开莫若很自然地在各个场合都遇到协和的老熟人。因此也就不奇怪，当讲学结束时，弗莱明爵士评论到：他感觉，美国的医学是由来自北京协和医学院的医生所控制的。[1]

---

① 原注：基弗尔（Chester S. Keefer），1970年，私人信件。

研究生课程

为医学传教士和中国医生开办继续教育课程，是协和一项早期和重要的贡献。协和还邀请客座教授给研究生授课。例如在 1922 到 1923 年期间，开办的课程包括来自哈佛大学的布莱克特（E. G. Brackett）讲授的整形外科学；福赫斯（Ernst Fuchs）的眼科学；邰乐尔（Adrian Taylor）的外科学；兰安生（John Grant）的卫生教育；马士敦（Preston Maxwell）的妇产科学；以及骆勃生（Oswald Robertson）的内科学。

这些课程的受欢迎度可由布莱克特整形外科课程的参加机构窥见一斑：齐鲁大学、英国公使馆、华北协和女子医学院、湖南湘雅、英国公使馆警卫、天津、上海、通州。郝文德每年举办一个为期四周的眼科培训班，用中文授课，面向中国医生。但每届只招 12 个学生。

从一封刊登在《山西汾州教会医院杂志》的信件中可以看出这些课程的影响力：

"国内可能意识不到，有一个地方对中国医生进行专科训练，从而使教会医院临床得以专科化。这对教会医院是多么大的福祉！这样，病人可以得到更加专业的治疗，医院的名声会更好，员工管理工作的许多难题得到解决。中国医生的效率大大提高，可以分派给他们承担额外的责任。这还意味着虽然越来越多的中国医院在兴起，教会机构仍可以长期受人尊敬。另外，医生还可以通过邮件获得专业实验室诊断，还可以在北京接受短期和长期的毕业后教育。"[40]

宗教和社会服务部

宗教和社会服务部的首任领导是斯瓦尔兹（Philip Allen Swartz），他曾经是纽约长岛森林山（Forest Hills）教堂的联合教会的牧师。协和面临的一个主要问题是能否找到具备出色领导力的人选，其能力与医学系的负责人相仿。多年之后，这个部门逐渐变成教员、管理者和纽约（洛克菲勒基金会）之间的摩擦点。[41]

法伯尔的报告

1930 年秋天，纳德·法伯尔（Knud Faber）——哥本哈根著名的医学教授，同时也是经验丰富的医学教育项目观察家，为国联（the League of Nations）调查了中国医学院校情况。

在法伯尔的报告中，他写到：在中国有 22 个医学院，4 个国立的，2 个省立的，13 个私立的——包括教会医院，以及 3 所军队医学院。① 此外，还有大约 15 个学校教授中国传统医学。总体来说，大部分中医由师傅带徒弟的传统方式培养。法伯尔获知大概有一百万传统中医医生，而只有大约 4000 到 5000 位西医医生。由于西医主要集中于大城市和医院里，中国的医疗几乎全部由传统中医所掌控。当时中国有 4 亿人口，即 10 万居民中仅有一位接受过现代医学教育的医生。

医院床位奇缺。1930 年由中华医学会（National Medical Association of China）公布的医学目录列出的 500 个医院中，其中一半是教会医院。大部分拥有床位不足 50 张，很多只有 10 到 15 张床。

法伯尔访问了南满医科大学，并称其"也是高标准，拥有优秀的实验室和教室，用于医预学生和进入临床之前的教学，还有一个大医院，用于临床教学。"[43]

在所有教会医院中，他发现最好的是山东齐鲁医学院——它是四所学校的"联合体"，其次是辽宁医科专门学校（译注：原奉天医科大学）。他认为所有的 7 所教会医学院也做得很好。

法伯尔将最高的赞扬留给了协和，"真正的科学精神统治着整所学校"。[44]他发现，除了医学本科教育外，"这里还有很重要的继续教育。在过去的一年中，117 人接受了继续教育或在实验室进行特别教育"[45]。法伯尔把协和的作用描述为"在一定程度上，成为给其他医学院培养教师的师范学校"，其毕业生"几乎全部成为这所医院或其他医院的助理或教师，或参与到公共卫生服务中"[46]。杨崇瑞的助产士项目给他留下了特别深刻的印象。法伯尔的建议包括：扩充医院的

① 原注：其实，确切的数字是 26 个学院，4 个在报告中没有提及。

床位，进一步发展专科，特别是精神科，扩大兰安生公共卫生研究生课程的规模。

法伯尔用热烈的赞扬总结他对协和的印象，在这个著名的观察家眼中，这所学校可以和美国和欧洲最先进的医学院相媲美：

　　"这是一个拥有 250 张床位的医院，拥有先进的设备和一流的教学和研究设施。这是一所优秀的医学院，在促进现代西方医学在中国发展方面，协和的作用难以估量。" [47]

参　考　文　献

1. George W. Corner, A History of the Rockefeller Institute, 1901~1953, p 143-144.

2. F. G. Peabody, *Francis Weld Peabody*, 1881~1927, p 54.

3. 同上，p 54.

4. Francis W. Peabody, "The Department of Medicine at the Peking Union Medical College," pp 317-320.

5. 同上，p 318.

6. 同上，p 319.

7. 同上，p 319.

8. 同上，p 320.

9. McLean to Crohn, 1 February 1921, Cohn Collection, Archives of The Rockefeller University, New York City.

10. 同上，11 February 1921.

11. 同上.

12. 同上，1 December 1921.

13. United States Government Printing Office, vol. 1 (1938), p 631.

14. Quoted by Cohn in a letter to McLean, March 10, 1927, Cohn Collection.

15. Shih-hao Liu, "A Comparative Study of the Effects of Various Treatments on the Calcium and Phosphorous Metabolism in Tetany: I. Chronic Juvenile Tetany, II. Chronic Adult Idiopathic Tetany," *Journal of Clinical Investigation* 5 (1928): 259-84.

16. Robert L. Duffus and Luther Emmett Holt, Jr., *L. Emmett Holt, Pioneer of a Children's Century*, p 266.

17. 同上，p 266.

18. L. Emmett Holt, *The Diseases of Infancy and Childhood* (New York and London: D. Appleton, 1897).

19. L. Emmett Holt, *The Care and Feeding of Children* (New York: D. Appleton, 1897).

20. Robert L. Duffus and Luther Emmett Holt, Jr., *L. Emmett Holt*, p 274.

21. 同上，p 276.

22. 同上，p 282.

23. *Harvard Medical Alumni Bulletin*, no. 69 (June 1948).

24. Halsted to Taylor, 2 January 1921, Halsted Collection, Archives of The Johns Hopkins University Institute of the History of Medicine, Baltimore, Maryland.

25. McLeen to Cohn, April 8, 1922, Cohn Collection.

26. Taylor to Halsted, 19 October 1920, Halsted Collection.

27. 同上.

28. 同上.

29. Allen O. Whipple, Introduction to *Treatise on Surgical Infections*, by Frank L. Meleney (New York: Oxford University Press, 1948).

30. Taylor to Halsted, 7 December 1921, Halsted Collection.

31. 同上.

32. 同上，24 February 1922.

33. Harold H. Loucks, "Hydatid Cyst, a Review and Report of Cases from North China," pp 402–496.

34. Jams L. Maxwell, Jr. and W. H. Jefferys, *The Diseases of China, Including Formosa and Korea* (Philadelphia: Blakiston Son, 1910).

35. Duncan E. Reid, *A Textbook of Obstetrics* (Philadelphia and London: W. B. Sauders, 1962), p 895.

36. *PUMC Weekly Calendar*, June 1922, p 109.

37. Harvey J. Howard, "My Bandit Clinic," pp 1669–1670.

38. 同上，p 1669.

39. 同上，p 1670.

40. *PUMC Weekly Calendar*, 4 April 1922, p 36.

41. Mary E. Ferguson, *China Medical Board and Peking Union Medical College*, pp 89– 102, passim.

42. League of Nations Health Committee, *Report on Medical Schools in China*, by Knud Faber.

43. 同上，p 13.

44. 同上，p 15.

45. 同上，p 15.

46. 同上，p 15.

47. 同上，p 15.

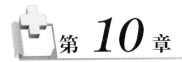

第 **10** 章

逆境中追求卓越：**1931～1941**

自从 1931 年 9 月日本侵占沈阳之后，类似北京协和医学院这样的外国机构在中国处境日益艰难。洛克菲勒基金会和 CMB 对学校的前景忧心忡忡。然而，直到 1937 年 7 月 7 日日军占领北平附近的卢沟桥，狄瑞德和娄克斯才直接感受到了日本侵略者的威胁。1937 年 8 月 4 日北平沦陷。从此之后，协和就落入了日本人的管辖。作为侵略者，日本对美国有强烈的敌意。

1937 年夏天，日军的猛烈攻势迫使华北的学校和机构纷纷向西南迁移，北京协和医学院成为华北教育的孤岛。

"日本人尤其憎恨当时华北的四所著名高校：国立北京大学、清华大学、燕京大学和南开大学。其中清华大学由于是美国资金所建，所以遭到日本人的'特殊对待'……随着日军向内陆推进，一所又一所大学举校迁走……当时中国的 108 所高等学校中，有 94 所被迫向内地转移或者完全关闭。然而，整个教育系统于 1939 年秋天得以重建。40,000 名学生进入流亡大学继续学业。"[1]

重建的学院或大学主要集中在三个中心：重庆、昆明（云南省省会）和成都。在成都这些学校

"在教会学校——华西协合大学美丽的校园里躲避战争。在这里，他们得到了相对足够的空间，并受到加拿大和美国教会的保护。他们坚守学术完整性不受侵犯，学术水平即使在战争年代仍保持在最高水准"[2]

也正是在这个校园里，协和护理学校得以在战争期间找到栖身之所。战争爆发前，协和毕业生数量稳步增加，申请来协和进修的其他学

校毕业生不断增多，协和的住院医师专科培训项目也在深入拓展。中国和外国驻华人员患者数量急剧增加，加重了临床医师的工作负担，占用了他们的科研时间。再有，科学研究的精华部分——某些中国特有的科研课题已经被协和的前辈们涉足过了。医学研究需有更复杂和昂贵的仪器，而对于遥远且动荡的中国来说，购买和维护这些设备非常困难。尽管如此，协和的科研工作仍然保持了很高的水平。

随着可供挑选的、高质量的协和毕业生数量增加，以及留学生不断从美国学成归来，协和的教员队伍由原来的外国人为主逐渐向中国人为主转变。1933 年的世界经济大萧条使 CMB 的收入减少了一半，进一步推动协和的人员构成变化。由于中国教员的薪水远低于美国教员，基金会遂减少对国外教员的招募。同时，还尽量避免将教员及其全家从美国迁至中国，以节省费用。

尽管如此，选择合格的科学家来协和担任重要职务的政策从未改变。客座教授们依然卓尔不群，特别是凯恩农（Walter Cannon）、辛瑟尔（Hans Zinsser）和尤格尼·欧匹（Eugene Opie）。

陈克恢 1936 年回国时，在北京停留了三个月。他认为，"协和仍然像过去一样出色……狄瑞德在教员中最具影响力。"[1]

然而，一些内部事件却造成了不安的气氛。其中之一发生在 1934 年 12 月，当时几名教员出于个人利益，密谋夺取一个主要学系的系主任之职。这群人大张旗鼓地谴责妇产科主任马士敦医疗行为不当。学校给这些密谋者提出指控的机会，但他们的说法都毫无根据，之后遭到解职的下场。

第二个不平静的时期发生在 1937~38 年间。北京协和医学院"小班授课、精英教育"的办学宗旨受到了严重挑战。陷入全面战争的中国对医生和护士的需求巨大，几乎到了难以为继的地步。林可胜、兰安生和刘瑞恒均认为学校应该更重视数量而非质量，还建议协和应该像其他普通学校一样听从政府指挥。这些观点引起了以狄瑞德和护校校长胡智敏（Gertrude E. Hodgman）为首的医学院和护校教员的强烈反对。据说，胡

---

① 原注：陈克恢（Chen Ko-kuei），1971 年，私人信件。

智敏当时"被这一想法吓呆了！"① 双方角力的结果，支持精英教育的力量略占上风，而这主要是因为民国政府已迁往重庆，北京协和医学院已是日本占领区内的一座孤岛。很多其他事情已令政府焦头烂额，再也无力过问协和的教学问题。

顾临离去

北京协和医学院的第三次危机发生在 1935 年 6 月。长期以来一系列有关学校的意见难以统一，行政管理的关系也无法理顺，最终迫使顾临离职。顾临从 1915 年开始就一直担任 CMB 的驻华代表。在协和创办时期（1915~1920）麦可林常常不在，新成员自然而然地均向顾临寻求帮助和建议。这就使顾临在不知不觉中深深介入了医学院的各项事务，远远超过其本来职务——资助机构代表所要求的职责范围。

1922 年，顾临当选协和医学院的校董，并于 1929 年担任协和代理校长。他的行政关系因此而进一步复杂化。顾临相当于同时扮演了双重角色，既代表 CMB 也代表协和医学院。随着时间的推移，顾临逐渐偏向协和，成为协和在 CMB 的代言人。坚定支持协和的立场引发了 CMB 领导层的质疑。在纽约的领导层看来，顾临对协和的发展投入太多，已经不能有效地履行其 CMB 代表的职能。这种看法在 1933 年削减协和预算的事件中进一步固化。当时美国很多高等院校的预算削减幅度高达 20%，而顾临却不为所动，仍坚持认为对协和的资助应当保持不变。

与此同时，顾临也成为了教会攻击的目标。洛克菲勒二世曾在 1915 年 3 月的一封信中保证，要求所有教员秉承"传教士精神和动机"，而教会机构认为洛克菲勒后来未能信守诺言。北京协和医学院宗教与社会服务部的秘书海斯（Egbert M. Hayes）于 1935 年 4 月 11 日给洛克菲勒写过一封批评信。在信中，他列举了协和在传教工作中的诸多欠缺。他抱怨道：

"我已在这个地方呆了近两年。我看到，几乎所有部门的负责人和重要的职员对

---

① 原注：胡智敏（Gertrude E. Hodgman），1971 年，私人信件。

宗教都漠不关心，甚至存有敌意。因为在生活中，他们并没有把宗教真正放在心上。过去一些年中，我们选择职员时并不考虑他们的宗教信仰，这一做法正酿成恶果。"[3]

　　一些传教士认为协和对宗教与社会服务部不够重视。他们没有认识到要为这个部门选择一名称职的秘书是多么的困难。1934 年，科龄访问协和医学院后去纽约拜会了洛克菲勒，并告诉他学校的基督教气氛正日益减退。这成为压倒骆驼的最后一根稻草。

　　顾临认为自己的作用难以发挥，而又得不到有力支持，因此倍感沮丧，在葛莱格（Alan Gregg）的敦促下，顾临最终妥协，辞去了 CMB 驻华代表的职务。1935 年 7 月 1 日，顾临离职，并将职务移交给由马士敦、林可胜和吴宪组成的临时管理委员会。

　　顾临的辞职并没有征得北京协和医学院校董事会的意见。校董事会此前一直对顾临信任有加，故对此事异常愤怒。这也从分暴露了北京和纽约在权利和责任问题上的争议。大部分教员们都对顾临忠心耿耿，对他的离开感到震惊，同时，对洛克菲勒基金会单方面处理此事的方式表示不解。

　　胡恒德从爱荷华州迁到了芝加哥大学，而后于 1935 年 7 月 1 日返回北京，开始研究协和、CMB 和洛克菲勒基金会之间的微妙关系。念及与洛克菲勒二十多年的友谊，又应他的强烈要求，1937 年 7 月 1 日，胡恒德不情愿地同意接任顾临的职务。同年，李宗恩被选为教务长（dean）。自从 1930 年邓禄普（A. M. Dunlap）离职后，教务长一职空缺，其职位的行政工作都由其他职员很好地分担了。

教育的发展

　　20 世纪 30 年代中叶，中国对教育的态度已有极大的改变。国立北京大学外语系主任及教育学萧恩承教授（音译）（Theodore Encheng Hsiao）这样描述巨大的变化：

　　"中国过去的 20 年就像是欧洲的 14 世纪。这段时期见证了现代意识的迅速崛起。中国人生活的各个方面都发生了巨大变化。中国人和西方人都普遍意识到只有通过教育体制的变革，才能实现中国人民的生活、政府、社会和宗教的变革。"[4]

萧恩承进一步指出，原先的教育模式缺乏民主，仅限于一小部分人，而忽略了民众整体智力水平的提高；而新的教育体制更加民主，满足了所有人的需求。

回想起来，近代中国在教育革新上的第一次正式举措，是在光绪皇帝主持下成立了强学会，研究西方教育（译注：指康有为、梁启超等人领导的戊戌变法和维新运动）。慈禧太后停止了这项变革。1911 年辛亥革命之后，要求教育应该培养年轻人的美德和道德——以理工和军事教育做为德育的补充——"但实际上，1911 年辛亥革命之后是长期的内乱，教育早已被当局抛到了脑后。"[5]

萧恩承高度赞扬了胡适的贡献，认为胡适开启了白话文运动："胡适的成就与英国的威克里夫（Wycliffe）和乔叟（Chaucer）相当，较之彼特拉克（Petrarch）和但丁（Dante）在意大利的成就也不遑多让。"[6]

值得注意的是，中国教育发展进步表现为入学人数的增加。1912 年，儿童入学人数为三百万；而 1935 年已经增加至一千两百万。同一时期，大学的数量从 4 所增至 82 所，还新增了 29 所专门学校。

教育规划

狄瑞德特别关注课程设置。他认为自己有责任保证北京协和医学院的课程设置与美国顶尖医学院保持一致。他于 1934 年报告：学生在二年级的下学期获得大量自由支配的时间，在高年级也开设三至四周的选修课程。此后 10 年的时间里，学生对图书馆的利用率提高了九倍。整体上，学生们花在课堂上的时间仅有 1/3，更多的精力用于进行实验教学和临床学习。当时，美国大多数医学院低年级的课程仍然是填鸭式的课堂教学，而在北京协和医学院，低年级的讲座和课程每天仅有两小时。

每个学期都会开设医学史和哲学方面的课程，包涵 11 个讲座，由不同的教员讲授。一年级学生必须参加，也鼓励其他年级的学生参加，课程内容每年都会有所调整。

狄威德注意到，有人批评北京协和医学院过于注重复杂的实验技术，而忽略了真正的医学实践。他认为既然这所学校肩负特殊的使命，遭致这样的批评也许在所难免。

内科、外科、妇产科都招收实习生。对妇科手术感兴趣的实习生可以申请一个综合实习项目，即妇产科实习 9 个月，普通外科实习 3 个月。多数毕业生选择在内科实习。到 1933 年内科共有 17 名实习医师，外科11 名，妇产科 2 名。

截至 1933 年，在协和接受住院医师培训的青年医师数量超过了美国的大多数教学医院。在内科和外科的每项诊疗服务中，都会安排一名住院医（resident）、一名首席助理住院医（first assistant resident）和九名助理住院医（assistant resident）。除此之外，内科还接收儿科、神经精神科、皮肤病和梅毒学各一名助理住院医。

妇产科的住院医项目招收一名住院医，一名首席助理住院医和四名助理住院医。眼科和影像科各招收三名助理住院医。

大多数毕业生在结束住院医培训后，都获得 CMB 的资助接受专科培训。培训地点多在美国和加拿大的顶尖医学院和教学医院，例如芝加哥大学、霍普金斯大学、哈佛大学和麦吉尔大学。

毕业生的职业发展

从一开始，北京协和医学院就成功实现了培养医学教育及科研领袖的目标。狄瑞德在 1934 年给 CMB 的报告中指出，所有 141 名协和毕业生当中，95% 在从事医学教育、承担科研工作、或在医院全职工作。只有 7名毕业生在私人开业。

1937 年的协和年度通报中列举出 1927 届毕业生的就业去向：江西省卫生特派专员、常州红十字医院院长、南京市传染病医院和戒毒医院院长、北京协和医学院皮肤科副教授、北京协和医学院公共卫生系主任。1926 届毕业生的任职情况如下：上海医院儿科主任、湖北省医学院附属医院院长及内科主任、南京中央医院妇产科主任、上海市政府公共卫生特派员、东三省防疫事务总管理处公共卫生特派专员。

对其他医学院的调查

北京协和医学院中文系的李涛根据 27 所医学院校的报告，对 1932~1933 年中国的医学教育状况进行了分析。这 27 所医学院中有 4 所由政府资助，5 所由省政府资助，16 所为私人资助，2 所由军方资助，共招收了 17,414 名学生。7 所没有入学前的医学预科要求，18 所要求有 1.5 至 2 年不等的医学预科教育。只有北京协和医学院和南满医科大学要求进行 3 年预科教育。医学课程从 4 年到 4 年半不等。其中 75% 的学校要求一年实习。政府规定医学毕业生必须修满 6 年小学、6 年中学以及至少 6 年的医学预科和医学院教育。

"特别"医学教育仿效日本的医专（senmon gakko）设置，包括 6 年小学，6 年中学，4 年医学校教育，不需要医学预科教育。各校办学规模差异很大，最小的北京协和医学院仅有 25 名学生，而规模最大的上海东南医学院（Tung Nan College）则有 100 人。

回顾主要课程的课时分配，可以发现北京协和医学院的解剖课时是各院校中最少的，而公共卫生课时则居各院校之首。

越来越多的女性进入医学领域。27 所医学院校中 2 所只招收女生，一所在广东，另一所在上海。当时女生占全部医学生的 17%（2923 人）。医学被认为是"中国女性全面参与的唯一的学科"。[7]

在教育部长的主持下，医学教育委员会于 1935 年成立。由朱章赓（协和 1929 届）担任主席。委员会由教育部和洛克菲勒基金共同资助，每年各出资一万美元。委员会的主要任务有三个：使公立医学院的课程设置标准化以满足中国的医疗需求；为医学院培养教师；编写医学教材。

美国医药助华会

1937 年，日本全面侵华战争爆发。一部分原先在北京协和医学院任职的教员们联合起来，支持中国的国民政府。美国医药助华会（American Bureau For Medical Aid To China，ABMAC）由弗兰克·米兰尼（Frank Meleney）、凡斯莱克（Donald Van Slyke）和弗兰克·王（Frank Co-tui）

共同创立。弗兰克·王毕业于菲律宾大学，当时任职于纽约大学医学院。此后有更多教员和校友加入，特别是奥拉·赛弗灵浩斯（Aura Severinghaus）、韦伯斯特（Jerome Webster）和凯恩农（Walter Cannon）。原先的护校校长胡智敏（Gertrude Hodgman）成为护理教育分会会长。

1970 年 12 月 9 日，在美国医药助华会成立 33 年的庆祝晚宴上，赛弗灵浩斯作为主席，向大家描述了 1937 年秋天中国的情形：

　　"一支三百万人的军队以及五千万普通百姓，在敌人的强大的军事机器逼迫下，从中国东部向内陆地区转移。他们离开并毁掉自己的房屋和财物，甚至是年年岁岁耕作过的肥沃土地，以此拖延敌人的前进速度。日军凶残成性，认为胜利唾手可得而兴奋异常。逃难的人群在一路上遭到疟疾、鼠疫、霍乱、天花、痢疾、斑疹伤寒、伤寒等疾患的侵扰。与他们同行的只有区区 6000 名合格的医生。正是这 6000 人在之前的和平时期，为多达四亿的中国民众提供医疗服务。"[8]

正是这样一幅令人动容的画面，以及对中国的深厚情感激发美国医药助华会成功地筹得资金，支援中国抗战。头一年里，他们筹到 10 万美元，用于购买药物、疫苗、抗生素和奎宁；在第二次世界大战爆发之前的四年里，他们一共筹措了 150 万美元的物资。他们的执着令人感动，陆续得到了一些著名人士的支持，例如埃莉诺·罗斯福（Eleanor Roosevelt）（译注：美国 32 任总统罗斯福的夫人，美国著名社会活动家）、赛珍珠（Pearl Buck）[译注：美国著名作家，在中国生活多年。1932 年以中国为背景的小说《大地》（The Great Land）获普利策小说奖]和小西奥多·罗斯福（Theodore Roosevelt, Jr.）（译注：老罗斯福总统的长子，美国政商界领袖）。

除了购买药物和疫苗，美国医药助华会也为医疗救援队和中国红十字会提供支持；还购买了一个疫苗生产车间并运送至重庆。蒋夫人宋美龄女士说：

　　"在珍珠港事件以前，只有两股力量让中国百姓相信，美国人民关心他们的疾苦：陈纳德（Chennault）将军率领的飞虎队和美国医药助华会。"[9]

（Before Pearl Harbor the only two forces which convinced the Chinese people that Americans were fond of them and concerned about their welfare were General Chennault's Flying Tigers and ABMAC.）

　　随着二战爆发，林可胜作为中国战场医疗需求的顾问，成为美国医药助华会项目的关键人物。1942 年，美国医药助华会募得资金达 150 万美元，1944 年更是高达 250 万美元。美国医药助华会向 6 所已迁往西部的医学院提供了援助，特别资助了视听设备和书刊以补充各医学院的图书馆。类似物资也同时送往林可胜得急诊医学校。所有美国医药助华会援助物资都要先用飞机运至印度，而后越过喜马拉雅山运往重庆。（译注：即二战历史上著名的"驼峰航线"。为保证这条运输线的畅通，美军损失了 1500 余架飞机和近 3000 名优秀飞行员，损失率超过 80%）

　　战争结束之后，出于对美国在华地位的深切担忧，美国医药助华会所得资助迅速减少。刘瑞恒接替林可胜成为美国医药助华会的驻华代表，他同时担任教育部医学教育委员会委员长，兼任中国善后救援总署的首席医疗官。1949 年南京国民党政权崩溃。刘瑞恒设法把美国医药助华会的工作迁到了台湾。自此之后，项目主要集中支持卢致德（北京协和医学院 1929 届）领导下的"国防医学院"及在周美玉（北京协和护校 1930 届）领导下的护理学校。

解剖学

　　对美国医学院的新生来说，大体解剖学是专业上最大的绊脚石。但在协和却不是这样，保罗·斯坦芬森（Paul H. Stephenson）于 1920 年加入解剖学系，教授大体解剖学。他无疑站在同学的一边，甚至有人私下议论说："他对学生那么好，以至于都没有人不及格。"①

　　马文昭教授组织学，福顿（A. B. Drooglever Fortuyn）教授神经解剖学。福顿与前系主任凯普尔斯（Ariens Kappers）共同编写了神经系统比较解剖学的课本，此书即为协和的教材。福顿一直进行遗传学研究，1938 年离职后受邀前往德国、英国和他的祖国荷兰开办讲座。

---

① 原注：郁采繁（Yu Ts'ai-fan），1971 年，私人信件。

生物化学

1927 年，吴宪和妻子严彩韵开展了一系列关于普通中国人膳食营养价值的研究。他们发现植物蛋白——即大多数人膳食的基础，其营养价值相对较低，且中国人饮食结构中缺乏脂溶性维生素和钙。他们认为，以上营养物质缺乏导致中国人身材偏矮和发育不良。

免疫化学是吴宪的另一研究领域。他使用含有颜色的化学基团如血红蛋白或碘化白蛋白，建立了最早的抗原-抗体沉淀物定量分析方法。他在蛋白变性方面的研究支持了分子解构变化导致蛋白变性的学说。

免疫化学越来越重要，引起了 CMB 的注意，希望在北京协和医学院加强这一学科的实力。顾临邀请了前清华学者周田（Bacon Chow）任教。周田曾在哈佛大学詹姆斯·康南特（James B. Conant）实验室学习，并于 1932 年获得化学博士学位。尽管周田当时收到数家机构的邀请，完全可以留在美国，但他认为："中国的需求最为迫切，而北京协和医学院的研究前景非常好。"1935 年，顾临安排周田回国前在洛克菲勒医学研究所的奥斯瓦德·艾崴瑞（Oswald Avery）实验室工作了一年。在那里周田与沃尔特·苟贝尔（Walter F. Goebel）合作，成功地"用自己的方法制备了纯度极高的抗肺炎球菌抗体，一下子超越了这一领域的所有前辈科学家"。[10]

周田于 1936 年回到北京。在往后的三年里，他极大地推动了免疫化学的研究，并且加强了学系之间的科研合作。他与妇产科的林巧稚共同研究了妊娠期间补体水平的波动；与细菌学系的谢少文合作，通过基本的免疫化学技术研究了补体和沉淀素的反应。正是后一项研究吸引了辛瑟尔（Hans Zinsser）的目光，并向周田提供了哈佛副教授的职位。

1938 年，周田加入了万代克（Harry B. Van Dyke）的项目。万代克曾经在协和任教，当时刚刚就任施贵宝（Squibb）研究所药理部新项目的负责人。他们在世界上率先分离了促黄体生成素、生物纯度的卵泡刺激素以及催产素组成物。周田后来成为了约翰·霍普金斯大学公共卫生学院的生化学教授。

1944 年，吴宪成立了国民政府的营养中心。此后不久，他被派遣至华盛顿与联合国善后救济总署（United Nations Relief and Rehabilitation A-gency）讨论非日本占领区中国民众的营养需求。

1948 年吴宪离开中国，前往阿拉巴马大学医学院教书，1959 年逝世。海司汀斯（A. Baird Hastings）认为吴宪"是二战前最杰出的生化学家之一。实际上，他的名字与他的哈佛教授奥妥·佛林（Otto Folin）一起，享誉全世界。"[11]

生理学

抗战爆发使林可胜成为中国军事医学的领袖人物。他在极端困难的情况下，取得了举世称道的成就，无可争辩地成为中国最伟大的战争英雄之一。

1931 年日军进攻上海。林可胜开始在战场上崭露头角，其拳拳报国之心和出色的组织能力有目共睹。他迅速有效地组织了最早的中国红十字医疗队，救助了超过两万名伤病员。

同年，在林可胜和兰安生的推荐下，刘瑞恒将卢致德（协和 1929届）——林可胜的好友和生理系同事，调往军队全职工作。卢致德被任命为南京中央军校医学系主任，继续开展由林可胜刚刚开创的军事医学事业。对卢致德而言，这一任命标志着他卓越的军事医学和教育事业的开端。在这一领域，他一干就是 40 年。随着战争日益升级，卢致德于1935 年被派往美国、英国和欧洲其他国家学习军事医学。

尽管林可胜越来越多地参与国家医疗工作，但他在协和生理实验室的科学工作也依然硕果累累。卢致德离开之后，林可胜委派 1935 届的学生王世春担任自己的研究伙伴。他们继续研究影响胃液分泌的因素，结果发现胃液分泌并不受胃内酸度的影响，两者之间呈直线关系。

王世春从协和毕业后，继续与林可胜合作了两年，之后获得洛克菲勒基金会的资助，前往美国西北大学的神经学研究中心与斯蒂芬·兰森（Stephen W. Ranson）合作。结束这段学习之后，王世春加入了哥伦比亚大学内科与外科医师学院的药理学系。在呕吐方面的研究，特别是阐明了延髓化学感受器的触发机制，为他赢得了广泛的国际声誉。

林可胜的另一位研究伙伴是柳安昌（协和 1928 届），他曾师从伦敦大学学院的著名神经生理学家阿奇巴尔德·希尔（Archibald Vivian Hill）。

林可胜在芝加哥的同事卡尔森（Anton J. Carlson）曾在1935年担任协和生理系的客座教授。第二位客座教授凯恩农（Walter Cannon）是哈佛大学生理学"乔治·希根森"（George Higginson）教授，同时也是美国著名的医学科学家和政治活动家。凯恩农和女儿威尔玛（Wilma）一起生活。威尔玛在一个寄生虫研究项目中担任编辑工作，她的丈夫费正清（John K. Fairbank）其时在学习中文。费正清后来担任哈佛东亚研究中心主任，成为美国首屈一指的汉学家。

在凯恩农看来，1935年中国的情形如同5年前的西班牙。在国外一流大学受过教育的学子们，满怀热忱回到祖国，希望在国内能够创造与西方同样的职业发展机会。凯恩农是一位执着的自由派，他相信如果自由派学者能够在和平环境中工作十年，中国将取得骄人的进步。然而，令他担心的是，日本也很清楚中国社会正在发生的变化，因此不会允许中国从过去的暴政专制中解放出来，持续和平发展。凯恩农的担心终于应验了，1935年6月，当他和妻子前往东三省的时候，路上看到满载日本军人的火车向关内驶去，进攻北平。

凯恩农在回忆录中，称赞林可胜是杰出的科学研究领袖：

"1935年，当我在北京协和医学院担任生理学客座教授的时候，有幸与林可胜教授共事。他召集的出色的中国青年研究者和我一起在生理学实验室工作。尽管中国以悠久的古代文明自诩，但就现代科学而言，她还是个年轻的国度。几乎在二十年前，林可胜在他的祖国建立了首个生理学研究中心。他还创立了一本令人称赞的学术期刊（译注：指1927年由林可胜、吴宪等创办的《中国生理学杂志》）来报道中国的科研成就。"[12]

在人际关系方面，凯恩农也把林可胜看做一位睿智的前辈，林可胜"充满魅力、举止优雅、彬彬有礼、知识渊博，是一位典型的中国学者。与林教授的友谊是我最珍贵的个人收获"。[13]

凯恩农评价林可胜是"一位忠诚的公民和热忱的爱国者"。[14]所谓热忱的爱国者，是指在长期而痛苦的抗战年代，林可胜担当起中国军事医学事业的领导工作，无疑是一段令人赞叹的传奇经历。1937年春，林可胜和家人起程前往英国度假。当轮船停靠新加坡时，林可胜接到了刘瑞恒和兰安生的电报，恳求他即刻返回中国。林可胜把家人留在马六甲海峡，独自返回南京，并开始指挥红十字医疗队。

林可胜回到南京后不久，日军就逼近了南京城。林可胜负责从医院疏散 600 名红十字工作人员。他将大家组织成流动医疗小队，这一做法构成了中国红十字总会救护队的核心力量。他们先撤退到汉口，又转移到长沙。一支主要由协和护理人员组成的救护队在长沙加入了队伍。这些护理人员都在周美玉的领导下，参加过平民教育运动。

在林可胜的领导下，贵阳的军事医学教育如雨后春笋般兴起。林可胜的另一位崇拜者——曾任中印缅战区助理外科医师和美国陆军总外科医官乔治·阿姆斯壮（George E. Armstrong），曾这样说道："林可胜在贵阳指挥建立了中国战时最伟大的医疗中心。"林可胜还主持开设了 6 个卫训所，普通年轻人通过培训可以成为高级的医务兵。当时周女士就是这几所学校的护士长。

凡斯莱克（Donald Van Slyke）盛赞林可胜的工作使得中国军队能够保持战斗力：

> "林医生以中国红十字会的名义，为中国军队组建了野战医疗服务。对于上海陷落后被打散的中国军队而言，这几乎是全部的医疗服务。中国的防线逐渐稳定之后，林可胜向军队引入有效措施，改善了卫生状况。如果没有这些措施，我怀疑中国军队能否继续战斗下去。"[16]

1942 年初，林可胜转职到史迪威（Joseph W. Stillwell）将军领导的中国远征军（Chinese Expeditionary Force）。很快，他就率领医疗队穿越缅甸的茂密丛林前往印度，胜利完成史迪威将军命令的 26 天强制撤退任务。由于在这次撤退中表现英勇，加之在贵阳的突出贡献，罗斯福（Roosevelt）总统授予林可胜功绩勋章（Legion of Merit），由史迪威将军亲自为他颁发。1946 年，林可胜荣获美国自由勋章（Medal of Freedom of the United States）。

随着战争临近尾声，蒋介石任命林可胜为军医署长，负责战后医疗重建工作。对于普通人来说，这个任务实在令人生畏，但林可胜却充满信心：

　　"中国在战争中失去了千百万的生命，承受了无法想象的艰难困苦，这些都是难以弥补的损失。相比之下，物资方面的损失就不足道了。中国也许要为自己感到庆幸：首先能够在战火中生存下来，其次没有无法克服的生计或重建困难，最后是能够获得三个主要国家的友好支援。"[17]

　　林可胜的重建工作包括建立 10 所综合医院，以及开设研究生培训项目，使中国的医疗卫生官员可以到美国的医学中心学习。

　　1947 年 6 月，林可胜负责在上海成立了国防医学院。这个医学中心由 1902 年成立的北洋军医学堂和林可胜于 1938 年开始设立的 6 所卫训所合并而成。

　　1949 年春天，国防医学院和国民政府的其他机构一起迁至台湾，并在台北郊外重建。卢致德接替林可胜担任军医署长。彭达谋（协和 1933届）担任他的副手，周美玉负责护理学校。医学院不断发展，设立了内科学、医学技术、药理学、护理学和口腔科学等学系。学校主要资金来源于 CMB、美国国务院对外援助项目、美国医药助华会及台湾政府。这所学校至今仍是远东地区卫生教育和研究的领军机构之一。

　　1948 年林可胜辞去军医署长职务后，只身赴美。经过战火纷飞的岁月，他终于又回到了生理学的研究工作。在美期间，林可胜先后就职于伊利诺伊大学和克雷顿大学（Creighton University）。他的最后一项工作是在印第安纳州的迈尔斯医学科学研究实验室（Miles Medical Science Research Laboratories）任职。林可胜于 1969 年 7 月 8 日在牙买加的金斯顿逝世。

　　林可胜的成就获得了二战中国历史研究者们的一致赞扬。芭芭拉·塔赤曼（Barbara Tuchman）认为他是"中国最伟大的人之一"。[18]怀特（Theodore White）和贾考比（Annalee Jacoby）则这样评价林可胜和卢致德：

　　"中国军医署的卢致德医生和中国红十字会的林可胜医生是少有的竭诚为中国军人服务的人。从战场传来的消息却令他们非常痛苦，一方面是封建和愚昧，另一方面政府腐败丛生却无比软弱。他们受困于残酷的现实而无能为力。"[19]

　　(The staunch-hearted handful who fought to help the Chinese soldiers – men like Dr. Richard Lu of the Chinese army medical service and Dr. Robert Lim of the Chinese Red

Cross-suffered agonies themselves as reports came in from the war areas. They could do nothing; they were trapped by the harsh reality of the ignorant, feudal country on the one hand, by corruption and lack of support from above on the other.)

当凯恩农在 1944 年美国医药助华会的会议上介绍林可胜时，他引用了一段充满赞美之情的讲话：

"将现代科学带到文明古国的先驱……热切而充满活力的科学研究者的领袖，在科学研究方面成果丰硕……顶尖医学院（协和）的系主任……这个学系是如此令人称道，足以为世界上任何一所医学院增光添彩……创造性地为本国军队中的伤病员提供救助……有责任感的军官，亲历了这个国家为自由而战的全过程，经历了所有的危险和困厄。"[20]

在回顾林可胜的非凡成就时，很容易被他英雄般的爱国热情所吸引，而忽略了他在科学研究方面的杰出贡献。林可胜在胃肠生理学和中枢神经系统方面的研究得到了国际认可。他在疼痛机制方面的贡献包括阐明了阿司匹林的镇痛位点在外周而非中枢，其作用机制为在受体水平阻断了疼痛冲动的传导。作为一名技艺精湛的实验者，林可胜把郝斯力（Horsley）和克拉克（Clarke）的脑功能定位技术应用在狗的研究上，从而向神经生理学研究领域引入了最受生理学家喜欢的实验动物——狗。在那之前，由于颅骨的形状和大小变异太大，狗一直被排除在神经生理学的研究之外。[21]

张锡钧于 1927 年到协和任职。1938 年，他接替林可胜担任生理学系主任。他的主要研究方向包括软组织中的乙酰胆碱类物质，与国立清华大学化学系合作研究华北民众烹饪中常用的美味配料——青椒中的维生素 C 含量。

微生物学

林宗扬从 1927 年起担任微生物学系的主任。他和吴宪一样，喜欢与他人保持距离。学生们常常拿他和热情而合群的林可胜作比较。然而，林宗扬却越来越多地参与行政工作。他喜欢管理，而且效率十足。1932 年 1 月，他开始担任新创立的《中华医学杂志》（Chinese Medical Journal）

的主编。这本杂志由两本刊物合并而成：一本是 1907 年由一个传教机构创立的《博医会报》(China Medical Journal)，由马士敦（Preston Maxwell）的弟弟——小詹姆斯·马克斯威尔（J. L. Maxwell, Jr）担任主编；另一本是《中华医学杂志》(National Medical Journal of China)，由中华医学会（National Medical Association）于 1915 年 10 月首次发行。东三省防疫事务总处奠基者伍连德多年来一直担任该杂志主编。后来，林宗扬接替主编工作直至两份杂志合并。

在谢少文的有力领导下，微生物学系的主要方向转为研究由人虱传播的伤寒。伤寒是华北和蒙古的严重疾病。全年都有伤寒的地方性流行，通常在晚冬和春季出现大流行。人们在漫长冬季的穿衣习惯给人虱的繁殖创造了适宜的条件：衣服都塞满了棉花、羊毛、羊皮，在整个冬天几乎不换洗，简直就是虱子繁衍的温床。夜里全家人都睡在炕上，通常用衣物当被子。这使得虱子很容易在人与人之间传播。

对在华生活的西方人，伤寒也是个问题。巴姆（Balme）认为这是"华北传教士的死敌"。[22] 与中国人之间的传播方式——肮脏的衣服不同，对于西方人士来说，黄包车内的毯子是致命威胁。为了抵御北京的刺骨寒风，可以理解，他们常常地把毯子一直拽到脖子上把身体裹住。伤寒患者被用黄包车送往医院，患者身上携带的有伤寒菌的虱子就这样通过毯子，从一个乘客转移到另一个乘客，轻易地传播开。

伤寒临床表现与在欧洲流行的伤寒一样：虱子传播，持续性高热两周，皮肤破溃和中枢神经系统表现。在 15 年间，协和医院收治的 5000 例患者中，谢少文和内科的吴朝仁报告了 450 例伤寒病例，病死率高达 10%。

吴朝仁和谢少文发现：在夏秋季，当人虱并不盛行时，仍有不少轻症伤寒病例。临床表现提示可能是墨西哥株（鼠型）或者跳蚤传播型伤寒。他们用墨西哥株进行交叉免疫试验。从五只北京家鼠身上分离出了鼠型伤寒立克次体。可惜的是，他们未能在这一发现和夏秋季的轻症伤寒病例之间建立直接的病因学关系。

哈佛医学院微生物学系的辛瑟尔（Hans Zinsser）教授被尊为伤寒领域的世界权威。他曾参加过塞尔维亚和俄罗斯的伤寒调查工作，也在实验室从事伤寒研究。甚至他本人也于 1929 年感染了伤寒。从 1930 年开始，辛瑟尔把自己的全部智慧投入到立克次体的培养上。他希望能够大规模培养立克次体，从而制造人类疫苗。1938 年 3 月 2 日，当他在协和当客座教授时，他所研制的疫苗正在中国、墨西哥、匈牙利和罗马尼亚使用。协和微生物学系的多位教员曾在辛瑟尔的实验室工作。1934 年，谢少文花了一年时间，向辛瑟尔学习如何用鸡胚培养墨西哥立克次体和欧洲立克次体。

吸引辛瑟尔来到协和的原因之一，是能够与谢少文、刘平杨（音译）（Liu Ping-yang）和刘伟通合作。用辛瑟尔新研制的"琼脂-组织"培养基制备伤寒疫苗。辛瑟尔随船携带了立克次体培养物，通过洛克菲勒基金赞助的东京国立卫生研究院（National Institute of Health in Tokyo）转运至中国。在北平一起研究伤寒的过程中，辛瑟尔指导谢少文、刘平杨和方观赫如何使用他研制的培养基。这是一种含有血清-台氏液混合物的琼脂斜面，上面撒了一些组织颗粒。他们发现，最近从患者中分离得到的典型欧洲型立克次体可以用这样的培养基快速培养。在更早的试验中，辛瑟尔使用比较古老的实验室型立克次体菌株，其增殖特性与新分离得到的菌株大相径庭。[①]

另一个促使辛瑟尔来到北平的原因，是学习中国文化的机会。他在艺术方面很博学，研习并喜爱欧洲文化，如今为神秘的东方所吸引。辛瑟尔被北平深深地迷住了，他的自传中，绘声绘色地介绍这座城市的街景与喧闹：

"如果我能够向皮埃尔·洛蒂（Loti-法国作家）或者纪德（Gide）借支笔，我会忍不住描述北京的声音和味道。哈德门大街夜晚拥挤的人群。在汽车、三轮车、孩子们和乞丐们之间，穿行着驮着煤的长毛驼队。街道如同巴黎大道一样宽阔。黄昏后，纵横交错的胡同中由神秘的静谧；穿过污秽的胡同小路，推开大门，进入安静怡人的庭院时的惊喜，以及宫殿的雄伟庄严。"[23]

他还把北平与他热爱的巴黎相比较：

"……（实际上，雄伟而对称的故宫比凡尔赛宫更令人惊叹）……北平有一种特

---

① 原注：约翰·F·恩德思（John F. Enders），1972 年，私人信件。

殊的魅力，巴黎以外的城市从未让我有这样的感受……我忽然间感到如归故里，非常能够理解为什么我的很多西方朋友在这里生活了一两年之后，并没有要离开的打算。"[24]

辛瑟尔给所有与他合作过的人都留下了挥之不去的印象。这在他的卓越生涯中始终不变。罗伯特·乐博（Robert Loeb）评价辛瑟尔"拥有非凡的个人魅力；当他走进房间，立刻就成为注意的焦点"。[①] 他在协和的教员中间轰动一时。辛瑟尔的学生约翰·斯耐德（John C. Snyder）收藏的相片中有一张他与教员们的合影，十分动人。照片里的辛瑟尔站在学校的台阶上，周围是他的中国同事，在他的个性感染下每个人都容光焕发。

辛瑟尔参加的社交晚会也总是令人难忘：他丰富的阅历、机智的谈吐以及背对钢琴弹奏的才能，让在场每一个人都感到愉悦。

汉斯·辛瑟尔是首位享有"纪念专刊"荣誉的协和客座教授。作为《中华医学杂志》的增刊于 1938 年 3 月发表[25]题为《病理学和微生物学》的专刊来纪念辛瑟尔，里面有 49 篇涉及病理学、微生物学、免疫学、公共卫生和昆虫学领域的文章，其中大多数都是在协和成稿的。

辛瑟尔的中国之旅结尾却充满悲剧色彩。当他乘船离开的时候，他意识到自己生病了。他平静而勇敢地接受了身患白血病的事实。巴瑞·伍德（W. Barry Wood Jr.）曾在辛瑟尔患病时与他一起工作。据他回忆，辛瑟尔唯一的抱怨，就是肿大的脾脏使他在骑马时感到很不舒服，以至于不得不放弃他最喜欢的运动。[②]

药理学

伊博恩（Bernard Emms Read）于 1908 年到达北京后不久，就开始翻译并研究中药的经典著作《本草纲目》。《本草纲目》是中医流传最广、最重要的著作之一。《本草纲目》由李时珍撰写，他是一位地方官员，历时 27 年，从 1000 多种资料来源中，包括之前所有的中草药学方面的论

---

① 原注：罗伯特·乐博（Robert Loeb），1972 年，私人信件。
② 原注：巴瑞·伍德（W. Barry Wood, Jr.），1971 年，私人信件。

著，收集并分析了一万两千多种药方。此书在明朝末年发表，王吉民和伍连德把明朝誉为"中国药学史上最辉煌的朝代"。[26]

《本草纲目》共 52 卷，涉及两千多种药物，其中一半是植物来源，另一半的 1/3 是动物、1/3 矿物、其他来源占 1/3。两个有趣的特殊章节列举了疾病分类，也推荐了针对性的治疗方法。

伊博恩与刘汝强、李玉仍、朴柱秉和于景枚合作将《本草纲目》第 12 至第 50 卷译成英文，并于 1931~1941 年发表。这是一项艰巨且浩大的工作，同时也对传统中医的学术研究具有突出的价值和贡献。

天然物质在药用方面有广泛的适应证。作为例证之一：覆盖有绒毛的梅花鹿角（鹿茸）就有多种用途，包括治疗阴道出血，安胎或安心；用作男性壮阳药；用于抽搐；用于酗酒后腹泻；用作滋养骨髓的补品；也用于全身无力等。从麝香鹿体内得到的麝香用于疟疾、抽搐、蛇和鼠咬伤、疥疮和堕胎。新鲜的婴儿胎盘适用于贫血、消瘦、周身无力。任何感染都可以用唾液治疗。一种蒙古鹿的鹿茸对孕期出血、骨和关节疼痛、疥疮、痈、乳腺脓肿和肾病所致的背痛有奇效。《本草纲目》中也列出了一些我们至今仍在使用的药物，如大黄、樟脑、大枫子油、高岭土等。

一些怪异的治疗方法包括：针对腿寒或无力的疗法——童男童女对着患者的肚脐呼吸。这一仪式一定要在午夜至中午进行，因为这段时间"肝气活跃"，而在中午至午夜这段时间"肝气瘀滞不动"。[27]

伊博恩在药物学方面的丰富学识使他成为《中华药典》（第一卷）编修过程中不可或缺的一员。这本药典在国民政府卫生部的主持下于 1931 年 6 月出版，其中综合了中国本土药物以及德国、英国、日本、美国等国的药典内容。

有一位英国游客描述到，在中国，"阿胶"是一种广为人知且历史悠久的药物，用于治疗诸多类型的皮肤病。[28]协和有一位中国营养师患复发性皮疹，对弗瑞斯的治疗反应不好。她的母亲坚持认为阿胶能治愈这种疾患。而这种特别的阿胶仅产于山东的驴皮。这种驴被拴在水井旁边，它唯一的水源就是水井。在使用阿胶之后，营养师的皮疹奇迹般地消失了。当伊博恩对阿胶进行分析时，他发现阿胶中仅有的成分就是驴皮中的胶原成分。这让伊博恩和弗瑞斯感到很失望，因为他们没有能从阿胶中找到用于治疗疾病的神丹妙药。

伊博恩对植物学颇有兴趣。他曾对一种裸子植物——麻黄的特性进行研究。他的研究主要集中于这种植物的雄性株，经过大量的实地考察，他于 1927 年发现这种植株。[①]

伊博恩在耶鲁大学的博士研究方向是大枫子油的制备和特性，这是当时唯一所知的麻风病特效药物。据估计，中国是世界上麻风病患者最多的国家，病例数达 150 万。印度土著人在过去几个世纪里就已发现，经常咀嚼大枫子树叶和树皮对麻风病患者颇有益处。然而，口服大枫子油却会引起明显的恶心。菲律宾的海瑟尔（Victor Heiser）领导的研究发现在大枫子油中加入樟脑就可以用于肠外注射。伊博恩在纽黑文（译注：New Heaven，美国耶鲁大学所在地）获得博士学位，当他从纽黑文回到北京之后，在北京开展了大量生产注射用大枫子油的项目，提供给教会医院，治疗大批的麻风病患者。

伊博恩虔信宗教，这是促使他离开协和的部分原因。他感到这所学校里基督教教义逐渐失去了主导地位，这让他倍感痛苦。他认为很多同事故意破坏由他的偶像科龄所阐述的基督教原则。伊博恩仍记得洛克菲勒曾保证在这个学校保留宗教影响，因此他写信告知洛克菲勒，协和的教员把他当初的承诺抛到了脑后。更令他难以接受的是信件并未得到任何回应。

1932 年伊博恩前往上海，任职于新成立的雷士德医学研究所，担任生理学部门的主任。战争期间伊博恩被日军拘禁，战后他仍留在中国，直到 1949 年在上海逝世。

伊博恩离开协和之后，校方决定实施长期以来的药学规划，即在生物化学和生理学基础上设立一个更有生气的药理系。最初，学校希望由陈克恢担任主任，但礼来公司（Eli Lilly）提出愿意扩大对陈克恢研究工作的资助，后者遂决定留在印第安纳波利斯。接下来，校方向芝加哥大学药理学教授万代克（Harry Van Dyke）发出了邀请，但并没有抱太大希望。实际上，万代克从海司汀斯和其他曾在协和执教的芝加哥同事那里了解到在协和发展的独特机会，他本人也迫切希望能有更多时间进行科

① 原注：凯瑟林·伊博恩（Katherine E. Read），1971 年，私人信件。

研，并撰写一篇关于神经垂体的论著。他于 1932 年接受了邀请。即使在四十年以后，回首往事他仍然觉得北平的岁月是他"事业中最高产的日子"。①

1970 年，在纪念英国著名药理学家亨利·戴尔爵士（Sir Henry Dale）的讲座上，万代克回忆了在协和 6 年时间的收获。戴尔爵士由于对神经递质乙酰胆碱的研究而荣获 1936 年诺贝尔生理和医学奖。万代克在讲话中说道：

> "这所学校给我了一个不寻常的机会，能够促进药理学系在教学和科研方面的茁壮成长，并通过该系推进中国的医学教育……我毫不担心自己未来的学术发展。接受了协和的邀请之后，我从来没有为自己的选择后悔过。协和的教学任务并不繁重，而且与美国相比，我的科研工作几乎没有受过干扰。"[29]

在万代克准备写《生理学与垂体药理学》 （Physiology and Pharmacology of the Pituitary Body）[30]的过程中，协和优越的图书资源对他的帮助无法衡量。他在回忆起这段经历时说道：

> "在北平的这些年里，我全面收集并阅读了相关参考文献，完成了关于《生理学和垂体药理学》上下两册的绝大部分撰写工作。如果没有协和丰富的医学图书资源，我将无法完成这些工作。协和的图书馆无疑是当时世界上最好的医学图书馆之一。"[31]

万代克提到协和的学生"非常出色"，"特别聪明……有进取心。同时，勤奋好学……在科研上非常有竞争力"。[32]

在协和的 6 年期间，万代克工作井井有条，研究进展顺利，教学不知疲倦。他按照生理学和生物化学的最高标准建立了现代药理学体系。万代克在垂体方面的教学和科研工作吸引了施贵宝制药公司的关注，该公司遂于 1938 年将他罗致帐下。万代克在施贵宝的医学科研部门负责药理学研究直至 1944 年，然后前往哥伦比亚大学担任大卫·侯萨克教授

---

①　原注：万代克（Harry B. Van Dyke），1970 年，私人信件。

（David Hosack Professor）。①

万代克与郝智思一样，也是"从职业上来说是东方人"。他 1963 年从哥伦比亚大学退休后，又到台北"国防医学院"教授药理学，并在那里与很多从前的协和的学生和同事重逢。之后，他着手在一所远东医学院建立药理学系，这是他职业生涯中第三次类似的工作。这一次是全新的、位于吉隆坡的马来西亚大学。

加利福尼亚大学医学院 1930 届的毕业生汉密尔顿・安德森（Hamilton H. Anderson）于 1940 年接任协和药理学系主任一职。安德森的研究兴趣是寄生虫疾病的药物治疗，尤其是阿米巴病。他曾经与查奥塞・里克（Chauncey D. Leake）合作进行阿米巴病的研究。到协和任职之前，他曾在巴拿马和巴西从事寄生虫病的实地考察。安德森将保罗・艾里希（Paul Erlich）研制的卡巴肿用于治疗阿米巴痢疾。1943 年 12 月 1 日，安德森乘"格普松号"（Gripsholm）（译注：珍珠港事件后，搭载美国人回国的瑞典籍船）返回到美国。他重回加利福尼亚大学，担任药理学系主任并继续研究阿米巴病的药物治疗。

寄生虫学

何博礼（Reinhard J. C. Hoeppli）于 1929 年接替福斯特担任寄生虫学系的主任。他每年开设两次普通寄生虫学的研究生课程，并用中文为中国医务工作者和卫生官员授课。

北平 90% 以上的狗都有黑热病的表现。何博礼和内科学系的冯兰洲以及钟惠澜（协和 1929 届）一起研究犬类黑热病的发病模式。他们发现，狗的皮肤病变病理切片显示有大量利杜氏小体，从而证实了狗是人类感染的重要传染源。这也促使大家认识到，如果不能采取有效措施解决宿主问题，就无法控制人类黑热病传播。

由于华支睾吸虫主要集中在远端胆管，该寄生虫被认为是中国肝癌

---

① 原注：大卫・侯萨克（David Hosack），1769~1835，可能是纽约城最早的科学家和行医者，他于 1810~1811 年在现在的洛克菲勒中心的地址上建立了艾尔根植物园（Elgin Botanic Garden）。

高发的原因之一。何博礼与病理科的胡正祥合作，检查了 66 例华支睾吸虫病患者的肝脏组织切片。他们仔细寻找胆管的组织病理改变，但并未发现华支睾吸虫病与肝脏恶性肿瘤之间的联系。

何博礼还指出，在肝片吸虫和猫后睾吸虫流行的地区，肝脏原发肿瘤的发病率也比较高。另外，日本血吸虫和曼氏血吸虫感染也会促使肝癌发生。

1933 年，热带病学研究的领军机构——汉堡大学授予何博礼"杰出教授"（Aussordentlicher）的荣誉称号，以表彰他对寄生虫学的贡献。

何博礼至今最广为人知的研究，是他在 1932 年针对血吸虫的一项工作。他阐述了针对血吸虫卵致敏作用的迟发型细胞介导的免疫反应。在实验的感染动物的组织中，大量成熟的日本血吸虫卵周围出现一个嗜酸性晕轮。这种晕轮被命名为何博礼冠（Hoeppli corona），是一种抗原–抗体复合物，包含了虫卵抗原以及与之结合的宿主球蛋白。

何博礼作为瑞士公民，在战争期间没有遭到日军拘押。他在北平担任瑞士副总领事，在保护美国和协和的利益方面发挥了至关重要的作用。作为藏书爱好者，协和图书馆是他的宝贵财富。战争期间他和傅瑞斯共同承担图书馆的管理工作。何博礼于 1946 年重新回到协和任职，一直教授寄生虫学。1952 年，他到新加坡马来西亚大学担任寄生虫学客座教授①。在那里，他撰写了著名的论文《早期医学与科学中的寄生虫和寄生虫感染》。[33]

退休之前的最后几年，何博礼就职于利比里亚哈贝尔（Harbel）的美国热带病医学基金会利比里亚研究所（Liberian Institute of the American Foundation for Tropical Medicine），担任常驻所长。他于 1963 年退休并返回瑞士。1969 年，他发表了《非洲和西半球的寄生虫疾病》一书。[34]

获得尸检样本依然困难。有时甚至由于死者的祖父母反对（事实上他们经常反对），导致尸检无法进行。1939 年，病理系主任胡正祥向客座教授尤格尼·欧匹（Eugene L Opie）展示了 144 份标本。② 这就是北京协

---

① 原注：当何博礼在港口准备离开中国时，他所有的教学材料都被政府没收了。

② 原注：尤格尼·欧匹（Eugene L Opie），1966 年，私人信件。

和医学院20年来所有尸检总和，而且其中一部分还是1918年从先前的协和医学堂继承来的。

　　尤格尼·欧匹是美国顶尖的实验病理学家之一。他是约翰·霍普金斯医学院第一届毕业生，也是韦尔奇最得意的弟子之一，曾先后任职于洛克菲勒医学研究所、华盛顿大学、宾夕法尼亚大学和康奈尔大学。他于1938年来到北平，度过了从康奈尔退休之前的最后一年。而退休之后，他又开始了在洛克菲勒医学研究所的另一番事业，一直工作到95岁高龄，一生硕果累累。

　　1966年，距欧匹来协和近30年之后，他回忆起那段岁月时说道："那是我一生中最美好的几个月，我非常喜欢。它就像《一千零一夜》里的故事一样，让我十分着迷。"①欧匹在前往北平的途中经过了横滨、长崎和奉天（沈阳）。在到达中国边境之时，正赶上日本卫兵仔细搜查每一位过境人士。于是，他被迫等待了很长时间。当轮到自己时，欧匹惊恐地发现签证不翼而飞了。因为这一疏忽，他不仅遭到日本人搜查，还被课以相当于1.25美元的罚金。

　　欧匹曾经担任亨利·菲利普斯（Henry Phipps）结核防治研究所（Institute for the Study, Treatment, and Prevention of Tuberculosis）主任长达9年。他在北平又重新开始研究这一疾病。1925年内科学系的约翰·考恩斯报道，在2000名8岁~20岁的中国青年中，结核菌素试验阳性率明显低于西方国家同一年龄组。面对如此低的阳性率，考恩斯难以解释结核造成的高患病率和死亡率。

　　为了解读这一研究结果，欧匹研究了1935年6月至1939年2月间协和所有的尸检案例，以确定儿童和成人结核的患病率。他发现中国成人中很多病例是原发型结核，这一类型的结核常见于婴幼儿，结核菌素试验常为阴性。另外，对原发型结核缺乏抵抗力可能是引起成人患病率和病死率居高不下的原因。

　　欧匹同时发现，对于在乡村长大，后迁居到大城市的成年人，他们的结核病多是首次感染型，也就是原发型（儿童型）；而对于在北京长大的人，他们的结核病多是继发型，也就是成人型。

----

　　①　原注：同上。

　　欧匹还把中医当做自己的副业。他并不是真正的中医医师，但却酷爱收藏中医器物。返回纽约的时候，他随身携带了很多中医大夫使用的器械：医生把脉时供患者放置胳膊的藤条茶几；象牙制作的女性雕像，可以让羞涩的女性患者指出她们的病患之处；浅表手术器械；针灸针具。他的诸多收藏品中还有一只音色特殊的铃铛，医师摇响这种铃铛让村民们知道他可以为他们看病。

　　欧匹的"首席管家"——陈为欧匹收集到了一信封艾蒿叶粉，用作艾灸。陈非常骄傲地告诉欧匹，这些年来无论自己身体情况如何，他每周日都会去看同一位中医，对膝、背和肘进行艾灸。

　　一边把玩针灸针时，欧匹一边想起了两例死于腹膜炎的尸检病例，都是由于针灸师无意中使针穿透腹壁，进入腹腔引起感染。

　　1940 年，《中华医学杂志》以特别增刊的形式发表纪念文集，纪念尤格尼·欧匹。文集由中国病理学和微生物学协会联合撰写，题为《病理学、微生物学和实验医学》。[35]

公共卫生

　　20 世纪 30 年代初期，协和的公共卫生项目有了长足的发展。由于建立了不少分支机构，几股力量汇集起来，共同解决中国农村地区的发展问题。最早的合作对象是晏阳初（James Yen）领导的平民教育运动。

　　晏阳初曾在耶鲁大学和普林斯顿大学主修政治学。第一次世界大战期间，他参加了法国的基督教青年会（YMCA）的委员会，与中国劳工营合作。针对中国劳工的全文盲问题，他教会他们"白话"中常用的 1000 个汉字。晏阳初估计这 1000 字的学习可以在 96 小时内完成，成本大约是每人 12 分。①

　　晏阳初于 1923 年回到中国，决心用白话来解决普遍的文盲问题。他在中华平民教育促进会的支持下发动了平民教育运动。然而有一个问题日益凸显，用晏阳初的话来说"我们可以充实他们空虚的头脑，但却不能喂饱他们同样空虚的肚子。"②

----

①　原注：晏阳初（James Yen），1972 年，私人信件。
②　原注：同上。

1929 年，晏阳初将他发起的平教运动从最初的扫除文盲，扩展为提高贫困地区生活水平的综合性运动。首先在特定地区——河北定县开展实验。定县在北平以西 100 英里，没有准点火车，要一天时间才能到达。定县由 472 个村组成，每个村人口不超过 1000 人，充分代表了中国其他1900 个县的情况。定县是农业区，主要的经济收入来源于小麦、小米、甘薯、豆类和棉花。晏阳初建立了一个由 61 个村组成的调研区域，代表了全部 44,000 人口；并且在这个范围内开展了四位一体的重建项目，包括文化教育、经济发展、公民培训和公共卫生。从一开始，晏阳初就把兰安生当做定县公共卫生项目的指导顾问。

晏阳初于 1929 年任命姚寻源（协和 1925 届）担任公共卫生项目的临时负责人。1932 年，在兰安生的建议下，晏阳初任命陈志潜（协和1929 届）为正式负责人。陈志潜曾在哈佛大学获得公共卫生硕士学位，被兰安生称之为"我最出色的学生"。①

陈志潜在他 1933 年撰写的年度报告中，描述了定县令人绝望的医疗和公共问题，这也是中国贫困地区的普遍现象。[36]

就像在中国其他的贫困地区一样，整个定县都没有西医。村里如果有一个大夫，那也一定是中医。而用陈志潜的话来说，这些医生都是"自学成才"。[37]陈志潜注意到少数到贫困地区工作的西医医生，由于生计十分困难，因而转为从事非法的吗啡注射和海洛因交易，来赚取收入。

约一半村庄连一星半点的医疗设施都没有。30%的死亡者生前没有得到任何医疗服务。裹了小脚的妇女要背着生病的孩子强忍痛苦走上 20 里路（大约 7 英里），仅仅为了取一些简单的药物，或者用无菌敷料换药。饮水来自于一个臭气熏天的公厕旁边的一口水井。患了白喉或者猩红热的病孩与没有感染的兄弟姐妹睡在同一个炕上。

在兰安生一如既往的指导和支持下，陈志潜在定县开展了一个堪称经典的项目。每个社区的关键人物是村里的卫生工作人员：他必须由村里长辈推荐，从平民学校毕业后接受专门培训。陈志潜开设的 10 天培训课程重点是基本操作：出生和死亡登记，天花疫苗接种，急救。由于白话仅仅限于日常表达，而不包括医学名词，因此需要从基本汉字中衍生

① 原注：同上。

出一些疾病的名称。比如，smallpox 是"天花"；tetanus neonatorum 是"四六风"；diphtheria 则是"白喉"。

乡村卫生员的标志是急救箱。卫生员总是得意地提着自己的急救箱，仿佛手握权杖，和医学生拿着听诊器的感觉如出一辙。急救箱里有简单的药品：碘酒、硫酸锌、蓖麻油、绷带、天花疫苗。这种急救箱由每个村的平民学校校友会出资购买，价值 3 大洋。

按照组织架构，乡村卫生员之上的是村卫生站。通常有一名从专科医学校毕业的医生和一名助手。在全权负责村卫生站的工作之前，专科医学校的毕业生必须在区卫生中心完成一年实习。这一年的头 6 个月，他们会学习生命统计、流行病学、学校卫生、卫生工程学；后半年是临床实习。卫生站医生的首要职责就是培训和监督乡村卫生员，并且解决疑难病例。卫生员必须每周向卫生站的医生汇报自己的工作。卫生站的工作还包括健康教育、伤寒、白喉、霍乱的预防免疫，以及日常门诊和上门服务。

区卫生中心在组织结构的最上层，同时负责护士和助产士培训。中心的人员包括从正规医学院毕业的医生、公共卫生护士、杨崇瑞华北助产士学校（国立第一助产学校）毕业的助产士以及技术员。中心以一所拥有 50 个床位的区医院为基地，拥有自己的临床检验实验室，可以对尿、便、血和饮水进行化验。

陈志潜在他 1933 年的年度报告中，描述了在一次霍乱流行中，[38] 区医院及其医务人员的出色工作对当地农民产生的影响。他的发现很有意义。拒绝入院治疗的人群中死亡率很高，而入院治疗的 45 位病患无一例死亡。因此，医院的医生被当地农民称为"活菩萨"。[39]

周美玉是定县护理和教育工作的负责人。她的能力和贡献与陈志潜不相上下。定县也是她辉煌事业的起点。此后，她被公认为协和最优秀的护理学毕业生之一。

作为陈志潜的顾问，杨崇瑞帮助定县的民众意识到，华北助产士学校的工作是多么成功。袁贻谨（协和 1927 届）是兰安生公共卫生系的生物统计学家，在定县担任流行病学调查顾问。

协和医学院的公共卫生教育在 1935 年春天增加了其第二个创新项目：所有的医学和护理学学生，以及接受公共卫生教育的医学和护理学研究生都必须到定县实践 1 至 4 个星期。

国联医学负责人路德维希·瑞驰曼（Ludwig Rajchman）的一项调研，使国联也加入到改善中国农村悲惨状况的行列中。1933 年至 1936 年，南斯拉夫杰出的公共卫生领袖安德利亚·斯坦普尔（Andrija Stamper）——被外国同事戏称为"巴尔干公牛"（the bull of the Balkans）被派驻中国，担任国联的专家代表。在与刘瑞恒、晏阳初和兰安生的共同工作中，斯坦普尔制定了一个由国家经济委员会领导的综合性公共卫生项目，主要任务是土地改革。斯坦普尔最主要的贡献是建立卫生中心网络，开展流行病控制、学校卫生保健和诊疗服务工作。

斯坦普尔特别担心地主忽视农民的需求。他注意到，之前沸沸扬扬的土地改革并没有取得预期的进展，因此担忧农民会因为对经济和社会的不满，进而认为所谓公共卫生项目不过是政府又一个毫无意义的姿态而已。

兰安生强调这样一个理念：卫生条件的改善只是整个国家和社区发展战略的一部分。三十年后，在援助"第三世界"项目时才出现并采用了类似的提法——"团队合作"。1934 年，他指出，像协和这样的医学院与洛克菲勒基金会合作，可以在这些援助项目中有所作为："医学知识的应用和卫生保健的效率主要取决于社会组织。经济越是欠发达，医学知识的应用就越是依赖于社会组织。"[40]

兰安生提出，对乡村卫生员培训面要广，特别是在保持健康方面。由于医生和资金不足，社区医护人员数量存在短缺。因此，卫生员成为平民教育运动的关键人物。在保持健康方面，乡村卫生员的职责包括急救、接种天花疫苗、采集生命统计数据等。然而，卫生员必须在医生监督下才能有效开展工作。这位医生须来自于地区医院，同时负责十个村庄的监督工作。在兰安生看来，建立专门的省级培训中心非常必要，以培养医生以及其他类型的医疗人员，以这种有组织的团队方式工作。常规医学和公共卫生教育不能满足这样的要求。

兰安生认为，协和应作为核心的机构：

"处于医学金字塔的顶端，但能够深入基层，确实为农村居民提供他们力所能及的、行之有效的卫生保障。然而，这样一个纵向的医疗体系不可能独立存在，必须与其他类似纵向的社会活动整合起来，才能横向地解决社会重组的问题。"[41]

(at the apex of a medical system which reaches down and actually provides efficient health protection for the village inhabitant within the limitations of his present backward economic conditions. However, such a vertical medical system cannot stand by itself unless it is integrated with other vertical social activities in a joint horizontal attack upon the problem of social reconstruction.)

　　兰安生此后以农村重建中心为基础，发起了全国性的协作活动。培训了行政管理人员，涉及到几乎每个省份。在初始阶段，兰安生认为在某个省建立一个综合的示范性组织，可能是整合项目最有效的做法。

　　1960～1961 年间，索尔·贝尼森（Saul Benison）为兰安生录制的"口述历史"中，兰安生回忆起 1924 夏天，他和考尔特（W. W. Cort）和诺尔曼·斯图（Norman R. Stoll）一起在华北从事钩虫调研的情形。[42]当时考尔特只敢吃完全蒸熟的食物。看到兰安生从街边小贩买来炸面圈、西瓜、甘蔗和馅饼大快朵颐，他被吓得目瞪口呆。但当研究结束后所有调查团成员接受健康检查时，兰安生竟然是唯一未感染寄生虫的人。"考尔特和斯图几乎感染了各种寄生虫，而我什么也没有。"[43]兰安生说，他对中国寄生虫的惊人的抵抗力，促使考尔特返回巴尔的摩后开始研究寄生虫免疫。

　　兰安生很会享受生活。在北京时，有一次他和至交——国联的鲍尔希斯（Borcic）一起谈论公共卫生和娱乐爱好，聊得兴起，一时不觉东方泛白。两人开始是在饭店酒吧谈天，酒吧打烊后就到一个夜总会继续聊。在同一个晚上，马士敦赶往医院去处理一个有并发症的产科患者，看到一个名声欠佳的夜总会门前居然停放着北京协和医学院的一辆公务车，令他倍感震惊。他向顾临投诉这件事情，顾临遂建议国际卫生委员会为兰安生单独配备一辆车，以免北京协和医学院的名誉受损。

　　1936 年，兰安生离开了北京协和医学院，把无穷的精力投入到新建立的"华北农村建设协进会"中。这个委员会也是由洛克菲勒基金会赞助。实际上，国际卫生委员会副主席耿（Selskar Gunn）想出了这个主意，并建议洛克菲勒基金会应该在协和领导的现有项目之外开发"更广和更深的一些项目，更深地根植于中国社会。"[44]

　　耿（Gunn）一直坚定地致力于以农民为核心的综合性项目。他感到北京协和医学院树立的标准过高，因而与中国文化关系甚微："尽管在自己的领域中很重要，但协和对整个国家的影响却很有限。"[45]数年之后，耿再次向洛克菲勒基金会表达了自己对北京协和医学院缺乏兴趣："当前，北京协和医学院所进行的刻板的医学教育能否满足中国的需求，是一个巨大的问号。"[46]

与此同时，北京协和医学院的公共卫生学系与燕京大学管理乡村建设的机构——农村建设研究所合作，在后者位于清河的农村示范区开展工作。耿认为这是值得赞扬的进步，应该得到洛克菲勒基金会的特别支持。

耿对北京协和医学院的批评是可以理解的。他坚定地认为当时中国最需要的是农村重建。在他看来，这也是中国各种问题最直接的解决方法。耿很难接受北京协和医学院一成不变的指导思想，即模仿西方最好的体系，尤其是当中国急需大量医护人员用于农村重建时，协和仍坚持小规模的精英教育。

然而，耿的批评也许过于严厉，有失公允。至少兰安生就曾在教员和政府的全力支持下，建立了一个具有开拓性的、以社区为中心的公共卫生项目。这一项目对学生产生了很大的影响，最好的证明就是：几乎1/4的协和毕业生在公共卫生领域工作。这一贡献是如此之大，无论过去还是后来其他医学院都难以望其项背。

就在这一时期，兰安生自己也开始对协和的教育政策产生怀疑，他对中国农村的看法与耿不谋而合。1937年，兰安生与林可胜、刘瑞恒联名向胡恒德和狄瑞德建议重新审视北京协和医学院的使命。

提高中国公共卫生水平无疑要以和平环境为前提。1928年，开始掌握政权的国民党政府曾承诺维护国家统一，从而为全面开展公共卫生服务提供了可能。然而，1937年，正当刘瑞恒、晏阳初、兰安生、耿、斯坦普尔和其他人的努力初见成效时，抗日战争爆发了。

令人痛惜的是，日本侵略军以最野蛮的行径摧毁了大量用于中国农村重建的机构和设施。哈佛大学历史学系副教授詹姆斯·汤姆斯（James C. Thomson, Jr.）研究了洛克菲勒基金会在这场运动中的贡献，他如此评价这场运动：

"为寻求改变中国农村生活状况的人们提供了特别的支持。然而渐进改良的过程需要时间，时间却正是农村重建者所缺乏的。外来侵略和内部叛乱都不会给他们时间。"[47]

1939 年，兰安生到加尔各答担任全印度卫生及公共健康中心主任（All-India Institute of Hygiene and Public Health）。在加尔各答他主持开展了面向医生、护士以及其他卫生工作者的公共卫生教育项目，并在辛格尔建立了印度第一个农村卫生培训中心。辛格尔位于加尔各答以北，是全印度的中心实地工作站。很多同事认为，兰安生在印度的工作与他在中国的贡献一样值得称道。他是鲍尔（Bhore）报告的主要规划师。这份报告详细绘制了二战后印度医学教育和公共卫生的发展蓝图。兰安生在印度的同事对他怀有敬仰之情，丝毫不亚于之前他在中国的同道。

1962 年，兰安生去世时，美国公共卫生协会医疗部设立了一块纪念碑：

"在漫长的职业生涯中，他如同灯塔一般，以远见、力量、沟通和领导的才能，致力于增进人类福祉的永恒事业，为中国、印度、欧洲、美国——乃至为全世界提供和改进了卫生服务的方式。"[48]

国际卫生委员会于 1927 年会更名为国际卫生部，负责远东和中国地区的主任查尔斯·里奇（Charles N. Leach）作为公共卫生客座教授于 1934 年来到北平，直到 1938 年才离开。1939 年 5 月，马歇尔·鲍尔（Marshall C. Balfour）接任里奇担任地区主任。鲍尔毕业于哈佛医学院，曾被国际卫生委员会派到雅典担任希腊卫生部的技术顾问。1940 年，国际卫生委员会把办公室移到了菲律宾，一年后迁往印度。

袁贻谨接替兰安生担任北京协和医学院公共卫生系主任。袁贻谨在年轻时就展现出数学方面的兴趣和天赋，曾获得奖学金到香港大学学习。但在安庆受到医学传教士哈瑞·泰勒（Harry Taylor）的影响，于1920 年进入了北京协和医学院的医预学校。①

袁贻谨与兰安生的首次接触是在北京协和医学院的开业仪式上，袁

---

① 原注：袁贻谨（Yuan I-chin），1971 年，私人信件。

贻谨为兰安生担任向导。有一次兰安生坐黄包车，但把钱包翻了个底朝天也没有找到钱，只能非常尴尬地在故宫门口向袁贻谨借了 10 个铜子，付给黄包车工。①

兰安生急于增强公共卫生学系的生物统计学力量。1928 年，兰安生选派袁贻谨受 CMB 资助，前往约翰·霍普金斯大学公共卫生学院学习。袁贻谨的学位论文是分析李廷安（协和 1926 届）的家族人口统计学以及李氏家族谱系。这个家族的宗谱已经系统地记录了七个世纪。袁贻谨继续扩展这篇论文的研究，于 1931 年获得理学博士学位。学位论文题目是《遗传因素对人类寿命的影响，基于一个中国家系 1365 年至 1914 年的研究》[50]

1932 年，回到北京协和医学院之后，袁贻谨将主要精力放在了流行病学方面；而兰安生一直专注于现场工作。医学院遭日军关闭后，袁贻谨于 1942 年迁至重庆担任中央卫生实验院流行病学主任。二战结束之时，袁贻谨返回南京，担任研究院的代理院长。应国民政府卫生部长，同时也是协和校董事会前任主席周贻春的要求，袁贻谨为中国规划了一个全国卫生项目。然而，日渐升级的国共内战却使所有努力付诸东流。周贻春和其他政府成员于 1948 年 11 月 17 日集体辞职。同年，袁贻谨进入了世界卫生组织在哥本哈根的地区办事处，3 年后升任联合国儿童基金会首席医学顾问，并工作至 1959 年底退休。

兰安生离开后，进入公共卫生事业的毕业生逐渐减少。然而，除了陈志潜和袁贻谨以外，兰安生的其他学生也在这一领域有卓越成就。例如，方颐积成为世界卫生组织西太平洋地区主任；李廷安担任过上海卫生专员；原先微生物学系的颜春辉成为台湾的卫生专员。

内科学

关于狄瑞德（Francis Dieuaide）对内科学系的贡献，外科与之比肩的娄克斯（Harold Loucks）这样总结到："北京协和医学院卓越的学术成就主要应归功于狄瑞德，他比任何人的贡献都要大。他也是医学教育方面

---

① 原注：同上。

的领袖。"① 尽管狄瑞德的行政事务越来越多，他仍然很好地完成了科研和教学工作，直至 1938 年离开协和。他还挤出时间从事临床研究。1937年，他向知名的美国内科医师协会（Association of American Physicians）报道了他在华北进行的风湿热研究。他本人是该协会的会员。

此前，在中国和西方，人们普遍认为中国的风湿热发病率很低，即使发病病情也很轻。狄瑞德指出，北平和同一纬度（北纬 40°）的美国城市相比，可能发病率较低；但在华北其他地区发病率则明显升高，而且常有心脏受累和舞蹈症，提示该病严重程度与西方并无太大差异。

罗伯逊（G. Canby Robinson）于 1935 年 1 月 1 日来到北京协和医学院，开始为期五个月的客座教授之行，而此时狄瑞德在休假。罗伯逊曾在华盛顿大学、康奈尔大学和范德比尔大学担任过医学教育领导的职位。在他的自传《医学教育之奇遇》（Adventures in Medical Education）中，他用生动的笔墨描绘了北京协和医学院、内科学系和狄瑞德。狄瑞德在离开协和之前，花了数周时间向罗伯逊介绍这所学校。罗伯逊回忆起自己早在约翰·霍普金斯时对狄瑞德的评价：

"在那时候（1921~1922 年）我就很欣赏这位安静、沉默寡言的年轻人高质量的工作，同时很叹服他的才智。虽然这些年里几乎没有再见到他，对他领导的学系如此出色，我毫不惊讶。他不仅仅把庞大的学系管理得很好，同时也是整个学校的精神领袖。"51

罗伯逊对许多人的工作非常关注：谢和平感染性疾病的研究；李宗恩关于黑热病的研究；张锡钧和刘士豪关于代谢的研究；以及吴朝仁的研究。他同时在内科学和公共卫生学领域任职。

在离开北平前不久，罗伯逊在一封写给葛莱格的信中详细描述了协和内科学系：

"病房的常规工作非常出色，不仅仅是病例的多样性和趣味性，特别是临床研究的方式。我从未在其他地方见过如此认真的研究。任何病例诊断所需的全部数据都能迅速而正确地收集到。大家在日常工作中充分发挥聪明才智……

---

① 原注：娄克斯（Harold H. Loucks），1972 年，私人信件。

轮转的主治医生们给我留下了深刻影响，他们都训练有素，并且精力充沛。内科所有人（包括住院医在内），都在进行实验室研究。令我印象深刻的不仅是内科各种各样的科研兴趣，还有很高的研究质量。

事实证明，内科系的组织管理很出色。员工都受过很好的教育并热爱工作。凯恩农医生几周前参加查房讨论。他告诉我，科室研究和展示病例的方式令他很有感触。

在完善检查的过程中，（内科学系）与其他学系合作，同微生物学系和病理学系的合作也很出色。总之，我在这里看到临床医学的每个方面都出类拔萃。我对此非常兴奋。临床医学今天的成就要感谢狄瑞德的贡献。"[52]

北京协和医学院的研究项目不断探索中国的各种疾病。代谢实验室的主任刘士豪研究了治疗剂量的维生素 D 在佝偻病和骨软化症中的作用。他发现维生素 D 在两种疾病的治疗中都有显著而长期的效应。对于骨软化症患者，骨骼的完全重新钙化需要数月，而佝偻病患者的重新钙化更为迅速。

经过耐心和艰苦的沟通，一位死于骨软化症的患者家属终于同意尸检。骨骼的组织学图片与婴幼儿的佝偻病表现一致；从组织学角度看，骨软化症可以认为是成人的佝偻病。中国骨软化症患者甲状旁腺的增生性改变和东欧地区该病尸检报道相同。这一发现证实了骨软化症在全球范围的相似性。

朱宪彝用汞蒸气石英灯发出的紫外线，照射治疗了三例严重骨质软化的患者。临床表现都有明显改善。紫外线对于钙磷代谢的影响几乎和维生素 D 一样。朱宪彝提出，就佝偻病和骨质软化而言，缺乏日光照射是主要原因，可能比饮食缺乏维生素 D 更重要。

1938 年，钟惠澜和张曦明分析了 15 年间北京协和医院收治的 400 多例伤寒病例。他们发现：当有大规模军队调动时，尤其当士兵们挤在狭窄的帐篷里时，伤寒发病率急剧升高。这些伤寒病例以虱子传播为主。

尽管（这些伤寒患者的）中枢神经系统病变发生率很高，使床旁鉴别伤寒和脑膜炎相对困难，但前者外斐反应阳性率高，从而为诊断提供了重要依据。

协和也对另一种经由虱子传播的疾病——回归热进行了研究。回归热在春季高发，此时普通民众开始脱下厚重的冬衣，于是虱子活跃起来。北京协和医院每收治一例这样的患者，都要仔细检查其身体和衣物是否有虱子。回归热的发病率很高，以至于所有不明原因发热的患者都要进行血涂片检查。应用暗视野显微镜，可检查是否有致病的螺旋体——回归热包柔氏螺旋体。如果在患者的身体或者衣物上发现虱子，则需要重复暗视野检查。

回归热病人继发肠炎沙门氏杆菌感染的概率也很高，有时甚至能造成大规模的流行。钟惠澜在发现回归热螺旋体的同一个虱子上培养出沙门氏杆菌，从而阐明了沙门氏菌的感染源。

钟惠澜和助手发现伤寒还可经静脉海洛因注射传染。海洛因成瘾者多有营养不良。他们患发热性疾病（包括回归热）时，病情较普通患者更为严重。

克劳德·福克纳尔（Claude E. Forkner）于 1932 年至 1936 年在内科学系任职。他早年在洛克菲勒医学研究所与佛罗伦斯·萨宾（Florence Sabin）合作，并在那里开始了他的血液病学生涯。他和微生物学系的谢少文是最早强调黑热病会出现急性粒细胞缺乏的学者。他们在 8% 的黑热病病例中发现了急性粒缺，其病死率高达 20%，而其他黑热病患者病死率仅为 5%。

福克纳尔于 1943 年至 1945 年返回美国，担任 CMB 的主任。他之后在康奈尔大学医学中心——纽约医院任职，成为名望很高的血液病学家。

张光璧（协和 1935 届）是狄瑞德在职期间最后的几位住院医师之一，他聪明而富有魅力。父亲是一位基督教主教，曾担任学校的风琴手，后来成为宿舍监管。在所有忠诚的协和毕业生中，张光璧对协和的赤子之心首屈一指。朋友和同学赠予他“协和先生”的美誉①，他确实当之无愧并且也很喜欢这样的称呼。

狄瑞德在北京协和医学院渡过了辉煌的 16 年之后，于 1938 年离开北平返回美国。早在 1935 年休假期间，朋友们就觉察到了他对协和的未来感到不安，均劝说他返回美国。1937 年，狄瑞德决定离开，正如他一位不愿意透露姓名的朋友所说：“对狄瑞德来说，昔日的荣耀已经逝去”。在抗日战争阴影的笼罩下，北京协和医学院的预算又受到严格控制，行政管理也发生了改变，狄瑞德坚定追求卓越的风格已经难以为继。另外，

---

① 原注：张光璧（Stephen Chang），1970 年，私人信件。

他也清楚地意识到自己应该回到美国继续自己的研究，在那里才能跟上日新月异的医学发展脚步。

很多医学院都能列举出对学校发展贡献最大的几个人，有时是一个人。正如娄克斯的睿智之言，狄瑞德毫无疑问就是给北京协和医学院贴上卓越标签的那个人。他是这所学校光荣历史中的最关键人物。

后来，狄瑞德在哈佛工作了几年。战争期间，他参军加入陆军医疗队，担任热带病学专家。此后，他成为新成立的人寿保险医学研究基金（Life Insurance Medical Research Fund）的负责人。正是通过这一基金，他开发了一个出色的支持心血管疾病研究的项目。

郁采蘩（协和1936届）是狄瑞德任内的最后一位总住院医师。她是担任这一众人渴望的职位的首位女性，同时也是狄瑞德桂冠上的一颗耀眼明星。如今她在纽约的西奈山医学中心工作，是全世界在尿酸代谢和痛风方面的权威。郁女士早年就读于南京金陵女子文理学院，用三年时间就完成了原本四年的医学预科。她总是全身心投入自己的学习和工作。对于资质超群的学生，北京协和医学院总有令人感兴趣的科研项目，让他们和教员们一起工作。在大学二年级的时候，郁采蘩和万代克一起研究神经垂体激素。在她担任内科助理住院医期间，万代克为她提供了一个研究员职位，但她决定师从刘士豪进行代谢方面的研究。成为总住院医师之后，她仍然继续在钙代谢和坏血病方面的科研工作。关于北京协和医学院，令她记忆犹新是1938年2月12日——一个周日的清晨，当她在实验室里工作时，听到了一个明显带有荷兰口音的奇怪声音："但我从来没有让女性担任过我的住院医。"[1] 说这话的是斯乃博（Isidore Snapper），狄瑞德的继任者。在到北平之前，他在阿姆斯特丹医学院供职，并已在那里升任为内科学和普通病理学教授。

斯乃博的性格和理念迥异于狄瑞德，前者脱胎于以"私人顾问"为基础的德国学术体系（译注：geheimrat，字面意思是国王的秘密参事）。狄瑞德寡言少语，一开腔也是和风细雨；而斯乃博却自信而果断；狄瑞德总是摆出问题有争议的方方面面，而斯乃博却喜欢单刀直入，有时不免独断；狄瑞德鼓励大家讨论，而斯乃博更喜欢讲座授课。相形之下，

---

① 原注：郁采蘩（Yu Ts'ai-fan），1971年，私人信件。

学生们更喜欢斯乃博式的方法，因为毕竟能有一个诊断；而狄瑞德在给出病例的各种可能性之后，却将问题原封不动地还给学生。

斯乃博从 1930 年开始就一直在研究钙磷代谢的问题。北京协和医学院有一个高水平的代谢实验室，还有丰富的临床资源，他如鱼得水般继续拓展自己的研究。斯乃博主要的合作者是内科的刘士豪、郁采蘩和朱（音译）（T. Chu）以及病理科主任胡正祥。

斯乃博精力过人。刚到协和不久，他就开始收集中国特色疾病的观察资料。1941 年，也就是他刚到任后 3 年，就出版了这一合辑。作为第一期，《中国给予西方医学的教益》（Chinese Lessons to Western Medicine），全面生动地记录了北京协和医学院的学术特色，用他的话说属于"地理医学"。[53]这本书把他的名字和北京协和医学院紧紧连在了一起。当今医学界一旦提及北京协和医学院时，大家脑海里立刻想到的名字就是斯乃博。本书引用了斯乃博著作中的大量内容。除了黑热病和回归热，他写得最好的部分是毫无疑问应是钙磷代谢疾病的研究。一个有趣的私人记录是他对自己在 1940 年 6 月至 7 月患病情况的描述。他正在日本访问时，可能罹患了流行性乙型脑炎或者脊髓灰质炎。幸好后来得以痊愈。

尽管当时输血已经在西方广泛应用，但在协和仍然是一个问题，因为中国人对献血和输血都有迷信，即使是一家人之间也会有所顾忌。大多数献血者都是穷人，毫无例外都有营养不良，健康状况很差。其他血源来自想尽快获取现金的瘾君子，而他们的血液中经常有梅毒螺旋体、疟原虫或回归热螺旋体。医院对血液的需求明显超过西方，特别是外科，因为如果不输血，患者可能因为过度贫血而无法耐受大手术。在斯乃博看来，北京协和医院收治的大多数患者病情太重，即使不做手术，大多数人也需要输血。

斯乃博的书中有一张十分令人感动的照片。照片里，北平市贫民院的病人刚刚到达医院的门诊。妇女和孩子们坐在小推车里，由苦工拉着，旁边有一名警察，而男病人则步行尾随——在当时的中国，女性得到这样的关照是不多见的。

斯乃博对另一大病人来源——纺织工厂的工人感到特别痛心。"相比之下，西方的工厂简直就是天堂。"[54]工人们夜以继日，辛苦劳动，却依然食不果腹，饥寒交迫。他们只能睡在肮脏的睡席上，常常难逃各种致命疾病的魔爪。

中国人吸食鸦片的恶习由来已久。很多瘾君子最初只是用鸦片来缓解疼痛，尤其是腹痛，而高发的肠道感染导致腹痛很是常见。吸鸦片也被推荐用于治疗结核，而结核是中国排名首位的疾病。斯乃博认为，因为吸鸦片者用烟筒，有毒物质都随烟排出，所以他们不会出现意识障碍。

然而经口摄入鸦片后引起的急性中毒一直是个问题。1938 年 7 月至 1940 年 6 月，斯乃博指导了 198 名昏迷患者的治疗工作，其中 75% 年龄小于 30 岁。41 人（21%）在入院后 24 小时内死亡。呼吸肌麻痹是常见并发症。医院里的两台德瑞克尔（Drinker）呼吸机经常用于抢救鸦片中毒者，而呼吸中枢瘫痪还常引起支气管肺炎。

斯乃博还提到了一些自杀方式，包括吸入煤气和吞食蓖麻籽（从中草药医生那里非法获得）。

斯乃博推测，按照东方人的习惯，在婴儿断奶后立刻添加富含多元饱和脂肪酸的饮食，可能是中国动脉粥样硬化发病率较低的一个原因。东方饮食"富含多元饱和脂肪酸，而少有胆固醇。如果从摇篮到坟墓都摄取这样的饮食，毫无疑问可以防治动脉粥样硬化，也就是胆固醇在动脉壁的沉积。"[55]

斯乃博与北京协和医学院的其他很多教师一样，对协和有深厚的感情。他说："在协和的那几年，是我生命中最好的时光。"[①]。他注意到这里的学术进展远远超过欧美大多数医学院校。令他印象尤为深刻的是，这里很重视接触患者的临床实践，而用于讲座的时间相当之少——每天仅有一小时。

日军占领北京协和医学院后，斯乃博曾被短暂囚禁。他于 1944 年返回纽约，担任哥伦比亚大学的临床医学教授。1952 年从该学院退休，而后被任命为纽约布鲁克林区贝斯（Beth-El）医院的内科和医学教育主任。

---

① 原注：斯乃博（Isidore Snapper），1970 年，私人信件。

儿科学

布莱克（Arthur P. Black）于 1931～1936 年任儿科副教授兼主任。他非常重视对患者的关怀和教育。儿科的斯威特（L. K. Sweet）和康锡荣（协和 1928 届）发现维生素 A 缺乏的患者存在泪腺萎缩和唾液腺管狭窄。同时，诸福棠（协和 1927 届）和范权（协和 1931 届）获得了 CMB 提供的奖学金，前往波士顿儿童医院进修。其导师之一麦克汗（Charles F. McKhann）回忆说，诸福棠和范权是在其实验室工作过的最认真的研究员。[①] 诸福棠与麦可汗共同研究了从胎盘提取物制备免疫球蛋白，用于预防麻疹的课题。

1934～1935 年冬，麦克汗作为客座教授来到协和，又开始与这两个研究员共同工作。正如麦克汗等人所料，诸福棠不久就成为中国儿科学的领军人物。

诸福棠进行了六个月以下婴儿抽搐的病因学研究。当时，欧洲的儿科医生们认为，六个月以下的婴儿发生抽搐不可能是因为缺钙，诸福棠和同事们已经观察到足够多的病例证明此一说法不确。其中，部分抽搐患儿的母亲就患有明显的骨软化症或亚临床钙缺乏症。这些病例引导诸福棠对上述观点提出挑战。他与内科代谢组共同研究，最终证明缺钙造成的抽搐可见于六个月以下的婴儿。

麦克夸瑞（Irvine McQuarrie）是明尼苏达大学医学院儿科主任。于 1939～1940 年作为客座教授来到协和。麦克夸瑞早已将明尼苏达大学建成美国儿科中心的佼佼者。在那个时代，他在培养儿科学术带头人方面是公认的领军人物。麦克夸瑞的热情具有感染力。他强调儿科疾病的科学基础，并且主张将人类生物学应用到医学中。麦克夸瑞的观点体现在其对于代谢和内分泌疾病的描述中；他将这类疾病描述为"大自然的实验"。[56]

在北平，麦克夸瑞继续研究切除肾上腺的小鼠发生胰岛素性惊厥的机制，并且测量了血清电解质以及呼吸中的氧气和二氧化碳分压所产生

---

① 原注：麦克汗（Charles F. McKhann），1970 年，私人信件。

的变化。

　　麦克夸瑞于 1944 年在堪萨斯大学发表了一次演讲，这是其巡回演讲中的一站。在演讲中，他介绍了对中国医疗和社会问题的一些观察。[57]麦克夸瑞比较了明尼苏达州和北平第一卫生事务所的数据：北京的婴儿死亡率是明尼苏达的十倍，产妇的死亡率也同样高。在北平，人口平均寿命仅有 28~30 岁，而在明尼苏达为 68 岁；明尼苏达州全部死亡人口中 12 岁以下儿童仅占 8%，而在北平这一比例却高达 75%。

　　最常见的营养不良原因是缺乏维生素 A、维生素 D，以及蛋白质和钙摄入不足。亚临床的维生素 C 缺乏"几乎人人都有"。[58]伤寒在中国儿童中病情比较缓和，协和的 30 例伤寒患儿没有死亡病例，而成年患者中病死率为 10%。精神、神经病、少年犯罪等儿童行为问题在中国比在西方发生率低。由于协和黑热病研究部门所做的工作，在协和进行治疗的黑热病病死率降至 5%，而未经治疗者病死率仍高达 95%。

　　作为一个题外话，麦克夸瑞具体描述了他在北平看到的很多缠足的中老年妇女所遭受的骨骼异常。四个小脚趾被裹在脚掌面以下，而大脚趾因被压迫而伸展。因此，跖骨头被拉向根骨，几乎被挤成垂直的。因为存在这种畸形，跟骨后端、小脚趾背侧、第一跖骨头和大脚趾肚成为承重面，这四个部位常常形成溃疡。裹过的脚常常只有 3 到 4 英寸长，而且比正常的脚更容易感染结核或发生坏疽。1885 年，西方传教士建立了天足会。通过这一组织的运动，更重要的是中华民国自 1911 年成立以来实施的多项措施，除了一些偏远落后的地区外，缠足的陋习在中国绝大多数地区已被废除。

　　麦克夸瑞还提到了毒品成瘾的问题：中国国内及社会问题的专家们都认为，吸食鸦片极为严重，其重要性仅次于抗日战争。任何一个夜深人静的时刻，在北平都可以见到吸毒者驻足于一扇紧闭的门前，挽起袖子，从一个小洞里递钱过去，然后把裸露的胳膊伸进那个小洞，打一针鸦片。日本人则鼓励生产更多的鸦片，不仅能用来控制中国人，而且可以赚钱。北京协和医学院的急诊每周至少会接收两个因吸食鸦片而中毒的病人；这些患者尽管接受了洗胃，输液，并使用了呼吸机，仍有三分之二的人在昏迷中死去。

　　麦克夸瑞对北京协和医学院的学生和教师给予了高度赞扬：

"拥有来自中国和外国训练有素的、充满理想主义的教师团队，中国学生们得到教师的启发和鼓舞，不知疲倦地追求知识……因此，来自西方的客座教授在其学术生涯中第一次体会到纯粹的教学快乐。现代教育所培养的中国医师已经证明了其在临床和科研工作中的非凡才能。"[59]

给麦克夸瑞留下深刻印象的，还有协和的教师们对解决中国问题的敬业精神：

"协和的教师们与接受过其他领域教育的同胞们一样，非常关注中国人民在教育和医疗方面所面临的困境。在非常困难的条件下，为了改善人民的状况勇于承担工作。幸运的是，他们获得了政府的全力支持。这场战争结束后，在这样的领导下的统一的中国，将在医疗卫生事业中取得令世人震惊的飞跃。"[60]

自从 1924 年来到协和，鲁斯·盖伊（Ruth Guy）就与祝慎之一同研究营养学问题，并且致力于研制一种容易获取而且便宜的母乳替代品。1938 年，鲁斯·盖伊和叶恭绍发表了关于"豆浆"的研究报告。鲁斯·盖伊发现黄豆"含有比例合适的所有生长所需的氨基酸，容易形成细腻的悬液，而且价格便宜。含有足够的维生素 B 复合物。磷、钾和铁也很丰富。但是，脂肪、碳水化合物、维生素 A、D 和 C，以及钙和氯化钠必须从其他食物中获得。"[61]

鲁斯·盖伊和叶恭绍首次尝试制备大豆"奶"溶剂时使用的是豆浆，一种由大豆制成的含有少量蛋白的溶液，这种溶液在街上作为饮料出售。乳酸钙、氯化钠、淀粉和糖加入到溶剂中。维生素 A 和 D 通过鱼肝油补充，维生素 C 则通过卷心菜汤补充。鲁斯·盖伊和叶恭绍观察到，"很多婴儿能够接受这种营养物，没有消化不良现象，如果补充得当，婴儿生长得很好。"[62]但是如果以豆浆为溶剂，很不实用，因此，鲁斯·盖伊和叶恭绍对大豆进行晾干、烤制、碾压，并在水中乳化，从而制备出溶剂，这种方法更加简单高效，而且效果不变。

皮肤病学与梅毒学

傅瑞斯于 1922 年来到北京。当时，几乎没有关于中国人梅毒发病率的准确信息。1862 年嘉约翰（John G. Kerr）在广州，1872 年德贞（John Dudgeon）在北京均曾提出，中国人很少发生心血管或中枢神经系统的梅毒病。

傅瑞斯和李洪迥开展了一项比较研究，比较中国人、白种人和黑人患梅毒的临床表现。这项研究在约翰·霍普金斯医院和公共卫生学院完成，并于 1948 年发表。[63]

人们普遍认为梅毒在中国患病率很高，这一观点并不正确。从协和出院的 26300 位患者中，只有 6.1% 梅毒血清学阳性。协和患者中的梅毒患病率并不高于巴尔的摩市约翰·斯霍普金斯医院的白人住院患者。

傅瑞斯和李洪迥发现，"中国男性和女性发生梅毒隐性感染的概率较高，这提示中国人对于梅毒有较强的抵抗力"。[64] 在疾病早期，中国人有较强烈的神经（脑膜）和神经外（骨骼）症状。因此，中国男性患者发生骨骼病变的概率是白人男性患者的 15 倍，发生较严重脑膜病变的概率是白人男性患者的 2 倍。另一方面，中国人梅毒第三期的病情远轻于白人或黑人，因为梅毒的主要病变发生在神经系统以外，而白人的梅毒更容易累及中枢神经系统。

总体上，梅毒在白人患者中更为严重，而在中国患者中病情稍轻；黑人处于两者之间。对于所有人种，梅毒在女性患者中较轻；中国人所患的梅毒具有"女性"梅毒的一些特征。

傅瑞斯推测中国患者骨骼病变发生率较高（中国患者骨骼病变发生率为 1∶5，与之相比，白人为 2∶100，黑人为 4∶100）的原因可能与维生素 C 缺乏有关，因为维生素 C 缺乏可能导致骨周围的抵抗力下降。傅瑞斯还发现，发生梅毒性麻痹的中国患者发生精神障碍的程度也较白人患者轻。

傅瑞斯与两位皮肤病学与梅毒学助理教授穆瑞五（协和 1925 届）和胡传揆（协和 1927 届）一同转而在实验室中进一步研究性别对梅毒的影响。他们发现雌激素可以提高雄兔对梅毒的抵抗力。胡传揆发现改变卵巢功能可以降低雌兔对梅毒的抵抗力。

洛克菲勒医学研究所的皮尔斯（Louise Pearce）于 1931～1932 年任梅毒学客座教授。她和胡传揆开始了一系列的研究，比较中国患者的苍白密螺旋体和美国患者体内分离出来的尼克乐（Nicholle）和辛瑟尔-霍普金斯（Zinsser-Hopkins）毒株。皮尔斯和胡传揆证明，在实验室动物身上，中国患者体内获得的苍白密螺旋体与美国患者体内分离出来的毒株在致病性上几乎没有差异。在另一项研究中，皮尔斯发现中国患者的毒株较尼克乐和辛瑟尔-霍普金斯毒株更容易引起眼部组织反应。这一发现的意义仍不清楚。

傅瑞斯在第二次世界大战爆发时离开了协和。他在约翰·霍普金斯大学获得了公共卫生博士学位（Dr. PH），随后到加尔维斯敦（Galveston）成为德克萨斯大学医学院（University of Texas Medical School）皮肤科主任。1948 年，傅瑞斯获得麻省总医院（Massachusetts General Hospital）皮肤科爱德华·维根尔沃斯（Edward Wigglesworth）教授称号，并一直在那里工作，直到 1958 年退休。

外科学

在娄克斯的领导下，外科坚持着邰乐尔开创并坚持的高标准。娄克斯安详平和，这与学生们心目中的外科医生形象形成了巨大反差。他睿智过人、技术超群，而且全身心地投入到学术研究中。娄克斯的最后一位住院医刘伟通（Morgan Liu）（协和 1937 届）目前是香港最出色的胸外科医生。除了提到娄克斯上述令人敬佩的品质之外，刘伟通提到娄克斯"特别为医学生和低年资医生们着想"。①

娄克斯最主要的兴趣是胃肠道和甲状腺手术。在其教学理念中强调异常生理状态和外科诊断。仅凭这一点，娄克斯就已经远远超越了大多数美国外科教授。这些教授们只知道让学生们记住繁多的手术步骤中的每一步。

回顾自己担任外科主任时期，娄克斯认为协和外科最重要的贡献之一是吴英恺关于食管癌的手术治疗。吴英恺毕业于奉天医科大学，同事们形容他是娄克斯的得意门生。②

食管癌在中国的发病率很高。1937 年，外科的关颂韬提出，食管癌

---

① 原注：刘伟通（Morgan Liu），1972 年，私人信件。

② 原注：同上。

占北京协和医院所有消化道肿瘤的51%，所有癌症的10%。高发的年龄是40到60岁。一些医院的食管癌病例占所有男性癌症病例的25%。男性患病率比女性高16倍；而在美国男性患病率仅比女性高5倍。

食管癌在中国人中高发的现象存在多种解释。其中之一认为食管癌与喝热茶有关，但是喝茶在中国没有像日本那么盛行，而日本的食管癌发病率并不高。老白干是一种用高粱酿造的类似于伏特加的烈性酒，人们也怀疑这种酒是引起食管癌的因素。老白干的酒精含量为85%，也是加热后饮用，而且很受农民的欢迎。食管癌高发的第三个可能的原因是过多摄入不新鲜的食物。

邰乐尔在协和工作期间，考虑到了手术治疗食管癌的重重困难，而将工作重点转向了其他更容易出成效的领域。吴英恺进行这方面研究之前，世界上只有两例成功切除了食管下三分之一的病变——一例由芝加哥大学的范米斯特尔（Phemister）和亚当斯（Adams）完成，另一例由波士顿的马歇尔（Marshall）完成。

吴英恺具备超群的技术和天赋，他完善了食管下三分之一癌症的穿胸廓手术法。而且，吴英恺首次证明，在胸腔中直接进行食管胃吻合术是可行的。1941年7月，[65]在《中华医学杂志》上，吴英恺和娄克斯报告了他们做的三例食管切除术，在当时是该领域规模最大的研究。其中一位患者在术后七个月因结核性肺炎而去世；一位患者痊愈；第三位患者的吻合处在术后早期破裂。

1941年，吴英恺在CMB的资助下前往圣路易斯（St Louis），与杰出的胸外科开创者格莱汉姆（Evarts A. Graham）共事。格莱汉姆于1933年首次成功完成了一期肺癌的肺切除术。第二次世界大战爆发后，吴英恺无法回国，只好在圣路易斯工作到战争结束，并出色地完成了工作。

领导神经外科的是关颂韬。他毕业于芝加哥拉什医学院，于1924年到北京协和医学院工作。关颂韬曾接受过CMB的资助，与宾夕法尼亚大学医学院享有"约翰·瑞·巴顿教授"（John Rhea Barton）称号的傅瑞斯共事。1932年关颂韬报告，1921~1931年北京协和医院收治的46例三叉神经痛通过注射酒精而成功治愈。关颂韬与泌尿外科的谢元甫（George Char）共同开创了骶前神经切断术，以治疗引起疼痛的膀胱炎。

朝鲜人金显宅（协和1931届）和斯派斯（John W. Spies）于1931年

到 1935 年供职于肿瘤科。1932 年，金显宅与病理科的秦光煜（协和 1930 届）共同从协和的病例中收集了 97 例淋巴上皮瘤。这种肿瘤在中国北方、印度支那和荷属东印度群岛很常见，经常在儿童时期发生于一侧扁桃体。

邓禄普于 1930 年移居上海，开始经营私人诊所。之后刘瑞恒的弟弟刘瑞华接替了邓禄普在协和的工作。

鼻咽癌在协和耳鼻喉科很常见。早期症状是严重的鼻后出血，而发现肿瘤需要反复仔细的检查。如果能早期诊断，镭射线和深度 X 射线放疗常常可以成功。

赫尔曼（Emile F. Holman）曾担任斯坦福医学院的外科主任，是顶尖的血管外科医生。赫尔曼于 1930~1931 年作为客座教授来到协和。1937 年，克特勒（Max Cutler）从芝加哥来到协和，他是海斯老兵管理医院（Hines Veterans Administration Hospital）癌症研究所主任，与池泰尔（George Cheatle）爵士共同撰写了大量关于乳腺癌的著作。

妇产科学

马士敦在北京协和医学院全身心奉献了 17 年之后，于 1936 年返回英国。第二次世界大战期间，马士敦应征加入紧急医疗服务。78 岁时才心有不甘地再次退休。

伊斯特曼（Nicholson J. Eastman）在约翰·霍普金斯医学院工作 5 年之后，于 1933 年又回到协和，任妇产科主任兼教授。伊斯特曼在协和获得了丰富的临床经验，给巴尔的摩的同事留下了深刻的印象，古特马驰尔（Alan F. Guttmacher）在多年之后回忆说：

"尼克（伊斯特曼）在中国见过大量情况危急的分娩，这令我感到敬畏。我们处理 1 例子宫破裂，尼克则处理过 10 例；我们见到 1 例子痫，尼克则见过 20 例。"[66]

尼克·伊斯特曼在其职业生涯中常常提到其在中国的经历。在讨论论文——《自然分娩中身体和心理现象的联系》——中关于自然分娩这一有争议的话题时，伊斯特曼强调了生育能力对于中国妇女的重要性：

"每个中国女孩最大的愿望就是生很多孩子；而如果某个中国妇女没有孩子，则她会是世界上最不幸和可怜的人。几千年的文化将家庭作为文明的基本单位，而生育就成为了文明的根基，人们对其充满了爱与崇敬。生孩子则是每位妻子最幸福的事情。因此，中国妇女在怀孕时，都公开表现其自豪感，这在西方是很少见的。"[67]

伊斯特曼原本打算在协和研究无痛分娩，但是很快发现，这种研究不可能在中国妇女身上进行的：

"很快，我惊奇地发现中国患者不能提供任何对研究有帮助的东西，因为这些患者分娩的过程几乎感觉不到疼痛。我在中国见过几千次分娩，似乎只有两种人要求镇痛：产道有机械性阻塞的患者，例如骨软化症患者；或是阅历丰富的上层妇女，这些女性大多毕业于美国大学，其文化背景和态度更像西方人而不是东方人。"[68]

一群经西伯利亚逃难而来的俄罗斯产妇，经历了难以描述的困难，与中国产妇形成了鲜明的对比：这些俄罗斯产妇精神紧张，濒临崩溃。

"我永远不会忘记这些可怜的人在漫长的分娩过程中发出的尖叫声。中国住院医对这种景象都不知所措，因为中国产妇的分娩过程从来没有让我的同事们意识到，分娩会如此痛苦。"[69]

伊斯特曼坚定宣扬在美国恢复助产士在产妇和婴儿保健上的角色，但是没有受过训练的中国助产士对伊斯特曼没有多大用途：

"很多年前在北平时，我有很多产婆'朋友'。她们都是些牙掉光了、酗酒的老太婆。套用塞姆尔·约翰逊（Samuel Johnson）（译注：英国著名文学家，曾编纂第一本英文词典，其讽刺作品文风尖刻）对切斯特菲尔德（Chesterfield）勋爵的著名评价，这些产婆道德标准有如娼妓，却又没有出色的舞姿。她们从来不想……剖开一个前置胎盘，看看是怎么回事。"[70]

1935 年，伊斯特曼接替美国妇产科之父威廉姆斯（J. Whitridge Williams），成为约翰·霍普金斯医学院妇产科教授兼主任。伊斯特曼继续坚持威廉姆斯所创立的高标准，而且在教学方面表现特别突出。古特马驰尔曾说："约翰·霍普金斯的医学生一致认为，妇产科是教得最好的一门课。"[71]

麦克凯尔威（John L. McKelvey）接替了伊斯特曼。麦克凯尔威毕业于加拿大安大略省的皇后大学医学院（Queen's University Medical School），之后在霍普金斯接受教育。麦克凯尔威在产科方面的背景与妇科差不多，但他主要致力于研究组织病理学和恶性肿瘤。他在这方面的研究兴趣，再加上一台镭的提氡设备，使北京协和医院成为全国研究和治疗妇科恶性肿瘤的中心。

最感激麦克凯尔威的患者是那些骨软化症导致骨盆畸形的妇女。因为这些女性存在性功能障碍，她们的丈夫常常去找别的女人，或者干脆把她们赶出家门。通过手术治疗，麦克凯尔威重建了这些妇女的阴道，恢复了她们的生育功能。但有些妇女却不可能进行阴道重建，原因是她们曾用腐蚀性液体堕胎，导致阴道严重损伤。①

辛尼吉尔（Hans Zinsser）于 1938 年作为客座教授来到北京。麦克凯尔威从辛尼吉尔那里学到了用鸡蛋 9 天培养伤寒杆菌的技术，并应用这项技术从一种肉芽肿病中成功培养出了致病病菌。这种肉芽肿病是荷兰人到印度尼西亚时发现的，称为"生殖器-肛门综合征"。

林巧稚是麦克凯尔威的副手。妇产科的第三号人物则是林松，主要研究女性生殖系统结核。

测量恶性肿瘤放疗剂量的离子计在"最近"的实验室——位于华盛顿的美国国家标准局——进行标准化。这些离子计从华盛顿在运送回来，因此，途中的碰撞有时会影响仪器的准确性。麦克凯尔威领导妇科肿瘤的治疗工作，与 X 射线学领域的物理学家合作，根据已知的镭放射量，重新校准离子计。放射剂量的通用单位为"伦琴"，而在协和则称"北京伦琴"。②

自行堕胎的病人常常因为合并感染或严重出血而入院，这样的病人很常见。1933 年，王逸慧和夫人王许德兰报告了 18 个月内所见的 6 例魏氏梭菌感染，并指出这种感染在中国比较常见。感染源当属胃肠道无疑，

---

①　原注：麦克凯尔威（John L. McKelvey），1971 年，私人信件。

②　原注：同上。

因为粪便培养表明，几乎所有妇科患者胃肠道中都有魏氏梭菌，但是带菌者并没有明显的临床表现。

麦克凯尔威最喜欢回忆他的学生们："我从未接触过这样的学生——这些学生抱负远大，他们明白自己在为中国工作，而且随时承担重要的工作。"住院医们对于发掘新知识的迫切渴望令人难以忘怀："学生们很晚还在实验室工作，我们想劝说他们回去，但都无济于事。"①

1938 年，麦克凯尔威离开北平，到明尼苏达大学医学院任教授兼妇产科主任。在那里，麦克凯尔威培养出了 6 位妇产科医生，日后都成为了其他医院的妇产科主任。麦克凯尔威退休后，像郝智思和万代克一样，在娄克斯和 CMB 的赞助下回到了东方，在新加坡医学院作了一年客座教授。

马士敦、伊斯特曼和杨崇瑞曾经通过训练本地的助产士来解决新生儿破伤风这个大问题；林巧稚可能是首个通过对妊娠期产妇进行破伤风免疫，在中国有效预防了新生儿破伤风。

胎盘前置是妊娠晚期出血最常见的原因。1938 年，林巧稚报告了一项比较研究，包括 93 例胎盘前置和多例胎盘早剥。胎盘前置在每 56 例分娩中有 1 例，其发生率大约是美国的两倍；产妇致病率为 34%，致死率为 4.3%。另一方面，胎盘早剥在每 70 例分娩中有 1 例，而在美国为 1/100。中国产妇胎盘早剥的致病率为 51%，致死率为 17%。林巧稚强调鸦片成瘾是中国妇女胎盘早剥的危险因素，并将较高的婴儿死亡率——胎盘前置中为 39%，胎盘早剥中为 87.5%——归因于早产和产妇营养不良。

韦达科（Frank E. Whitacre）毕业于爱荷华州立大学医学院（State University of Iowa School of Medicine），是二战爆发前的最后一位妇产科主任。韦达科于 1939 年 2 月 12 日来到北平，此前两年，韦达科在纽约的英联邦基金会（Commonwealth Fund）工作。通过从芝加哥大学借贷来组织田纳西州的研究生课程。韦达科于 1941 到 1943 年被拘留在马尼拉的圣托马斯，而后被遣返美国。韦达科相继在田纳西州、新奥尔良奥驰斯纳尔诊所（Ochsner Clinic）和范德比尔特大学医学院担任妇产科主任。

---

① 原注：同上。

眼科学

来自维也纳的璧拉脱（Arnold Pillat）于 1928 年接替郝文德成为眼科主任。璧拉脱进行了一项大规模研究，比较中国人和西方人的眼睛，主要是结膜中色素的生理状态。

随着克朗菲尔德（Peter Clemens Kronfield）被任命为璧拉脱的继任者，协和眼科与维也纳的紧密联系在 1933 年得到延续。克朗菲尔德于 1923 年从维也纳毕业。在维也纳眼科研究中心与福赫斯共同工作了 5 年。他于 1928 年来到芝加哥大学，成为眼科副教授。

克朗菲尔德主要研究正常和畸形眼的生理以及副交感和交感神经系统对眼的影响。在协和任职期间，他特别强调营养因素对于眼病的重要性。克朗菲尔德于 1939 年离开北京，转任伊利诺伊大学（University of Illinois）眼科主任。

几个学者研究过磺胺及其衍生物对沙眼的影响，但是并没有得到一致的结果。罗宗贤（协和 1932 届）和张峨（协和 1938 届）用磺胺治疗了 40 名患者，并证明了其疗效：经过 3 个月的治疗，80% 的患者痊愈，20% 的患者得到明显改善。不良反应少而且轻微。

精神病学

精神病学研究项目于 1932 年建立。此时美国本土的精神病学学术研究项目也屈指可数。洛克菲勒基金会几年来一直在评估这门学科，讨论这门学科是否可能是新的发展亮点。基金会主席福斯迪克（Raymond B. Fosdick）对此进行了总结：

　　"……精神病学曾经是，而且从很大程度上讲，仍然是当今医学领域中最落后的、最需要的，而且最有潜力取得最大成果的领域……精神病学的教学很落后，研究支零破碎，应用不足。"[72]

中国没有值得一提的精神病学研究，这并不令人感到惊讶；胡恒德将协和的这个新项目称为"推动中国现代精神病学发展的第一步"。[73]

葛莱格于 1930 年接替皮尔斯（Richard Pearce），任洛克菲勒基金会医学教育部主任。葛莱格对协和精神病学的发展起到了重要作用。1932 年秋，葛莱格第一次访问协和医学院。此时，他刚刚开始领导一项新的精神病学项目，并且深信精神病学在医学研究中的重要地位。葛莱格在访问协和期间以及回到纽约之后，对精神病学和公共卫生项目给予大力支持。①

雷曼（Richard S. Lyman）毕业于约翰·霍普金斯医学院，于 1932 年来到协和，任神经与精神科主任。雷曼在约翰·霍普金斯医学院、伦敦皇后广场（at Queen's Square in London）以及列宁格勒进行过心理学和精神科学的培训。雷曼来到中国后第一个工作是在上海的第一国立医学院工作了一年，任副教授。

早期的北京协和医院精神科附属于北平市立精神病医院，原本有限的患者资源得到了扩大和加强。

医学生的精神病学课程类似于美国的几所一流医学院——远远领先于大多数美国医学院。第二年，学生们完成了正常心理学的课程，进行集中的病例研究，对精心挑选的精神病患者的背景情况做全面评估。内科的轮转也不断强调疾病的身心因素。第四年，学生要在精神科门诊整整学习三周，为门诊病人进行精神疾病的诊断和治疗。在第一卫生事务所的三周的学习需要完成一份精神病学作业。许英奎（协和 1934 届）和冯应琨（协和 1936 届）在雷曼的影响下进入了精神病学领域。

精神病学的研究项目

雷曼和协和的同事是中国精神病学和心理学研究的先驱。[75]

鸦片、海洛因或吗啡成瘾是精神疾病的重要原因。雷曼估计，仅北

---

① 原注：葛莱格与北京协和医学院院的联系应该回溯到 1919 年 2 月，当时他向罗时（Wickliffe Rose）申请了国际卫生基金会的一个职位。罗时提供了几个选择，并建议："我们迫切需要有人去北京协和医学院开展公共卫生工作。"当时葛莱格选择了去巴西研究钩虫和疟疾。[74]

平就有 30 万成瘾者。北平市公共卫生主任方颐积正在开展一项针对毒品成瘾的重要项目，并向雷曼和同事求助，对不同的治疗方法进行评估。他们研究了电击和胰岛素冲击疗法，这两种方法在当时都比较流行。对于胰岛素疗法，雷曼和同事将所有疗效都归因于高剂量胰岛素导致的极度饥饿，对于食物的渴求代替了对鸦片的渴求。但是治疗过程需要住院，而且需要医护人员的密切观察，因此，这种疗法价格昂贵，不能广泛使用。

精神疾病在中国和西方的发病率惊人地相似。协和神经精神科的患者中，3/4 没有明显的器质性病变；17.3% 诊断为神经精神病；8.1% 诊断为精神病、癫痫或智力缺陷。

精神分裂症在中国和西方也存在相似性："东西方患者在临床上的差异只是表面的。"中国的精神分裂症患者表现出"西方患者的所有特点"。[76]

雷曼无法解释为何满族人患精神疾病的频率高于汉族人。他还提到了中国人对于算命者预言的迷信，以及流传甚广的催眠术。

赵婉和是神经精神科的一位心理学家，他进行了一项有趣的研究，研究内容为行为与汉字书写之间的联系——这是一项比较研究，基于西方已知的精神疾病对于书写的影响。赵婉和发现精神病患者写的字明显表现出惊人的异常行为，像兴奋或神经衰退的表现。梅毒性麻痹的患者表现尤为明显。研究结果与西方的研究结果具有可比性，两者的差别非常有趣，因为中国人用毛笔，而且汉字的结构复杂。

雷曼研究了电击疗法治疗精神分裂症。这给日后发起的对这所医学院的诋毁提供了有力的宣传材料。雷曼按照常规做法对接受电击疗法的患者进行录像，包括患者们在治疗中抽搐的场景，每份录像都保存在北京协和医学院的病案室。后来学校收归国有，这些录像都被拿走，从录像中截取的照片在杂志上发表，成为了美国人虐待和剥削中国人的证据：

　　"有时候，因为痛苦难以忍受患者会弄断自己的骨头，摔倒并磕碎牙齿，咬破自己的舌头，甚至停止呼吸。这个残忍的凶手发表了自己的论文，这篇论文是建立在大量中国劳动人民的尸骨上的。"[77]

　　雷曼于 1937 年离开北平，在霍普金斯工作了 2 年，并于二战时入伍，之后在杜克大学医学院精神科任教授。

　　希尔（Theron S. Hill）于 1925 年毕业于密西根大学，他接替了雷曼，继续领导精神病学项目，直到学校被日本人占领。

参 考 文 献

1. Theodore H. White and Annalee Jacoby, *Thunder out of China*, pp 58-59.

2. 同上, pp 59-60.

3. Hayes to Rockefeller, 11 April 1935, Arrival No. 2278, Archives of the London Missionary Society.

4. Theodore E. Hsiao, *The History of Modern Education in China*, p ix-x.

5. 同上, p 28.

6. 同上, p 129.

7. T'ao Lee, "Some Statistics on Medical Schools in China for 1932~1933," p. 1027.

8. Aura E. Severinghaus, "The Miracle of ABMAC," Part I, p 4.

9. 同上, p 5.

10. George W. Corner, *A History of The Rockefeller Institute*, 1901~1953, p 500.

11. Daisy Yen Wu, ed., *Hsien Wu*, 1893~1959, p 41.

12. Walter B. Cannon, *The Way of an Investigator*, p 182.

13. 同上, p 183.

14. 同上, p 182.

15. George E. Armstrong, "Rober Kho-seng Lim, Ph. D. ," p 2.

16. 同上, p 2.

17. 同上, p 3.

18. Barbara Tuchman, *Stillwell and the American Experience in China*, 1911~1945, P 265.

19. Theodore H. White and Annalee Jacoby, *Thunder out of China*, p 138.

20. Aura E. Severinghaus, "The Miracle of ABMAC", Part I, p 5.

21. Robert K. S. Lim, et al. *A Stereotaxic Atlas of the Dog's Brain*.

22. Harold Balme, *China and Modern Medicine*, p 55.

23. Hans Zinsser, *As I Remember Him*, p 405.

24. 同上, p 406.

25. Chinese Society of Pathology and Microbiology, Pathology, Microbiology, and Experi-

mental Medicine, Chinese Medical Journal Supplement 2 (March, 1938).

26. K. Chimin Wong and Lien-the Wu, History of Chinese Medicine, p 78.

27. Bernad E. Read, "Chinese Materia Medica: Animal Drugs," p 78.

28. J. L. Cranmer-Byng, ed., "Dr. Gillan's Observations on the State of Medicine, Surgery and Chemistry in China," p 279.

29. Harry B. van Dyke, "Studies in Neurohypophyseal Endocrinology," p ix-x.

30. Harry B. van Dyke, *Physiology and Pharmacology of the Pituitary Body*, 2 vols. (Chicage: University of Chicago Press, 1936).

31. Harry B. van Dyke, "Neurohypophyseal Endocrinology," p. xii.

32. 同上, p xii.

33. Reinhard J. C. Hoeppli, *Parasites and Parasitic Infections in Early Medicine and Science* (Singapore: University of Malaya Press, 1959).

34. Reinhard J. C. Hoeppli, *Parasitic Diseases in Africa and the Western Hemisphere: Early Documentation and Transmission by the Slave Trade* (Basel: Friedrich Reinhardt, 1969).

35. Chinese Society of Pathology and Microbiology, *Pathology, Microbiology, and Experimental Medicine*, Chinese Medical Journal Supplement 3 (March 1940).

36. C. C. Ch'en, *Scientific Medicine as Applied in Ting Hsien.*

37. 同上, p 3.

38. 同上, p 27.

39. 同上, p 27.

40. Conrad Seipp, ed., *Health Care for the Community*, p 8.

41. 同上, p 9.

42. Saul Benison, "The Reminiscences of Dr. John B. Grant."

43. 同上.

44. James C. Thomson, Jr., *While China Faced West*, p 126.

45. 同上, p 131.

46. 同上, p 136.

47. 同上, p 150.

48. Conrad Seipp, ed., *Health Care*, p vii.

49. I-chin Yuan, "Life Tables for a Southern Chinese Family from 1365 ~ 1849," Human Biology 3 (1930) no. 2: 157-173.

50. I-chin Yuan, "The Influence of Heredity Upon the Duration of Life in Man, Based on a Chinese Genealogy from 1365 to 1914." (Sc. D. Diss, Johns Hopkins University,

1931).

51. G. Canby Robinson, *Adventures in Medical Education*, p 244.

52. 同上, p 246.

53. Isidore Snapper, *Chinese Lessons to Western Medicine*, p i.

54. 同上, p 5.

55. 同上, p 379.

56. Irvine McQuarrie, *The Experiments of Nature and Other Essays*, p 2.

57. 同上, p 79-115.

58. 同上, p 90.

59. 同上, p 115.

60. 同上, p 115.

61. R. A. Guy and K. S. Yeh, "Soybean 'Milk' as Food for Infants," p 2.

62. R. A. Guy and K. S. Yeh, "Roasted Soybean inInfant Feeding," p 1.

63. Chester N. Frazier and Hung-chiung Li, *Racial Variations in Immunity to Syphilis*.

64. 同上, p 90.

65. Ying-k'ai Wu and Harold H. Loucks, "Surgical Treatment of Carcinoma of the Esophagus," p 1-33

66. Alan F. Guttmacher, "Some Not Too Sentimental Reminiscences," *Obstetrical and Gynecological Survey* 20 (June 1965) no. 3 : 375.

67. Nicholson J. Eastman, *Obstetrical and Gynecological Survey*, p 472.

68. 同上, p 472-473.

69. 同上, p 473.

70. 同上, p 506-507.

71. Alan F. Guttmacher, "Some Not Too Sentimental Reminiscences," p 376.

72. Raymond B. Fosdick, *The Story of The Rockefeller Foundation*, p 128-129.

73. Henry S. Houghton, Introduction to *Social and Psychologcial Studies in Neuropsychiatry in China*, edited by R. S. Lyman et al. p iii.

74. Wilder Penfield, *The Difficult Art of Giving*, p 100.

75. R. S. Lyman et al., eds., *Social and Psychologcial Studies in Neuropsychiatry in China*.

76. 同上, pp 359-361.

77. "U. S. Imperialist Aggression Disguised as Friendship," p 47.

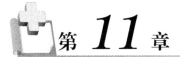

第 *11* 章

协 和 护 校

北京协和医学院改变了中国人对护理的看法，使护理成为受人尊敬的女性职业。因此，就促进中国医学职业发展的深远影响而言，护理专业等同于、甚至超过了在中国处于领先地位的协和医学专业。护理学院培养出了一批杰出的女性，进入到急需的工作领域，如公共卫生、妇幼保健、教学和管理。

发展护理专业所遇到的困难与医学专业不同，甚至更加艰难。几个世纪来，中医的探索实践使中国人认识到看病的重要性。与此相反，人们并不认为护理是一个行业，更称不上是一种专业。因此，虽然有大量的聪明的中国学生选择临床医学，但是护理专业却必须白手起家。家长们一想到自己的女儿竟然要接触男性的身体，就会强烈反对她们选择护理专业。要想从有地位的家庭中招收护理学生，更是难上加难。

几个世纪以来，在中国一直是家人护理生病的人。如果病人是女性，则有时由保姆来帮忙护理。男性病人只能由男性来护理。西方传教士来到中国后，教会医院会训练男性护理生。而在教会医院里，护理是由来自西方的教会护士负责的。女性教会医院对中国女孩进行短期培训，使之成为护理助手。

北京协和医学院建立之前，有些早期的、针对中国妇女的护理培训，但非常有限。医学先锋雒魏林于 1884 年在上海中国医馆开办了护理培训项目，成为这一领域的先行者。随后几年又相继出现了一些项目。上海的圣约翰大学医学系主任文恒理（H. W. Boone）于 1887 年开办了护士培训项目；两名首届学生中有一位女性。在世纪之交，也有其他的几个项目：1901 年在上海，以及 1902 年在广州、汉口和重庆。1906 年 10 月，作为协和医学堂的一部分，协和护校（The Union School of Nursing）也开业了，课程为三年制，但只接收男生。

1914 年，在广州的博济医院有了重要的发展。该医院开办的护理项目，男生女生均可入学。那一年医院的报告提到，中国护理人员有一位男性和两位女性毕业生。而这个护理项目第一届学生有 11 人——包括 7 位男性和 4 位女性。

时任上海红十字医院院长的胡恒德成为中国护理事业的首个代言人，大力提升女性护理专业的地位，使那些家庭背景好且受过良好教育的年轻女性认为，护理是受人尊敬的职业。胡恒德于 1914 年 10 月，在红十字医院开办了三年制护理课程，招收了 4 位年轻的女生。

另一个兼收男女生的护理项目于 1913 年由胡美在湘雅开办，课程四年。但到了 1921 年，仅有 20 位学生成功完成了学业。

所有这些以男生为主的护理项目，其目标都是培养在医院工作的护士，以此来支持护士学校。在这方面，他们仿效的是英美医院的模式。

中华护士会（Nurses' Association of China，NAC）是一个教会组织，第一任主席是信宝珠（Carolina Maddock），该组织于 1909 年建立。五年后，开始注册护士学校。1915 年，举行了毕业生的资格考试。

第一次中国医学考察团在报告中指出："高水平护士像医生一样短缺。"[1]这为协和开办护士学校提供了机会。1914 年 12 月 11 日，在 CMB 召开的第一次会议上，决定为五位中国女性提供奖学金，资助她们到美国接受护理专业的培训，并给中华护士会小额资助，把护理教材翻译成中文。第二次中国医学考察团提出，同时招收男女学生的护士学校应该成为新学校不可或缺的组成部分。1915 年 7 月 1 日，当 CMB 接管协和医学堂时，在三年制的护理课程中共开设了两个班级，但仍然只招收男生。[2]

1916 年秋，麦可林、胡恒德和顾临制定了计划，对护士培养的要求与医学院一样，要达到一流水平。但是，由于这三个人制定了如此高的标准，竟然在美国也找不到可以效仿的模式。19 世纪末，美国刚刚发起提高教育标准运动，就遭到了医院的坚决反对。医院认为，护理培训学校可以免费为医院提供护士。

美国首个预科班于 1901 年在约翰·霍普金斯医院护理学院开办。这个预科班课程为期 6 个月，既有理论又有实践，两者很好兼顾；优先考虑学生的需求。其教学水平、严谨性都优于该校的多数其他学院,并且很好地安排了实验室和病房的实习。[3]

1909 年,明尼苏达大学率先在大学内建立护理学院,基本课程设置为三年。但直到 1916 年才引入五年制的护理教育,从此护理教育的重要性开始与其他科目并驾齐驱。

招募护校教员

北京协和医学院护校计划出台后,下一步就是任命护理部负责人。其人选初步划定为约翰·霍普金斯大学的沃安娜(Anna Dryden Wolf)。沃安娜女士独特的经历使其很适合这一职位。她出生于印度马德拉斯(Madras)省昆特尔(Guntur)市的一个路德派传教士家庭。父亲是那里的美国福音路德教会学院(American Evangelical Lutheran Mission College)院长。1912 年,从约翰·霍普金斯大学毕业后,她获得了哥伦比亚大学教师学院的硕士学位,然后被任命为约翰·霍普金斯大学护理部负责人助理,同时担任护理指导教师。

1918 年夏天,沃安娜担任瓦萨(Vassar)学院护士训练营的一名教员,为了给战争招募医护人员,该训练营于 1918 年 6 月 24 日开办,多达100 多所的学院向护理行业输送了 400 多名毕业生。这项暑期集训项目强调护理理论,只招收有志于成为医院护士的女毕业生。

沃安娜女士 1919 年 6 月 1 日接受了协和的邀请。1919 年 8 月 1 日即抵达北京,同时,给护校和医院护理工作带来了 12 位美国护士。她仅在一个月内就招募到了这些护士。看来,这就是中国的诱惑力!

沃安娜到达北京后,利用距学校开学之前的一段时间,她的队伍在华北协和语言学校学习汉语,并在协和医学堂的老院做护理工作。其中一个成员是凯瑟琳·考尔福尔德(Katharine Caulfield),她也来自霍普金斯,在北京协和医学院工作了 5 年。她是第一位在中国教书并受过正规训练的手术室护士长。她还开展了男女手术助理培养项目。怀特赛德(Faye Whiteside)于 1920 年到 1926 年之间担任助理护士主管(associate supervisor of nurses)。

当时,美国大部分护士培训学校依然由医院运行和管理,目的仅是提供护理服务。而在北京，沃安娜女士在院方指导下，把重点放在护理教育上。护校的学生人数不超过 25 人，不可能给医院护理工作提供充足的人手。护校学生的第一职责是学习，而不是帮助护理病人。因此，这一项目无论对新负责人还是学生们来说，都是一个独一无二的机遇。

1920 年 9 月 28 日护士培训学校开学了，有 3 名学生，其中 2 人由于成绩不够理想而退学。除沃安娜女士外，教师队伍还有 5 位指导教师，其中有一名中国人。医学院的教师也参与教学，教授基础和临床课程。

1924 年，"护士培训学校"更名为"护理学院"。该称谓更符合大学水平的教育。项目负责人也称为"院长"（dean），也是医院的"护理部负责人"（superintendent of nurses）。（译注：老协和称之为护校和护校校长，本文沿用这些称谓。）

护理学生

护理学生的素质与医学生不相上下："优秀、尽责、勤奋——非常聪明"。① 毕业生们也对老师崇敬有加，特别是老师们注重学生学习的主观能动性，这与中国传统教育——依赖老师和死记硬背完全不同。自律、高尚以及对护理事业的奉献是老师们灌输给学生的品质。老师与学生之间的相互欣赏与尊重，优秀的教育项目以及北京协和医学院的熏陶，让护理学校的女生像医学生那样对协和非常忠诚。

护理教育

护理学院有两种学制：学制 I，3 年课程，毕业颁发护理学文凭（diploma）；学制 II 开始于 1922 年，5 年的课程，毕业后除了护理学文凭外，还授予燕京大学理科学士学位。学制 I 的录取要求为：通过 6 年的中学教育，并完成燕京大学自然科学学院 1 年的护理预科课程。燕京大学的入学考试包括英语、语文、数学、中国与西方历史和地理、还有一

---

① 原注：胡智敏（Gertrude E. Hodgman），1971 年，私人信件。

门自然科学课程。通过预科阶段的学生，不须参加其他考试就可以进入护校。

在学习了基础医学入门课程后，拿护理学文凭的学制Ⅰ学生在严格的督导下，开始在病房学习护理操作课程。

学制Ⅱ的学生有两个学年在燕京大学度过，接受综合教育并选修自然科学和社会科学课程。第三和第四年，学生在北京协和医学院学习基础科学和临床护理。临床护理分为 6 个领域：护理技术和护理工具；内科学；外科学（包括手术室操作规程）；产科学；儿科学和公共卫生。第五年和最后一年在协和医院病房、特别卫生事务所（第一卫生事务所），以及选修课之间分配。课程Ⅱ有一定的退学率，有成绩不合格的原因，也有缺乏兴趣和家庭压力等因素。

随后几年，学位项目——既发护理文凭又授予理学学士学位的项目除燕京大学外又扩展到南京金陵学院、广州的岭南大学以及苏州大学。1932 年以来，北京和天津的医院都成为护理学院的附属教学医院。这样，这些医院的护士也可以接受手术室技术、儿科学、产科学、外科护理和公共卫生方面的特殊培训。学校还向中国其他医院的护士提供进修机会，前提是培训完成后，她们要回到原来的机构。

1934 年，护校又开办了公共机构护理和公共卫生护理的研究生课程。准入的学生需要毕业于中华护士会（NAC）承认的学校，并且是该组织成员。公共机构护理课程更愿意接受完成初中教育的申请人。有一个学制 8 个月的机构项目，培养护士成为教师，申请者需要有教书或医院管理的经验。另外还有一个学制 5 个月的项目，培养学员担任护理服务的管理职位（表 1）。

公共卫生课程更愿意接受高中毕业生（表 2）。

当 1937 年抗日战争在全国范围内爆发时，CMB 为前往北京避难的护士提供了一个奖学金项目。该项目的初衷是满足个人需要，并培养这些避难的护士将来在护士学校和护理服务领域工作。这些特殊课程用中文讲授。

表 1　北京协和医学院公共机构护理的课程表 *

名　称	课时	实习时间	总计
#医院管理原则 病房管理 ·················· 12 医院财务 ·················· 10 医院管理 ·················· 8 监督管理观察和实践 ··········	30	（等待安排时间）	30+
#护理教育的问题 教育理论的实践 ············ 14 病房教学，包括病例学习方法 ······ 14 #护理学院管理，包括 　课程规划 ·················· 10 　观察和实践教学	38	（等待安排时间）	38+
#护理原则和方法 护理入门 ·················· 25 演示 ·················· 25	25	25	50
#护理调查 护理的历史 ·················· 12 职业问题 ·················· 10 外出调查 ·················· 34	22	34	36
卫生教育的方法，包括个人卫生	16	8	24
#营养与饮食 常规营养 ·················· 45 患病饮食 家庭财务 ·················· 5	30	20	50
#社会学 心理学入门 ·················· 心理卫生 ·················· 细菌学 ·················· 护理原则选修 ·················· 　理论 ·················· 10 　实践	20 15 12 16 10	6 16	26 15 12 32 10+
一般护理实践		（等待安排时间）	
总学时	234	109+	343+

　* 从北平协和医学院年度公告（1934～1936）复制（北平：1934 年 7 月）p. 45
　# 5 个月课程参加者必修，理论课共 209 学时
　#选修课

表 2 公共卫生护理的课程表

名　　称	课时	实验室时间	实地（授课）时间	总计
公共卫生护理原理，包括 公共卫生护理的发展	36	20	594	650
公共卫生护理入门，包括 管理、卫生措施和人口统计	33	14		47
公共卫生护理的特殊领域 妇幼卫生，包括 优生学和节育 传染疾病控制，包括 结核与性病 学校和工厂	40	70		110
应用社会学	40			40
应用心理学	30			30
家庭财务和营养	30	15		45
健康教育的方法，包括 个人和口腔卫生	30	24		54
公共卫生护理问题	20			20
案例教学法和会议	12	8		20
外出调查			42	42
选修	6		148	154
总计	277	151	784	1212

* 从北平协和医学院年度公告 1934~1936 复制（北平：1934 年 7 月）p. 52

　　偶尔，护校也有机会在北京协和医学院以外提供人道主义的护理服务，这种机会给教员和学生都带来了特殊的满足感。1925 年 12 月在南苑战斗中，"有一个特殊的机会，可以在战地医院为伤员服务，这给我们在普通医院无法得到的独特的护理经历。"[4]

　　另一个机会是，汉口的洪灾让千万人无家可归，随后又发生了霍乱暴发。通过兰安生的努力，护士学生响应政府的号召，前往汉口提供援助，帮助照顾病人，并且采取卫生预防措施来控制疾病扩散。

但对大多数同学来说，最有趣和最受益的是在特别卫生事务所（第一卫生事务所）那 12 周的经历。

特别卫生事务所（第一卫生事务所）

1925 年 9 月开办的特别卫生事务所（也称第一卫生事务所）对于护理学生和医学生的教育具有同样的重要性。它培养了一代公共卫生护士，她们工作的重要性可以和毕业于协和并且从事公共卫生事业的医学生相媲美。

在特别卫生事务所，护理学生的时间分为以下几部分：工厂卫生、片区随访护士服务、妇幼卫生、心理卫生、学校卫生和营养。护理学生以小组形式到特别卫生事务所学习，每组不多于六人，这样可以强调个人指导与实践训练。

由于片区内只有为数不多的工厂，工厂卫生的发展受到限制。但每个工厂都将一个房间设置为诊疗室，有一位护士值班，工人及其家属的健康状况得到了仔细的监控。

工作量最大是学校卫生。地段内每个学校至少指派了一名护士。首先在幼儿园做检查、打疫苗和健康护理，然后进入小学和中学。在较低的年级，每日有健康督导，每月测量体重、还有经常性的膳食检查。

产妇卫生教育包括分娩前和分娩中护理，由一名助产护士负责，她还和家访护士一起负责分娩后护理。

特别卫生事务所的护士长麦克凯比（Anne McCabe）描述了中国家庭对护士态度的变化：

"当初，两名护士一组，身着制服，走进社区，挨家挨户解释来访的目的，有些人饶有兴趣地倾听，有些人漠不关心，另一些人咆哮着要她们离开自己的房子，叫她们'洋鬼子'。

如今在示范区，人们称之为——'青年卫生劝导员'的护士成了大伙儿的朋友。许多家庭翘首盼望她们到来，因为她们知道孩子生病时该怎样处理；当某人胃痛或牙疼时该去哪里就医；去哪里找助产师帮助接生；当助产师或医生到达时，应该在家里做好哪些准备；当妈妈去医院时，把孩子送到哪里；当他们饥饿或寒冷时，去哪里寻找食物和衣服；为什么每个人都要预防接种；为什么给食物加上盖子、窗户要安纱窗；为什么要小心水源问题；为什么饮用前要把水烧开。卫生老师有知识、进行教育并做示范。就像在捕猎虎时有号手为猎人扫清障碍，北京的劝导员为其他卫生服务者的工作铺平了道路。"[5]

1932 年，协和有了成熟的心理学指导项目。在此之前，事务所在儿童心理卫生工作的范围有限。早年，工作人员由一名心理学家、一个护士主管和一名护士工作人员组成。主要问题是，如果家里有心理障碍的孩子或成人，家人往往认为这是家族名誉的污点。会限制精神病人的行动，把他们藏在家里。没人公开承认家里有这样的病人。

一年一度的"健康教育周"对学生护士来说是最有趣而有益的活动之一。他们教孩子们用简单的对联或打油诗写出各式各样的海报，强调身体健康的重要性。

1924 年，沃安娜接受了麦可林的邀请，成为芝加哥大学诊所的护理主任和副教授。后来，她担任康奈尔大学医学中心纽约医院的护理学院的负责人。1940 年，她重返霍普金斯，担任护理学院院长。

重返霍普金斯时，主要由于她在北京协和医学院的突出表现，沃安娜受到大家推崇："在普通教育和专业教育方面拥有深厚的背景，教育机构和管理的履历，具有国际经历并在国际上得到广泛承认。"[6]她是霍普金斯最优秀的护理毕业生之一。

盈路德（Ruth Ingram）继任沃安娜女士作护校的校长。她是美国传教士联合委员会（American Board of Congregational Missions）詹姆斯·英格曼（James H. Ingram）的女儿。詹姆斯·英格曼是一位在中国备受尊敬的坚定的传教士，是协和与传教组织之间关键人物。作为眼科医生，英格曼曾在协和医学堂教过书，但时间很短。他将亥尔（Herbert A. Hare）的《实用治疗教科书》（Hare's Textbook of Practical Therapeutics）翻译成中文。

盈路德出生于中国，毕业于宾夕法尼亚大学护理学院。1918 年返回中国，成为协和沃安娜手下管理护校的副负责人。她有很强的培训和执行能力。丰富的中国文化背景，使她能说一口流利的普通话，更增强了她的优势。兰安生描述盈路德是"护理教员中最有才华的一位"。[8]她特别强调在公共卫生和妇幼卫生方面的培养。1928 年，盈路德女士搬到圣路易斯的巴纳斯（Barnes）医学院做护理主任，然后去了新奥尔良的图伦诊所（Touro Infirmary）。后来她参加联合国善后救济总署（UNRRA）和世界卫生组织（WHO）的公共卫生护理项目，又回到中国和东南亚。

1930 年秋天，胡智敏（Gertrude E. Hodgeman）接替盈路德成为护校校长。胡智敏女士有极好的公卫护理背景和良好素质，是协和护校的理想领导人。她从瓦萨（Vassar）毕业后就读于约翰·霍普金斯护理学院，然后加入了瓦萨的部队（Vassar Unit）。随着第一次世界大战接近尾声，她前往法国和黎巴嫩参与公共卫生工作。

回美国后，胡智敏女士在丽莉安·瓦尔德（Lillian Wald）手下作副督导，之后在曼哈顿亨利街移民点（Henry Street Settlement in Manhattan）的护理工作任教育督导。这里是美国首个护理服务和心理卫生服务的总部。杰出的护理教育领袖——安妮·古德瑞奇（Annie B. Goodrich）许诺在军队护理学校服务过的妇女可以在该移民点接受 4 个月的公共卫生护理培训。虽然肩负教育项目负责人的压力与超额的教学负担，胡智敏女士还是取得了哥伦比亚教师学院的硕士学位。

之后她被委任为国家公共卫生护理组织（National Organization for Public Health Nursing）的教育秘书，并成为建立护理学院等级评估委员会（the Committee on Grading of Nursing Schools）的成员。担任后一项职务时，她走访和评估了许多大学护理学院。她一直坚持高标准、严要求的教学方针，这贯穿了她的精彩职业生涯："许多人讨厌我，他们害怕看到我来。"①

在 1926 到 1929 年间，胡智敏女士在安妮·古德瑞奇手下担任纽黑文医院公卫护理副教授和护理部副主任。古德瑞奇当时是耶鲁大学护校校长。胡智敏想要自己管理医院，后来搬到了托莱多（Toledo）。但还不到一年，安妮·古德瑞奇和洛克菲勒基金护理项目负责人玛丽·比尔德（Mary Beard）就拜访了她。她们刚从北京协和医学院回来，应顾临的要求，答应为协和护校寻找一位校长。显而易见，胡智敏是她们首要的选择，但她还在犹豫是否离开托莱多。但后来，胡智敏从未后悔去协和的决定："那是一段难忘的岁月。"② 胡智敏是一位有超强领导力的智慧女性，在她心目中，将协和的护士教育达到最高水准的信念从未动摇。

---

① 原注：胡智敏（Gertrude E. Hodgeman），1972 年，私人信件。

② 原注：同上。

　　怀特赛德于 1926 年离开协和，去芝加哥做外科护士长。1930 年，她和胡智敏女士重新加入了协和的行列，负责护理研究生课程。1938 年，胡智敏女士辞去护理部主任的职位，致力于护校校长的工作，怀特赛德女士接替她成为护理部主任。

　　1932 年，胡智敏校长为洛克菲勒基金"医学教育的方法和问题"系列出版物准备了一份全面的护校情况报告。毕业生人数缓慢增长，从 1924 年第一届的 1 位毕业生增长到了 1930 年的 9 位毕业生。1932 年 7 月 1 日 8 个班级共有 39 名护士毕业。在 35 个积极从事护理行业的女毕业生中，11 名在协和担任了教育或护理的职务。值得注意的是，还有一半人从事公共卫生或助产工作。

　　当年，沃安娜和盈路德发起宣传教育，要改变中国人的错误观念，促使人们认识到护理是女性的正当职业。胡智敏校长积极地继续宣传这个理念。她回忆，这是她"最大的挑战"①。她的一项举措是拜访中国北方的优秀中学，与学生和家长讨论，通过护理职业来减轻人类苦难和预防疾病的道理。当然，她发现，学生们比他们的家长更容易被说服。

　　胡智敏在成都的演讲非常有说服力，胡智敏还没有从招生之旅返回北京，就有一位年轻女孩已经跑到北京，到协和的注册办公室报名。因为资历非常优秀，她被当场录取，但尚未得到父母的同意。如果没有他们的支持，这位女孩就无法继续学习护理。她写信通知父母她的新想法，信件花了 6 周才到达成都。在他们回复之前，她已经完成了 3 个月的培训。她的父母强烈反对她继续学习护理，但意外的是，父母要求她转去医学院。她虽然听父母的话转学医，却仍然心系护理。胡智敏校长和同事们认为有特殊的责任劝说女孩的父母，她的父母最终还是妥协了。②

　　聂毓禅（玉蟾）（协和 1927 届）在回北京前，已在哥伦比亚大学教师学院和多伦多大学完成了研究生教育。她是一名能力非凡而且意志坚定的女性。聂毓禅在第一卫生事务所担任护士长，并于 1932 年被任命为麦克凯比（Anne McCabe）的继任者。

　　当林可胜、刘瑞恒和兰安生认为护校和医学院应更注重数量而少强

---

①　原注：同上。
②　原注：同上。

调质量，以增加毕业人数时，胡智敏校长和护校教员们站在了狄瑞德和娄克斯一边，强烈反对这项提议。

1937 年 1 月 14 日，教育部命令护校改组为专科学校。这一举措将把护校降级到普通文凭学校，并且将增加入学人数。然而护士们认为，学校应该继续培养护理行业和公共卫生领域的教师和领导者。如果标准降低，学校将不能实现这样的培养目标。这个争议由于日本人占领中国北方中途搁浅。从那以后，远在重庆的教育部对协和的事务再也没有了话语权。

与此同时，协和集中精力将来自西方的护士学校工作人员逐步替换为中国人，特别是协和毕业生。这是一个缓慢的过程，但成果令人满意：1933 年，19 位教师没有一个是中国人。8 年后的 1941 年，22 位工作人员中 18 个是中国人。

战争爆发

1937 年夏，日本侵华战争全面爆发。护校毕业生们成为中国抗日军队的骨干力量。

燕京–协和联合培养项目的 1937 届毕业生余道贞，于 1938 年 1 月加入由林可胜领导的红十字队，并被派遣到长沙。在那里，她"惊讶并高兴地碰到许多协和的毕业生"。[1] 余女士随部队向中国西部撤退。在这过程中，她照看了许多天花、猩红热、霍乱、白喉和伤寒病人。如今，她担任"国立台湾大学"护理学院的院长。

许蔼诸（协和 1930 届）被胡智敏校长描述为"特别出色和坚强的人"。[2] 许女士在特别卫生事务所教授公共卫生护理，起初与麦克凯比女士，后来和聂毓禅共事。1935 年她离开协和，成为南京国家卫生署的领导人。1938 年，她也加入向重庆的撤退队伍。在重庆，她担任中央卫生实验院护理工作总管。许女士后来在台湾"国家卫生署"担任最高护理

---

① 原注：余道贞（Yu Tao-chen），1969 年，私人信件。
② 原注：胡智敏（Gertrude E. Hodgeman），1972 年，私人信件。

长官。王惠因（协和 1936 届）被胡智敏校长评价为"聪颖而迷人"[1]，接替了许蔼诸在特别卫生事务所（第一卫生事务所）的工作。而今，王女士在北京首都医院（译注：北京协和医院在当时的称谓）教护理学。

担任病房护理的孙景峰（协和 1930 届）被胡智敏女士称为"学校的支柱"。孙女士的母亲是普瑞特（Ida Pruitt）的仆人。普瑞特于 1921 年到 1939 年在协和医学院任社会服务部主任。普瑞特（Pruitt）女士"收养"孙女士做女儿。孙景峰 1936 年因斑疹伤寒离世，令护校同仁悲伤不已。

与所有协和护校毕业生的谈话，最终都要转向护校的"将军"——周美玉（协和 1929 届）（译注：应为 1930 届），许多人认为她是最优秀的，也是护校毕业生中排名第一的学生。1931 年，周女士想加入晏阳初在定县的项目，她首先征求胡智敏女士的同意。胡智敏一直在犹豫，到底应该努力留下协和的毕业生，还是让她们离开学校。最终她要求周美玉再多待 6 个月，后者同意了。6 个月之后周美玉前往定县。

当日本人逼近时，周女士骑着自行车从定县逃走。但当日军侦察兵越来越近时，她只好弃车逃走。她伤心地看着心爱的自行车陷入泥沼，一度落泪。

周美玉在武汉建立了陆军护士学校。当时，护士在部队中根本没有位置。第二次世界大战接近尾声时，她将学校搬到了上海。1949 年国民党落败后，她和工作人员以及学生们前往台湾重建了学校，作为"国防医学院"的一部分。学校效仿协和模式，同时开展学位课程和护理专业证书课程。她被提拔为准将，这也是中国首位荣膺这一军衔的女性。（译注：原文如此。）当胡智敏女士问她怎样取得这近乎奇迹的成就时，周女士回答："我向上司列举了自己为军队做的许多贡献，我觉得他们没有理由不提拔我。我就是这样说的。"[2]

1938 年，聂毓禅被任命为护校的副校长。同年，胡智敏校长决定选择一位中国护士作校长。在带领护校经历 10 年艰难岁月达到了卓越的新高度后，1940 年，胡智敏校长离开了协和。她去往罗素·萨奇（Russell

---

[1]　原注：同上。

[2]　原注：同上。

Sage）学院担任两项任务，在其他公共卫生护理项目还担任职务，其中一个是在巴西的公共卫生服务项目（Servicio Public de Salud）。

聂毓禅于1941年10月被任命为护校校长。不管对中国学生还是对外国工作人员而言，这都是一个值得自豪的时刻。他们看到，培养中国的新一代领导人——这一长期目标终于实现了。然而聂校长却无法预料，仅仅2个月后，等待她的将是战争的残酷岁月，以及对她本人性格和毅力的严峻考验。

漫漫复校路

1941年12月8日清晨，日本军队开进了协和。当时1942届的学生正全神贯注于考试，以至于忽略了这一事件的重要性。他们习惯了日本军人在校园里走来走去。直到3天的考试周结束后，他们才真正了解了事态。学生们很快得知，所有护士学生必须于1月31日前离开他们的住处。

胡恒德、娄克斯、聂毓禅三人紧急磋商后，决定立即给所有护校和医学院毕业班的学生授予学位。这次毕业典礼较往年的辉煌仪式逊色许多。医学生和护理学生只能来到管理办公室，默默地领取他们的暂时文凭。

聂校长是一个异常沉着和自信的女性，其冷静与高效令人钦佩。她安排一年级和二年级的护校学生转移到北平道济（Presbyterian Douw）医院的护士训练学校，三年级学生在北平和天津的其他学校继续学习。对于医学生，学校主要的工作是把他们送回家。一些中国的医学教职人员迁往其他医院——主要在北方，其他人则迁徙到重庆。

然而，聂校长和约10名护理教员认为，中国后方对护士的需求如此之大，她们不能在未来的战争岁月中呆在北平无所事事。因此，她们决定采取危险的、在某些人看来甚至是荒唐的行动——前往后方参加抗战。她们的目的地是成都——私立华西协合大学所在地。

招募了一队护士学生后，师生们就出发了。丢弃了白制服，换上褴褛的农民衣服，单独或者两三人一起。她们骑骡子、乘马车或者卡车——凭运气所能找到的任何交通工具，但大部分时间都在徒步，就像

1937 年其他向西逃难的人群一样。为了躲避日军，她们的路线蜿蜒曲折，后来算起来，走了总计 1000 多英里——她们被称为"辗转千里求学"的学生![1] 整个路程足足有 7 周，她们吃得少，睡得少，常常担心被日本人抓走——他们在南京对中国女性惨无人道的兽行已经众所周知。

历经艰苦跋涉，一行人终于逃到了成都。虽然大家身体状况很差，但都洋溢着重逢的喜悦和高兴的问候。讲完了悲痛的故事，大家开始制定未来的计划。几个星期后，她们在华西协合大学医院一座楼的一角安顿下来。历经千难万险，北京协和医学院护士学校又重新开始运转了！

虽然受到了热情接待，但是战时的成都和华西协合大学的条件与北京协和医学院不可同日而语。宿舍家具少而粗糙；没有电力供应，只能在昏暗的烛光下量取药物；唯一的水源是一口露天的井，水必须要烧开。

但在爱国热情鼓舞下，学生和老师们都精神昂扬。30 年之后，其中一位护士回顾成都的岁月，认为那是一段伟大的历险经历：

> "这是一段如此新奇的经历。如果我们能在那样的环境中工作，我们就能在任何地方工作。没有什么可以让我们失去信心！"[2]

随着难民、军人、伤员、病人纷纷涌入这一地区，对护理服务的需求变得非常急迫。协和工作人员和学生夜以继日地每周工作 7 天。即使在如此艰苦的环境下，聂校长仍然坚持教育要维持北京的水准。

另一方面，在为数不多的休息时间里，社会生活比在北平更加愉快。其他四所高等教育机构为了安全也迁移到这里：南京大学、金陵学院、山东齐鲁大学和燕京大学。那里有很多学生，男生数量占绝对优势。"我们有许多乐趣，"一个护士回忆道，"比在北平有趣多了。"[3] 因此，她们在努力工作之余也尽情享受时间。一些人在成都还找到了未来的伴侣。

护校的其他女生在经历了漫长艰险的旅程后，也来到成都找到了聂校长。包艾靖（协和 1929 届）于 1936 年前往南京中央医院去做护理工作，但当日本人于 1937 年 8 月开始全面轰炸南京后，护理部主任和护校

---

① 原注：张光壁（Stephen Chang），1970 年，私人信件。

② 原注：Jane Long，1971 年，私人信件。

③ 原注：包艾靖（Gertrude Ai-ching Pao Sing），1971 年，私人信件。

校长都匆忙逃离了南京。① 包女士在刘瑞恒的劝说下，没有顾及个人安危，依然决定留下来接替这两人的工作。随后，她带领 150 多名护士学生和护士从南京撤退到了杭州。在杭州做了一段时间的军队护理之后，包女士继续带领队伍转移到长沙，途中从上海圣约翰大学来的一队避难护士也加入了她们的行列。在长沙她们继续原先的护理工作，8 个月后又转移到了西南的贵阳。在那里，她们效仿德贞和兰安生，将一座旧庙宇改造成了医院和学校。包女士可敬的护士中至少有 4 名死于日军轰炸。她们的设备有些来自红十字会，有些是代用品，还有一些是她们自己乘坐的救护车残骸上拆下的零件。很快，一个公共卫生小组和一个与林可胜有关的移动战地医院加入到包女士的寺庙医院基地。她们最后一次转移是转往重庆的一家战时医院。

1941 年，一队美国医疗调查团来到重庆视察医院和卫生护理项目。包女士受邀作为护士代表，加入了这次废墟上的行程，检查在滇缅公路旁建立的诊所。由于该路无法通车，男士们骑马，而包女士则享受了"奢华的"滑竿待遇。②

包艾靖后来去了成都。在那里和聂毓禅以及其他来自协和的护士们共事了六个月，并担任护理负责人。1944 年，她和联合国善后救济总署一道来到美国，期间短暂地回中国一趟。1950 年，她在美国永久定居下来。

复校

1946 年 2 月 26 日，协和医学院校董事会执行委员会齐聚纽约，商讨学院的未来。他们决定待老师和学生从成都返回后，协和护校应尽快复校。返回时间希望安排在 4 月 15 日到 6 月 1 日之间。

在成都 2 载有余，4 月 24 日聂毓禅带领 50 名教职员和学生离开了华西协合大学的校园，踏上返回北平的旅程。中国的局势仍然风雨飘摇。

---

① 原注：同上。

② 原注：有时没有滑竿，包女士坚持自己骑马，但两次都从飞奔的马上摔下来。大家劝说她还是等滑竿吧。

列车虽在运营，但没有时刻表。车上条件很差，车顶上和车厢里挤满了乘客。他们乘卡车、轿车、公交车和火车，但最主要的交通工具依然是两条腿。走了近两个月，大家终于在 1946 年 6 月中旬到达北平。与两年半之前去成都的旅途唯一的不同，是不必再秘密迁移。除此之外，包括交通、食物、安全和住宿都和以前一样糟糕。

当聂校长最终带着曾经跋涉千里去成都的护士们，穿过崇文门大街进入协和校门时，是多么幸福的时刻啊！护士和医生们很快将她们团团围住，欢迎这些胜利归来的女英雄们。大家都有问不完的问题。连续数天数夜，他们都在讲述自己的传奇故事——这是协和历史上最值得自豪的成就！

1946 年 9 月护校正式复校，招收了 62 名学生。一年级的 16 名学生在国立北京大学学习解剖、生理和生化。二年级和三年级学生在北平的几家医院——中和医院、霍普金斯纪念医院（Hopkins Memorial）和儿童医院实习。

第一个研究生项目于 1947 年重新开始，招收了 11 名学生，学习公共卫生方面的课程。三组从成都返回的毕业生分配到北平的道济医院、天津马大夫纪念医院（the McKenzie Memorial in Tientsin）和上海的部队医院。他们的费用由教育部医学教育委员会负担。

在结束协和护校的故事前，有一个问题人们不断提起，我也一再回答："战争中，为什么医学院的工作人员不搬迁重庆，然后在那里重建呢？"相反，他们分散到了若干医院，大多留在中国的北方。事实上，与一路曲折到成都相比，护士们留在中国北方也有同样多的工作机遇。医学系的教职人员们也有同样的爱国热情，对学院的名声的自豪感也不逊色于他人。几个可能的答案是：①护士是一个更团结的集体；②中国妇女有非同寻常的坚强性格和意志；③医学院没有像聂毓禅校长这样的领导者。也许所有这三个因素，共同决定了协和护校在战争岁月中的超凡表现。

参 考 文 献

1. China Medical Commission of The Rockefeller Foundation, *Medicine in China*, p 37.

2. Mary E. Ferguson, *China Medical Board and Peking Union Medical College*, p 23.

3. Isabel Maitland Stewart and Anne L. Austin, *A History of Nursing*, p 207.

4. Peking Union Medical College, The Unison, vol. Ⅱ (1927): p 97.

5. Anne McCabe, "Maternity and Child Health Work of the First Health Station, Peiping," pp 14-15.

6. Ethel Johns and Blanche Pfefferkorn, *The Johns Hopkins School of Nursing*, 1889~1949, p 246.

7. Hobart A. Hare, *A Textbook of Practical Therapeutics* (Philadelphia: Sea Bros., 1890).

8. Saul Benison, "The Reminiscences of Dr. John B. Grant."

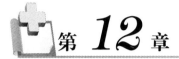

第 12 章

领导新中国的卫生事业

1945 年 9 月 4 日，二战结束方才数周，中华民国政府行政院院长宋子文就致信洛克菲勒基金会会长福斯迪克，要求他尽快全面重建北京协和医学院。为了筹划北京协和医学院的未来，洛克菲勒基金会和美国中华医学基金会（CMB）成立了联合规划委员会。福斯迪克向委员会提出了两个问题：①我们该做什么？②我们该怎么做？

福斯迪克对北京协和医学院的忠诚一如既往。1945 年 11 月 26 日，他写给洛克菲勒二世的一封信可以印证这一点：

"北京协和医学院是我们皇冠上最璀璨的一颗明珠。我认为我们有强烈的责任感继续支持中国的现代医学事业"[1]。

基金会随即派出考察团去中国，广泛调研当时情况。考察团的成员有：洛克菲勒基金会医学部门的负责人葛莱格（任考察团主席）；哈佛医学院院长西德尼·伯威尔（Sidney C. Burwell）以及 CMB 的雇员娄克斯。他们于 1946 年 5 月 13 日到 7 月 22 日在中国考察。

该考察团提出的主要建议包括：洛克菲勒基金会通过 CMB，将北京协和医学院的重建作为主要工作，重点在师资培训、预防医学和公共卫生方面，目标是恢复学院先前的学术水准。考察团同时还认为这笔钱也可用于资助中国的其他机构。1947 年 1 月 16 日，在洛克菲勒家族的坚定支持下，洛克菲勒基金会给 CMB 拨款 1000 万美元，这也是该基金会给 CMB 最后一次拨款。至此，洛克菲勒基金会捐赠给 CMB 的总额累计已达 2200 万美元。

与此同时，北京协和医学院还成为马歇尔（George Catlett Marshall）

将军在中国的总部。他受杜鲁门（Truman）总统之命，在中国进行斡旋以寻求和平，希望中国成立联合政府。由于解放军的节节胜利，马歇尔调停的前景黯淡。1947 年 1 月 7 日，他被召回美国并出任国务卿。在随后的几个月内，调停处陆续搬出了协和。

接下来，医学院的复校工作开始展开。1923 年至 1937 年间任职于内科的李宗恩被任命为校长。医学院董事会主席胡适曾先后邀请葛莱格和海司汀斯担任副校长。但由于葛莱格已经在洛克菲勒基金会工作①，所以婉拒了这一邀请。

通过在哈佛进修的协和毕业生，对中国现代医学事业的强烈责任感促使海司汀斯与协和保持着密切的联系。他同哈佛校长康南特（Conant）讨论了胡适的邀请。但是哈佛大学的制度规定教授休假不得超过一年，海司汀斯难以放弃哈佛的教授职位，最终还是拒绝了胡适的提名。② 副校长一职始终空缺。

1947 年 9 月，北京协和医学院的入学考试在北平和上海两地举行。10 月，22 名学生开始入校学习。21 名协和前任教员重新回归，其中 12 人曾毕业于协和。妇产科的林巧稚、内科的刘士豪和朱宪彝、儿科的诸福棠、皮肤科的李洪迥、放射科的谢志光、病理科的胡正祥、外科的吴英恺、细菌系的谢少文，都陆续恢复了原职。娄克斯回来担任 CMB 的负责人和外科教授。在燕京大学教授化学并研究红薯营养价值的窦威廉（William H. Adolph）被任命为生化系教授。

日本人的占领和掠夺造成了严重破坏，学院基建方面的恢复工作进展缓慢，供应、设备和燃料都存在短缺。幸运的是图书馆保存完好。珍珠港事件爆发之前，由于频繁查阅资料，日本军医官松桥中尉（Matsu-hashi）对图书馆进行了看管和保护。医院的第一批病房于 1948 年 5 月开放，在该年秋季之前，校园也基本恢复并投入使用。

然而，学校于 1948 年 10 月重新恢复后不久，解放军也逼近了北平城。这座城市的状况日益恶化。学校在平安夜举行了庆典活动，10 名于 1943 年入学、但在其他医学院完成学业的同学被授予文凭。用福梅龄的

---

① 原注：葛莱格（Alan Gregg），1952 年，私人信件。

② 原注：海司汀斯（A. Baird Hastings），1971 年，私人信件。

话说："全校师生在礼堂欢聚，大家一起围绕圣诞树唱圣诞歌，庆典在歌声中结束！"[2]

解放军于 1949 年 2 月 3 日占领了北平。在新旧政权交替之际，1950 年 6 月 5 日朝鲜战争爆发，2 天后美国参战，远东局势发生剧变。福梅龄描述了当时的状况。[3] 福梅龄、娄克斯和其他所有美籍员工被召回纽约。根据李宗恩的一份电报，协和于 1951 年 1 月 20 日被收归国有。现在回想起来，重建协和也许是一项崇高但对他们却是徒劳的事业。这是她第二次、也是最后一次沦为战争的牺牲品。

新中国的北京协和医学院

北京协和医学院被收归国有后不到一个月，它被更名为中国协和医学院。此时的教职员工有：内科主任张孝骞、生理系主任张锡钧、公共卫生系的裘祖源、儿科主任诸福棠、病理科主任胡正祥、妇产科主任林巧稚、内科的刘士豪、外科的曾宪九、吴英恺和虞颂庭，以及细菌学系的谢少文。何博礼于 1952 年远去新加坡，此前一直担任寄生虫学的主任。

在 1957 年末，中国协和医学院成为中国医学科学院的一部分，医院成为了一个独立的机构，被命名为北京协和医院。1968 年，医院又更名为北京反帝医院。

1957 年秋，一队英国医生来中国访问。著名的《柳叶刀》杂志主编特欧道·福克斯（Theodore Fox）爵士就是其中一员。作为一名学者，福克斯对世界各地的医学教育都有深刻独到的见解。他在访问报告中详细分析了中国的医学教育以及协和的状况做了。[4] 在他看来：

"虽然历经变迁兴衰，（协和）仍被认为是中国的约翰·霍普金斯。尽管世异时移，国际教员也已离去，但协和依旧保持了一流的水准，执中国医学界之牛耳"[5]。

福克斯继续提到苏联对医学教育的影响：

"在中国，就像在俄国一样，共产主义的政策想要尽快培养更多的医生。解放前，除某些军队学校外，医学教育要至少要 6 年。而新政府则将其缩短为 5 年，并模仿苏联的做法，让一些学生在学习中途开始专攻儿科或公共卫生。"[6]

在北京，年满19周岁并经过6年小学和6年中学教育的学生就可以入学。他们必须参加国家的考试，科目包括生物、化学、物理、中文和政治。学生中44%是女生。

由于一个班有近600名学生，课程共有5000课时，其中一半以讲座形式授课。前两年半学习基础医学，后一年半是临床教学，而第五年则是实习。270小时用于学习政治。所有课程均用中文授课。由于朝鲜战争和苏联的援助，俄语成为第二语言。

福克斯的结论认为，缩短学时和过度扩张学校规模，降低了医学教育的水平。他认为与其培养二流医生，不如培养俄国式的军医。

毕业后进入医院工作的年轻医生，往往要花四年时间完成专业训练，儿科和眼科则需要三年。其他毕业生的训练时间相对更短。

北京和汉口（武汉）有两个研究生教育中心，北京培养的毕业生主要分配到其他院校从事教学。

"那里的教育目前是小规模的。课程为2至4个月，还有不定期的专业课程（如医学昆虫学、组织学、血液学）。还有一些临床方面的补习课程。然而，从科学的角度看，协和的主要工作似乎是培养研究人员——当前有38名学生，由他们所在的学院送出来参加学位课程的学习。无论这些年轻人是否上过类似课程，很多课程都涉及唯物辩证法和革命史，不过这只是涉及个人观点。理论课程是否过多而实践不足也是个问题。我们得知，最终的培养模式会根据实际经验摸索出来。坦率地说，作为渴望看到中国医学向前发展的人，我认为最终模式应该更具实用性，而不是像现在那样一味模仿苏联。"[7]

1960年埃德加·斯诺（Edgar Snow）访问中国时说：

"协和仍旧是一所重要的医院。原来的北京协和医学院（也就是现在的北京医院）已经不再是一个单纯的学校，而是一家大型综合医院，有妇科和儿科等专科。床位数也比以前翻了一番（560）。"[8]

妇科主任是林巧稚；儿科主任是诸福棠。斯诺还列出了其他科室的主任：内科的张孝骞；眼科的罗宗贤；耳鼻喉科的张庆松和外科的曾宪九。斯诺发现女性占员工总数的一半。

加拿大杰出的神经外科学家怀尔德·潘菲尔德（Wilder Penfield）写了另一篇报道。他于 1962 年秋受中华医学会邀请访华。当时任卫生部副部长的崔义田同潘菲尔德交谈时，介绍了中国医学教育的官方统计情况：

> "有一个医学院实行 8 年制的医学教育，即北京的中国医科大学①。按计划该校培养教师和研究人员，每个医生在毕业前要求要掌握两门外语。而其他医学院有三分之一是 6 年制的，不到三分之二是 5 年制的，另有一些 3 年制的学校，主要培养服务于工厂、矿山和农村的医务人员。"[9]

校长黄家驷（协和 1933 届）是胸外科医生，曾在安阿伯（Ann Arbor）（译注：美国密歇根大学所在地）接受过培训。中国医学科学院位于原先的北京协和医学院内，新的医院大楼也即将落成。

潘菲尔德在文章中总结了自 1940 年来中国神经外科学的发展。文章开头颇可玩味："神经外科学无法从传统医学中获得任何帮助（传统文献中甚至没有一个字来表示脑肿瘤）"[10]

潘菲尔德的同事赵以成（协和 1934 届）在蒙特利尔神经研究所学习 2 年后，于 1940 回到协和，并成为外科医生。解放后，赵以成来到天津医学院并参加了由朱宪彝（协和 1930 届）和林松领导的、由协和毕业生组成的组织，朱宪彝现在是内科教授并任天津医学院院长。林松（协和 1932 届）是妇产科教授。他们的杰出工作为该组织在天津赢得了"小协和"的美誉。②

1954 年，作为中苏共同参与的最重要活动，基辅神经研究所（Neurological Institute in Kiev）所长阿鲁图诺夫（A. I. Arutyunov）来到中国，为中国神经外科的发展建言献策。他很快发现了赵以成出类拔萃的才华，并提议让赵以成回北京去领导一个新的神经研究所。他的提议被采纳。这样，协和的毕业生就占据了中国神经外科学界的领导地位。

潘菲尔德对于中国医学的综合评价是：临床医学是"第一流的"，而"基础医学和新的科研方法则相对滞后。无疑需要学者型科学家的出现，

---

① 原注：人们现在经常用这个称谓称呼老协和。
② 原注：张布朗（Brown Chang），1972 年，私人信件。

这些科学家需要从繁重的医疗工作中解脱出来。"[11]

与此同时，反对西方的宣传者们将战前的协和作为他们主要的攻击目标，新闻报刊毫不留情地批评协和。它被描述为一个魔窟，在那里嗜血成性的美国医生将中国人当做豚鼠来进行实验。有一篇文章的标题是"美国医生对中国儿童犯下的罪行"。[12]这篇文章宣称，协和医院的病历资料表明，1921年秋天，作为一个研究项目的一部分，一位名叫郝文德的美国医生有意将沙眼病毒注入一位健康患者的眼中。此外还有很多宣传，力图构成非人道的、令人胆战的证据。如，用放射线随意破坏人的头皮和大脑，把跳蚤放在儿童身体上来研究跳蚤在人类环境的生活周期等等。

协和的"罪行"

随着1966年"文化大革命"的爆发，"恶魔"继续成为人们最喜用来攻击协和的用语，有其代指西方对中国多年的影响。我们看到1967年的一篇文章，将协和与刘少奇联系在一起。当时，刘少奇被称为"中国的赫鲁晓夫"[13]而被打倒。刘少奇被指控通过在老协和的基础上建立了中国医科大学而"恢复了已倒塌的美国文化侵略的堡垒"。在这所回到人民手中的协和：

"教员用大量课时来把无产阶级政治挤出去。事实上，学生甚至没有看报纸的时间，更别提参加政治活动了。"[14]

1968年11月，"老协和"又一次登上了报纸的头条，指责协和"虽然建在中国土地上，事实上却是美帝国主义的殖民地"。[15]被称为"石油大王"的老洛克菲勒因为选择医学作为其在中国的主要项目而遭到严厉指责。根据此文所述，其在中国的工作一点人道主义都没有，而是"美帝国主义认为他们对中国人民的精神侵略的阴险本质最容易用医学来掩盖"。[16]北京被选作学院的地址是因为

"在中国其他地方都不会有（像北京的）同样的机会和条件，既能影响中国的教育，又能影响政府官员。这是美帝国主义者多么阴险的目的啊！"[17]

结果每项活动都被认为是给中国人洗脑。

"美帝国主义者还在学校中建立了宗教组织——基督教青年会（YMCA）和该会的分支机构，来宣扬资本主义所谓的'人道'、'平等'、'自由'和'博爱'。通过'基督教社'的活动，他们鼓动学生每周花一个晚上到教授家里吃饭、饮酒、读《圣经》和打牌。宿舍有最现代化的设施。一个房间只住一到二位学生，还有专门的员工为他们服务。这种颓废的资产阶级思想和生活方式之目的就是想要腐化学生们的思想。" [18]

协和被形容成"人间地狱"。在这里，不知道有多少中国人遇害。

"为了获得人类器官，或者测试一种药物、做一些其他实验，美帝国主义者活生生地用中国工人做实验，好像他们是老鼠和兔子那样。没有数据显示多少无辜的人被这种方式屠杀了。翻阅老协和医院的'病历'，我们无法控制对这些杀人不见血的恶魔的愤怒。" [19]

协和 25% 的毕业生在政府卫生机构工作，协和教职员工对这一事实感到自豪。这一点也被掩盖了，因为毕业生是为国民党政府工作。

在同一篇文章里，有一张 1968 年 11 月协和校园里的照片，院子里挤满了穿着白大褂的学生。校门外有一群人举着毛泽东的巨大画像，每个人都抓紧国旗。插图说明里写道："红卫兵摧毁了美帝侵略的象征——老协和之后，挂起'北京反帝医院'的横幅。" [20]

革命派学生站在大院里，齐声吟唱道：

"在老协和的八年时光／他们造成的破坏何其大／我们三年没有搜集到药／我们五年没有看到病人／我们八年都没有和工农打交道。" [21]

首都医院

随着"文化大革命"的平息，以及与美国和平共处的积极努力，对老协和的攻击也逐渐消失了。1972 年 1 月 1 日，反帝医院变成了首都医院。这是具有重要意义的一步。

今天的协和是中国医学中心的引领者，主要的工作人员仍是老协和教学人员。对于来自国外的医学和非医学人士来说，协和总被纳入参观行程，以展示中国医学的成就。

协和的毕业生是医学和公共卫生领域的权威，有的在党内的职位很高。中国的儿科泰斗诸福棠，当年是威奇最得意的门生。彼时他没有任何政治兴趣，而现在则是人大代表。在 1972 年 5 月 31 日国际儿童节，新华社引用他的话说：黑热病几乎被消灭了，天花、鼠疫和霍乱也是。诸福棠将其归功于全民的健康和卫生运动。

> "从明朝和清朝积累下来超过 400 年或 500 年的废物，终于被彻底清除了。重修并改善了排水系统。关于环境卫生的知识被广泛传播开来。"[22]

朱宪彝也是人大代表。1971，作为一个天津著名医生以及当地医学院校的领导登上了《大公报》上。他被指派为柬埔寨亲王西哈努克的医生。西哈努克从故国的王位上被迫逃离，而后流亡北京。

林巧稚是当今中国最受尊敬的三位女性之一，也是妇产科学的泰斗。她曾多次响应号召赴农村工作。她曾是一名虔诚的基督徒，但现在担任领导职务。她曾在五一庆典上和毛泽东、周恩来一起站在天安门上，多次当选为人大代表。在公开场合，回首协和过去的岁月，她百感交集。

吴英恺，曾经和娄克斯一起发明食管切除技术的人，现在是协和胸外科的负责人。据娄克斯估计，吴英恺成功切除的食管癌例数应该是世界上最多的。[①]

总结

我们可以将协和的故事概括为以下几个阶段：

1. 从美国时期开始（也就是从其成立之日）直至 1941 年，这段时期也是本书最主要的部分；

---

① 原注：娄克斯（Harold H. Loucks），1972 年，私人信件。

2. 作为二战的受害者，曾在 1947 年至 1949 年短暂的岁月里经历过重建；

3. 1951 年 1 月 20 日收归国有，从此协和成为中华人民共和国的一家医学机构。

在长达 20 年的时间里，北京协和医学院和清华大学成为连接中美两国的重要的知识桥梁。在这两所学校中，我认为协和更为重要。那些通过 CMB 资助来到美国的协和学生们，他们的智慧、才华和风度，代表了那个时代。

从北京返回美国的医师们也成为美国医学界的领袖。同时，他们也向同事以及公众提供了大量关于中国的信息。他们和家人成为中国人民忠实的朋友，为宣传丰富多彩的中国而努力。

当初很少有人能想到，协和同时也成为培养美国医学界领袖的沃土：麦可林、郝智思、骆勃生、基弗尔、万代克、威奇、伊斯特曼、麦克凯尔威、卡尔·施密德、弗兰克·米兰尼、亨利·米兰尼、奥拉·赛弗灵浩斯、韦伯斯特。此外，护理学院也培养了同样重要的领导者：沃安娜、胡智敏、盈路德。这些人和许多其他人一起，使协和成为国际医学教育领域最成功的典范。

1919 年至 1941 年，协和对科学做出了杰出的贡献，特别是针对中国自身健康问题的诸多研究：如传染病、寄生虫病和营养缺乏等。麻黄碱的研究是通过发掘本地药物对现代医学作出的最大贡献。以协和为中心开展的对原始"北京人"的研究也具有划时代意义。

协和本身的历史并不悠久，却迅速成为亚洲医学的佼佼者，它的影响力覆盖了广袤的亚洲地区。正如富路德所述："它拥有最高的科学水平和研究方法，影响着从东京到孟买的所有高等教育机构。"[1]

对学生精挑细选、小班教学、强调对优秀和卓越的追求，反映协和创立者——韦尔奇、福勒克斯纳兄弟、皮尔斯和艾洛特的理念，这些创立者在美国也实践着同样的理念与哲学。在美国，随着《福勒克斯纳报告》的出现，不合格的医学校被大量关闭，坚持质量摒弃数量的方针得以确立。美国最终关闭了三分之一的医学院，新医生的数量骤减：从

---

[1]　原注：富路德（L. Carrington Goodrich），1972 年，私人信件。

1900 年的 5700 名毕业生降至 1919 年的 2300 名毕业生。我们认为，美国医学界的领袖们将这一理念引入中国是合理的，也是正确的。

对协和的毕业生有两个批评意见。一个是他们对自己接受的教育体系非常自豪，因此自成一体，有排外倾向，他们过去确实如此。第二，他们不愿意离开协和，去更需要他们的地方。事实证明，后一说法并无根据。从第一届毕业生开始，不断有毕业生离开协和到其他地方，建立机构并坚持协和灌输给他们的高标准。

因此，协和 1937 年至 1938 年的公告称，前 6 个年级的 65 名毕业生只有 21% 留在了协和。1928 届的学生在上海、长沙、保定、南京和潍县（译注：现潍坊）的医院担任领导职务。其他人则在公共卫生领域担任领导职务，例如担任上海的公共卫生专员，在上海的中国海关做卫生检验，以及在哈尔滨的东北三省防疫事务处工作等。当美国决定帮助国民党把台湾建成大本营时，协和的部分毕业生又到台湾，成为那里的医学、卫生和护理事业的领导者。

1941 年 12 月协和停办后，毕业生中仅有 10 人是私人开业者。这充分证明，协和在为中国培养领导者方面是极其成功的。事实上，所有的毕业生都从事医学教育，担任医院及医疗服务的领导者，或者在政府的公共卫生领域工作。在学校国有化之前，有一项调查显示，中国有 6 家国立医学院的领导者毕业于协和，而另外 6 所医学院的领导曾在协和接受过培训。[23]

当代中国医学表现出西方医学和传统医学的奇妙融合，但西医在中国还是深深扎下了根，而协和正是它最主要的载体。正如当年筚路蓝缕的创立者们所希望的那样，曾经的北京协和医学院现在完全由中国政府支持和资助，她的领导者也是协和的毕业生。正如她现在的名字——首都医院（Capital Hospital）（译注：北京协和医院曾在 1972 年改名首都医院，1985 年恢复现名。）所展示的那样，这里仍然是中国医学的中心。

参 考 文 献

1. Mary E. Ferguson, *China Medical Board and Peking Union Medical College*, p 196.
2. 同上，p 209.

3. 同上，pp 210-26.

4. Sir Theodore Fox, "The New China," pp 935-9, 995-9, 1053-7.

5. 同上，p 939.

6. 同上，p 937.

7. 同上，p 939.

8. Edgar Snow, *The Other Side of the River*, p 307.

9. Wilder Penfield, "Oriental Renaissance in Education and Medicine," p 1154.

10. 同上，p 1157.

11. 同上，p 1158.

12. 《美国医生对儿童犯下的罪行》，"Crimes Committed toward Children by American Doctors."

13. "China's Kruschov Resurrected to Advance Revisionist Line in Education," pp 890-2.

14. 同上，p 891.

15. "U. S. Imperialist Cultural Aggression Disguised as Friendship," p 48.

16. 同上，p 44.

17. 同上，p 44.

18. 同上，p 46.

19. 同上，p 47.

20. 同上，p 45.

21. "Thoroughly Criticize and Repudiate the Eight Year Medical Education Program Pushed by China's Krushchov," p 165.

22. "Chinese Have Virtually Wiped Out Killer Disease."

23. Raymond B. Fosdick, *The Story of The Rockefeller Foundation*, pp 90-1.

参 考 书 目

Andrews, Roy Chapman. *Meet Your Ancestors: A Biography of Primitive Man.* New York: Viking Press, 1945.

Armstrong, George E. "Robert Kho-seng Lim, Ph.D.: Doctor, Soldier, Patriot." *The ABMAC Bulletin* 30, nos. 7, 8 (July, August 1969): 1–4.

Aub, Joseph C., and Hapgood, Ruth K. *Pioneer in Modern Medicine: David Linn Edsall of Harvard.* Cambridge: Harvard Medical Alumni Association, 1970.

Balme, Harold. *China and Modern Medicine: A Study in Medical Missionary Development.* London: United Council for Missionary Education, 1921.

Balme, Harold, and Stauffer, Milton T. "An Inquiry into the Scientific Efficiency of Mission Hospitals in China." Paper read at the Annual Conference of the China Medical Missionary Association, February 21–27, 1920, Peking, China.

Barlow, C. H. "Experimental Ingestion of Ova of Fasciolopsis Buski; Also the Ingestion of Adult Fasciolopsis Buski for the Purpose of Artificial Infestation." *Journal of Parasitology* 8 (1921): 40–4.

———. *The Life Cycle of the Human Intestinal Fluke, Fasciolopsis Buski (Lankester),* American Journal of Hygiene Monographic Series No. 4. Baltimore: Johns Hopkins Press, 1925.

Barlow, Claude H., and Meleney, Henry E. "A Voluntary Infection with *Schistosoma Haematobium." American Journal of Tropical Medicine* 29 (1949): 79–87.

Benison, Saul. "The Reminiscences of Dr. John B. Grant," vol. 1, 1960–69, Living History Series No. 398. Department of Oral History, Columbia University, New York City.

Bowers, John Z. "Chung-I: Chinese Traditional Medicine." *Asia* 5 (1966): 62–9.

———. "The Founding of Peking Union Medical College: Policies and Personalities." *Bulletin of the History of Medicine* 45, no. 4 (July–August 1971): 305–21, and no. 5 (September–October): 409–29.

Burton, Ernest DeWitt, and Chamberlin, Thomas Crowder. Report of the Oriental Education Commission of the University of Chicago, December, 1909.

Cadbury, W. W., and Jones, M. H. *At the Point of a Lancet, One Hundred Years of the Canton Hospital, 1835–1935.* Shanghai: Kelly and Walsh, 1935.

Cahell, J. M. Keen, ed. *Medical Research and Education, by Richard M. Pearce and Twenty-one Other Authors.* New York: Sharrison, 1913.

Cajdos, Stephan, and Chang, Joseph. *Studies on Typhus Fever in China: Contributions from the Microbiology Laboratory.* Peking: The Catholic University Press, The Catholic University of Peking Science Publications, January 1933.

Cannon, Walter B. *The Way of an Investigator: A Scientist's Experience in Medical Research.* New York: W. W. Norton, 1945.

Cash, J. R. "Kala-azar: Demonstration of Leishmania Donovani in the Skin and Subcutaneous Tissue of Patients: Possible Relation to the Transfer of Disease." *Journal of the American Medical Association* 89 (1927): 1576-7.

Chang, Stephen. "Foot Prints on the Sands of Time." Mimeographed. Undated paper read at Queen Mary Hospital, Hong Kong.

————. Report on PUMC to Claude E. Forkner. Archives of The Rockefeller Foundation, New York City.

Chen, K. K., and Schmidt, Carl. "The Action of Ephedrine, the Active Principle of the Chinese Drug *Ma Huang.*" *Journal of Pharmacology and Experimental Therapeutics* (1924): 339-57.

Chen, M. P.; Ch'eng, Y. L.; and Lyman, R. S. "Insulin Treatment of Drug Addiction." *Journal of Nervous and Mental Diseases* 83 (March 1936): 281-8.

Chen, S. M.; Van Gorder, G. W.; and Yuan, Y. K. "Amoebic Liver Abscess." *National Medical Journal of China* 17, no. 4 (1931): 393-409.

Ch'en, C. C. *Scientific Medicine as Applied in Ting Hsien.* Annual Report, January 1933.

Ch'en, Shou-yi. "Hu-Shih (1891-1962)" in *The American Philosophical Society Year Book 1962*, pp. 135-43. Philadelphia: George H. Buchanan, 1963.

Cheng, Tien-hsi. "Schistosomiasis in Mainland China: A Review of Research and Control Programs in 1941." *American Journal of Tropical Medicine and Hygiene* 20 (1971): 26-53.

China Medical Commission of The Rockefeller Foundation. *Medicine in China.* Chicago and New York: University of Chicago Press, 1914.

"China's Kruschov Resurrected to Advance Revisionist Line in Education." *China's Medicine* 12 (December 1967): 890-2.

"Chinese Have Virtually Wiped Out Killer Disease." *South China Morning Post,* 2 June 1972.

Christie, Dugald. *Thirty Years in Moukden, 1883-1913: Being the Experiences and Recollections of Dugald Christie, C.M.G.: Edited by His Wife.* London: Constable & Company, 1914.

Chung, Huei-lan, and Chang, Joseph H. M. "Studies on the Etiology of Typhus Fever in North China." *Chinese Medical Journal* 53 (June 1938): 513-38.

Churchill, A., and Churchill, J. *A Collection of Voyages and Travels, Some Now First Printed from Original Manuscripts, Others Now First Published In English, In Six Volumes, With a General Preface, Giving an Account of the Progress of Navigation, from Its First Beginning,* 3rd ed., vol. 1, London: 1774.

Cochrane, Thomas. *Survey of the Missionary Occupation of China.* Shanghai: Christian Literary Society for China, 1913.

Corner, George W. *A History of The Rockefeller Institute, 1901-1953: Origins and Growth.* New York: Rockefeller Institute Press, 1964.

Cort, W. W.; Grant, J. B.; and Stoll, N. R. *Researches on Hookworm in China,* American Journal of Hygiene Monographic Series No. 7. Baltimore: Johns Hopkins Press, October 1926.

Cowdry, E. V. "Anatomy in China." *Anatomical Record* 20 (1920-21): 32-60.

Cranmer-Byng, J. L., ed. "Dr. Gillan's Observations on the State of Medicine, Surgery and Chemistry in China," in *An Embassy to China, Being the Journal Kept by Lord Macartney . . . 1793–1794*, pp. 279–91. London: Longmans, 1962.

"Crimes Committed toward Children by American Doctors." *Peking Daily*, 22 May 1964.

Curran, Jean A. "The Harvard Medical School of China." *Harvard Medical Alumni Bulletin* 38, no. 2 (Christmas 1963): 12–9.

Dewey, John, and Dewey, Alice Chipman. *Letters from China and Japan*. New York: Dutton, 1920.

Dickie, Walter M. "Plague in California 1900–1925." *Proceedings of the Conference of State and Provincial Health Authorities of North America* (1926): 30–2.

Dieuaide, Francis R. "Observations on Rheumatic Fever: With Special Reference to Epidemiological Considerations Based on a Series of Cases in China." *Transactions of the Association of American Physicians* 52 (1937): 379–88.

Director's Minute Book, 1914–1915. Archives of the London Missionary Society.

Duffus, Robert Luther, and Holt, Luther Emmett, Jr. *L. Emmett Holt, Pioneer of a Children's Century*. New York and London: D. Appleton-Century, 1940.

Eastman, Nicholson J. "The Blood Sedimentation Test in the Puerperium." *China Medical Journal* 41 (1927): 517–25.

———. ed. *Obstetrical and Gynecological Survey: Dr. Nicholson J. Eastman: A Special Issue* 20, no. 3. Baltimore: Williams and Wilkins, June 1965.

Eliot, Charles W. *Some Roads towards Peace: A Report to the Trustees of the Endowment*. Washington, D. C.: Carnegie Endowment for International Peace Publication No. 1, 1914.

Fang, I-chi, and Li, Ting-an. "School Health in the Peiping Special Health Area." *China Medical Journal* 43 (1929): 697–706.

Faust, E. C. "Notes on Larval Flukes from China." *Parasitology* 14 (1922): 248–67.

———. "The Distribution and Differentiation of Human Helminths in China and Adjacent Territories: A Syllabus for the Clinicians of China." *China Medical Journal Supplement* (February 1923): 1–43.

———. "Studies on Some Larval Flukes from the Central and South Coast Provinces of China." *American Journal of Hygiene* 4, no. 4 (July 1924): 241–301.

———. "Parasitic Infections and Human Disease in China." *Archives of Pathology and Laboratory Medicine* 2 (August 1926): 223–40.

Faust, E. C.; Khaw, Oo-kek; Yao, Ke-fang; and Chao, Yung-an. *Studies on Clonorchis Sinensis (Cobbold)*, American Journal of Hygiene Monographic Series No. 8. Baltimore: Johns Hopkins Press, March 1927.

Faust, E. C., and Meleney, H. E. *Studies on Schistosomiasis Japonica, With a Supplement on the Molluscan Hosts of the Human Blood Fluke in China and Japan, and Species Liable to Be Confused with Them, by Nelson Annandale*, American Journal of Hygiene Monographic Series No. 3. Baltimore: Johns Hopkins Press, 1924.

Ferguson, Mary E. *China Medical Board and Peking Union Medical College: A Chronicle of Fruitful Collaboration: 1914-1951.* New York: China Medical Board of New York, 1970.

Flexner, Abraham. *I Remember: The Autobiography of Abraham Flexner.* New York: Simon and Schuster, 1940.

Flexner, Simon. "Report of the Second China Medical Commission." Mimeographed. Papers of Simon Flexner, Archives of the American Philosophical Society, Philadelphia, Pennsylvania.

Flexner, Simon, and Flexner, James T. *William Henry Welch and the Heroic Age of American Medicine.* New York: Viking Press, 1941.

Fosdick, Raymond B. *The Story of The Rockefeller Foundation.* New York: Harper & Brothers, 1952.

Fox, Theodore F. "The New China: Some Medical Impressions." *The Lancet*, no. 7002 (9 November 1957): 935-9; no. 7003 (16 November 1957): 995-99; and no. 7004 (23 November 1957): 1053-7.

Frazier, C. N., and Li, Hung-chiung. *Racial Variations in Immunity to Syphilis: A Study of the Disease in the Chinese, White and Negro Races.* Chicago: University of Chicago Press, 1948.

Frazier, C. N., Mu, J. W., and Hu, C. K. "Influence of Estrogenic Substance upon Experimental Syphilis of the Adult Male Rabbit." *Proceedings of the Society of Experimental Biology and Medicine* 33 (1935): 65.

French, Francesca. *Thomas Cochrane: Pioneer and Missionary Statesman.* London: Hodder and Stoughton, 1956.

Fuchs, Adelbert. *Wie Ein Augenarzt Die Welt Sah, Selbstbiographe und Tagebuchblatter.* Vienna: Urban and Schwarzenberg, 1946.

Goodman, Louis S., and Gilman, Alfred. *The Pharmacological Basis of Therapeutics,* 2nd ed. New York: Macmillan Company, 1955.

Gordon, C. A., comp. *An Epitome of the Reports of the Medical Officers of the Chinese Imperial Maritime Customs Service from 1871-1882.* London: Balliere, Tindall, and Cox, 1884.

Guy, R. A., and Yeh, K. S. "Soybean 'Milk' as Food for Infants." *Chinese Medical Journal* 54, no. 1 (July 1938): 1-30.

———. "Roasted Soybean in Infant Feeding." *Chinese Medical Journal* 54, no. 2 (August 1938): 101-10.

Harvard Medical School of China, Inc. Second Annual Report of the Executive Committee, Cambridge, Massachusetts, November 4, 1912.

———. Third Annual Report of the Executive Committee, Cambridge, Massachusetts, November 3, 1913.

———. Fourth Annual Report of the Executive Committee, Cambridge, Massachusetts, November 3, 1914.

———. Fifth Annual Report of the Executive Committee, Cambridge, Massachusetts, November 8, 1915.

———. Regular Report of the Executive Committee, Cambridge, Massachusetts, November 1917.

Heiser, Victor G. *An American Doctor's Odyssey: Adventures in Forty-five Countries.* New York: W. W. Norton, 1936.

Hodges, Paul C. "A Comparison of the Teleoroentgenogram with the Orthodiagram." *American Journal of Roentgenology and Radium Therapy* 11 (1924): 486–94.

———. "The Development of Western Medicine in China." Paper read at the University of Florida College of Medicine, 28 May 1970.

Hodgman, Gertrude E. "School of Nursing, Peiping Union Medical College." *Methods and Problems of Medical Education,* Twenty-first Series. New York: The Rockefeller Foundation, 1932.

Hood, Dora. *Davidson Black: A Biography.* Toronto: University of Toronto Press, 1964.

Howard, Harvey J. *Ten Weeks with Chinese Bandits.* New York: Dodd, Mead, 1926.

———. "My Bandit Clinic." *Journal of the American Medical Association* 88 (21 May 1927): 1669–70.

Hsiao, Theodore E. *The History of Modern Education in China.* Shanghai: The Commercial Press, 1935.

Hu, C. K. "Lowered Resistance to Syphilitic Infection in Ovariectomized Rabbits." *American Journal of Syphilis, Gonorrhea and Venereal Disease* 23 (1939): 446.

Huc, Evariste Regis. *Christianity in China, Tartary and Thibet,* vol. 3. London: Longman, Brown, Green, Longmans, and Roberts, 1857.

Hume, Edward H. *The Chinese Way in Medicine.* Baltimore: Johns Hopkins Press, 1940.

———. *Doctors East, Doctors West: An American Physician's Life in China.* New York: W. W. Norton, 1946.

James, Henry. *Charles W. Eliot, President of Harvard University, 1869–1909,* Boston: Houghton Mifflin, 1930.

Johns, Ethel, and Pfefferkorn, Blanche. *The Johns Hopkins School of Nursing, 1889–1949.* Baltimore: Johns Hopkins Press, 1954.

Keefer, C. S. "The Treatment of Secondary Anemia: A Study of the Results in One Hundred and Twenty-six Cases." *Archives of Internal Medicine* 48 (October 1931): 537–68.

Keefer, C. S.; Berglund, Hilding; and Yang, Chi-shih. "Deficiency Anemia in Chinese, Responding to Cod Liver Oil." *Proceedings of the Society of Experimental Biology and Medicine,* no. 26 (March 1929): 418–21.

King, Gordon. "Eclampsia in Chinese Patients: A Clinical Study Based on 33 Cases." *National Medical Journal of China* 16 (December 1930): 653–72.

———. "The Place of Spinal Anesthesia in Obstetrics and Gynecology." *National Medical Journal of China* 16 (December 1930): 711–22.

Korns, J. "The Incidence of Tuberculous Infection in China." *Chinese Medical Journal* 39 (January 1925): 10–19.

Latourette, K. S. *A History of Christian Missions in China.* London: Society for Promoting Christian Knowledge, 1929.

League of Nations Health Committee. *The Report on Medical Schools in China, by Knud Faber, Professor of Medicine at Copenhagen University* (League of Nations Publications Series 3, Health, Official No. C. H. 961), 30 June 1931.

Lee, T'ao. "Some Statistics on Medical Schools in China for 1932–33." *Chinese Medical Journal* 47 (1933): 1029–39.

Lim, R. K. S.; Liu, Chan-nao; and Moffitt, Robert L. *A Stereotaxic Atlas of the Dog's Brain.* Springfield, Illinois: C. C. Thomas, 1960.

Lin, Evelyn S. "Background and Early History of the School of Nursing of the Peiping Union Medical College: An Historical Study." Submitted in Partial Fulfillment of the Course in Problems and Field Studies in Nursing Education, January 1943.

Loucks, Harold H. "Hydatid Cyst, a Review and Report of Cases from North China." *National Medical Journal of China* 16 (August 1930): 402–96.

Lyman, R. S.; Maeker, V., and Liang, P., eds. *Social and Psychological Studies in Neuropsychiatry in China.* Peking: Henry Vetch, 1939.

Ma, Wen-chao. "The Relation of Mitochondria and Other Cytoplasmic Constituents to the Formation of Secretion Granules." *American Journal of Anatomy* 41 (1928): 51–61.

Manual for the Medical Services of the Peking Union Medical College Hospital, 4th ed., revised by the Staff of the Department of Medicine. Peiping: Peking Union Medical College Press, 1933.

Manson-Bahr, Sir Philip H., ed. *Manson's Tropical Diseases: A Manual of the Diseases of Warm Climates*, 15th ed. London: Cassell, 1960.

Maxwell, J. Preston. "Osteomalacia in China." *China Medical Journal* 37, no. 8 (August 1923): 625–42.

———. "On Puerperal Mortality and Morbidity." *National Medical Journal of China* 16 (December 1930): 684–703.

———. "Osteomalacia and Foetal Rickets." *British Journal of Radiology* 3 (August 1930): 375–8.

McCabe, Anne. "Maternity and Child Health Work of the First Health Station, Peiping." *Nursing Journal of China* 12, no. 4 (October 1931): 14–5.

McLean, Franklin C. "Adventures in Medical Education." *Bulletin of the Alumni Association, School of Medicine University of Chicago* 17, no. 1 (1960): 9–12.

McQuarrie, Irvine. *The Experiments of Nature and Other Essays*, The Porter Lecture Series No. 12. Lawrence: University of Kansas Press, 1944.

Meleney, Henry Edmund. "The Histopathology of Kala-azar in the Hamster, Monkey and Man." *American Journal of Pathology* 1, no. 2 (March 1925): 147–68.

Miles, Lee Monroe, and Feng, Chih-tung. "Calcium and Phosphorous Metabolism in Osteomalacia." *Journal of Experimental Medicine* 41 (1925): 137–57.

Morse, William R. *Chinese Medicine.* New York: Hoeber, 1934.

Nathan, Carl F. *Plague Prevention and Politics in Manchuria, 1910–1931.* Cambridge: Harvard East Asia Monographs, 1967.

Needham, Joseph. *Science and Civilisation in China: History of Scientific Thought*, vol. 2. Cambridge: Cambridge University Press, 1956.

Needham, Joseph, and Lu, Gwei-djen. "Chinese Medicine," in *Medicine and Culture*, edited by F. N. L. Poynter. London: Wellcome Institute of the History of Medicine, 1969.

Opie, Eugene L. "Tuberculosis of First Infection and of Reinfection; Their Frequency in Chinese People of Peking." *Chinese Medical Journal* 56, no. 3 (1939): 197–215.
———. "Tuberculosis of First Infection in Adults from Rural Districts of China." *Chinese Medical Journal* 56, no. 3 (1939): 216–24.

Parker, Peter. *Journal of an Expedition from Singapore to Japan, With a Visit to Loo-Choo*. Revised by the Rev. Andrew Reed, D.D. London: Smith-Elder & Co., 1838.
Peabody, F. G. *Francis Weld Peabody, 1881–1927: A Memoir*. Cambridge: Riverside Press, 1933.
Peabody, Francis W. "The Department of Medicine at the Peking Union Medical College." *Science* 56, no. 1447 (1922): 317–20.
Phillips, Clifton Jackson. *Protestant America and the Pagan World: The First Half Century of the American Board of Commissioners for Foreign Missions, 1810–1860*. Cambridge: East Asian Research Center, 1969.
Peiping Union Medical College. *Annual Announcement, 1929–30*. Peiping: Peiping Union Medical College Press, 1 July 1929.
Peking Union Medical College. *Addresses & Papers, Dedication Ceremonies and Medical Conference, Peking Union Medical College, September 15–22, 1921*. Concord, New Hampshire: Rumford Press, 1922.
———. The Unison, vol. I (1924).
———. The Unison, vol. II (1927).
———. The Unison, vol. III (1931–32).
Penfield, Wilder. "Oriental Renaissance in Education and Medicine." *Science* 141, no. 3586 (20 September 1963): 1153–61.
———. *The Difficult Art of Giving: The Epic of Alan Gregg*. Boston: Little, Brown, 1967.
PUMC Weekly Calendar.
PUMC Weekly Newsletter.

Read, Bernard E. "Metabolism Studies with Chaulmoogra Oil: I. Influence of Chaulmoogra Oil on Calcium Metabolism." *Journal of Biological Chemistry* 62, no. 2 (December 1924): 515–40.
———. "Metabolism Studies with Chaulmoogra Oil: II. The Influence of Hydnocarpates upon Urinary Nitrogen Partition in the Dog." *Journal of Biological Chemistry* 62, no. 2 (December 1924): 541–50.
———. "Chinese Materia Medica: Animal Drugs: From the *Pen Ts'ao Kang Mu* by Li Shih-chen." *Peking National History Bulletin* 5 (1931), Part 4: 37–80, and 6 (1931), Part 1: 1–102.
Records of the Examination Committee, 1915. Archives of the London Missionary Society.

Reeves, William, Jr. "Sino-American Cooperation in Medicine: The Origins of Hsiang-Ya (1902–1914)," in Liu Kwang-ching, ed., *American Missionaries in China.* Harvard East Asian Monographs No. 21, pp. 129–82. Cambridge: East Asian Research Center, 1966.

Robinson, G. Canby. *Adventures in Medical Education: A Personal Narrative of the Great Advance of American Medicine.* Cambridge: Harvard University Press, The Commonwealth Fund, 1957.

Russell, Bertrand. *The Problem of China.* New York: Century, 1922.

———. *The Autobiography of Bertrand Russell, 1914–1944.* Boston and Toronto: Little, Brown; Atlantic Monthly Press Book; 1951.

Schmidt, Carl F. "Some Experiences with Chinese Drugs." *Transactions and Studies of the College of Physicians of Philadelphia,* Series 4, vol. 30, no. 2 (October 1962): 66–72.

———. "Ephedrine after 40 Years." President's Address at the Opening of the Second International Pharmacological Meetings, Prague, Czechoslovakia, July 1963.

———. "New Challenges for Clinical Pharmacology." *Journal of Clinical Pharmacology and Journal of New Drugs* 9, no. 5 (September–October 1969): 269–81.

Seipp, Conrad, ed. *Health Care for the Community: Selected Papers of Dr. John B. Grant,* American Journal of Hygiene Monographic Series No. 21. Baltimore: Johns Hopkins Press, 1963.

Severinghaus, Aura E. "The Miracle of ABMAC." *The ABMAC Bulletin* 32, Part 1, nos. 1, 2 (January, February 1971), and Part 2, nos. 3, 4 (March, April 1971).

Snapper, Isidore. *Chinese Lessons to Western Medicine: A Treatise in Geographic Medicine.* New York: Interscience Publishers, 1941.

Snow, Edgar. *The Other Side of the River.* New York: Random House, 1961.

Snyder, Charles. "7 Green Pea Street: The Canton Ophthalmic Hospital and Its Founder." *Archives of Ophthalmology* 75 (June 1966): 887–91.

Spence, Jonathan. "Peter Parker, Bodies or Souls" in *To Change China: Western Advisors in China: 1620–1960.* Boston and Toronto: Little, Brown, 1969.

Stevens, George B. *The Life, Letters and Journals of the Rev. and Hon. Peter Parker, M.D., Missionary, Physician, Diplomatist: The Father of Medical Missions and Founder of the Ophthalmic Hospital in Canton.* Boston and Chicago: Congregational Sunday School and Publishing Society, 1896.

Stewart, Isabel Maitland, and Austin, Anne L. *A History of Nursing.* New York: Putnam, 1962.

Stock, Francis E. "Medical Education and Practice in Hong Kong." *The Lancet* 2 (1962): 714–6.

Stuart, John Leighton. *Fifty Years in China: The Memoirs of John Leighton Stuart: Missionary and Ambassador.* New York: Random House, 1954.

Sweet, L. K., and K'ang, H. J. "Clinical and Anatomic Study of Avitaminosis A Among the Chinese." *American Journal of Diseases of Children* 50 (September 1935): 699–734.

Thomson, James C., Jr. *While China Faced West.* Cambridge: Harvard University Press, 1969.

"Thoroughly Criticize and Repudiate the Eight Year Medical Education Program Pushed by China's Kruschov." *China's Medicine* 3 (March 1968): 164–9.

Todd, Frank Morton. *Eradicating Plague from San Francisco*, Report of the Citizens Health Committee, p. 54. San Francisco: C. A. Murdock, 31 March 1909.

Tsurumi, M. "Public Hygiene in Manchuria and Mongolia." *Light of Manchuria*, the Monthly Organ of the Manchuria Enlightening Society, no. 6 (1 February 1921): 1.

Tuchman, Barbara. *Stillwell and the American Experience in China, 1911–45*. New York: Macmillan Company, 1970.

Urist, Marshall R. "The McLean Campaign for Full-time Academic Medicine." *Clinical Orthopaedics* no. 17 (1960): 15–33.

"U. S. Imperialist Cultural Aggression Disguised as Friendship." *China Reconstructs* (November 1968): 44–8.

Van Dyke, Harry B. *Physiology and Pharmacology of the Pituitary Body*. 3 vols. Chicago: University of Chicago Press, 1936.

———. "Studies in Neurohypophyseal Endocrinology, the Sir Henry Dale Lecture for 1970." *Journal of Endocrinology* 47 (1970): ix–x.

Van Slyke, Donald B.; Wu, Hsien; and McLean, Franklin C. "Studies of Gas and Electrolyte Equilibria in the Blood. V. Factors Controlling the Electrolyte and Water Distribution in the Blood." *Journal of Biological Chemistry* 56, no. 3 (July 1923): 765–849.

Wald, Lillian D. *The House on Henry Street*. New York: Dover Publications, 1971.

Wallnofer, H., and von Rottauscher, A. *Chinese Folk Medicine*. New York: Crown Publications, 1965.

Watson, Robert Briggs. "Patterns and Effectiveness of Past and Present Overseas Programs of Cooperation in Medical Education, and a Forecast of the Future" in *Manpower for the World's Health—Part 2*, Journal of Medical Education Monograph, Chapter 6. Washington, D. C.: Association of American Medical Colleges, 1966.

Weech, A. Ashley. "Association of Keratomalacia with Other Deficiency Diseases." *American Journal of Diseases of Children* 39 (June 1930): 1153–66.

———. "Scarlet Fever in China; Some Impressions Concerning the Value of Serum Treatment in a Malignant Form of the Disease." *New England Journal of Medicine* 204 (May 1931): 968–74.

Weech, A. Ashley, and Chu, F. T. "Pulmonary Tuberculosis of the Epituberculous Type." *National Medical Journal of China* 16 (1930): 1–27.

Welch, William Henry. *Papers and Addresses by William Henry Welch*, vol. 3. Baltimore: Johns Hopkins Press, 1920.

White, Theodore H., and Jacoby, Annalee. *Thunder Out of China*. New York: William Sloane Associates, 1946.

Williams, S. Wells. *The Middle Kingdom: A Survey of the Geography, Government, Literature, Social Life, Arts, and History of the Chinese Empire and Its Inhabitants*. 2 vols. New York: Charles Scribner's Sons, 1895.

Wong, A., and Wong, D. H. "*Bacillus Welchii* Infection in Cases of Abortion." *Chinese Medical Journal* 37 (1933): 877–87.

Wong, K. Chimin. *Lancet and Cross: Biographical Sketches of Fifty Pioneer Medical Missionaries in China*. London: Council on Christian Medical Work, 1950.

Wong, K. Chimin, and Wu, Lien-teh. *History of Chinese Medicine: Being a Chronicle of Medical Happenings in China From Ancient Times to the Present Period*. Tientsin: Tientsin Press, 1932.

Wu, Daisy Yen. *Hsien Wu, 1893–1959: In Loving Memory*. Boston: publisher unknown, 1960.

Wu, Hsien. *A Guide to Scientific Living: How Man Can Apply Science to Achieve Optimum Living*. Taipei: Academia Sinica, 1963.

Wu, Lien-teh. *Plague Fighter: Autobiography of a Chinese Physician*. Cambridge, England: W. Heffer & Sons, 1959.

Wu, Ying-k'ai, and Loucks, Harold H. "Surgical Treatment of Carcinoma of the Esophagus." *Chinese Medical Journal* 60, no. 1 (July 1941): 1–33.

Yen, F. C. "An Example of Cooperation with the Chinese in Medical Education." *Journal of the American Medical Association* 44, no. 17 (April 24, 1915): 1385–7.

Young, C. W. "Kala-azar in China." *China Medical Journal* 37, no. 10 (October 1923): 797–822.

Zinsser, Hans. *Rats, Lice and History*. Boston: Little, Brown; Atlantic Monthly Press Book, 1935.

———. *As I Remember Him*. Boston: Little, Brown, 1940.

人名索引

从纽约到北京

——《中国宫殿里的西方医学》译后感

　　经过一年的时间，这本《中国宫殿里的西方医学》（Western Medicine in a Chinese Palace）终于译完了。回首翻译过程中的点点滴滴，协和先贤们筚路蓝缕、艰难创业的种种情景，仿佛又出现在眼前。前尘往事，依稀如昨，虽不能至，心向往之。故不揣浅陋，将自己的一点感悟写下来，以就教于读者诸君。

　　这是一本关于协和前世今生的史书。在中国文化坐标里，史书有特殊的分量。华夏重史，其来有自，中国虽迭经战乱，却完整保存了自身数千年的历史文献，在世界上可谓独一无二。四部之内，"六经皆史"，子部和集部亦可作史料观，由此也可以说，史学是中国传统学术的核心。然而，要将历史写好却极为不易，"究天人之际，穷古今之变"，方能"成一家之言"（司马迁语）。作者功力稍有不逮，史书就可能沦为铺叙事实、没有思想的"断烂朝报"，甚至变成无凭无据、信口开河的各类"戏说"。一本历史著作要想站得住、有人读，史料、史识和史笔缺一不可。而史学领域中，材料扎实、立场严肃、雅俗共赏的书原本难得。由约翰·齐默尔曼鲍尔斯（John Z. Bowers）执笔的这部协和史，就是一部史料丰富、持论公允、流畅可读的医学史。作者以洛克菲勒基金会的活动为主线，描绘了一幅20世纪上半叶北京协和医学院的长轴画卷。书中纪录了北京协和医学院的诞生、兴盛、挫折和复兴的演变，忠实反映了洛氏基金会以"促进人类福祉"（toward the well-being of mankind）为目标、欲以西方科学改变中国的努力。

　　这也是一部介绍近代西医东渐的文化史。西方医学传入中国，其源头可追溯至汉代。史载汉朝在与"大秦"（即罗马帝国）经西亚地区的物质交流中，就有西方的药物流入中国。在《医方类聚》所引的《五藏论》中，已提到"底野迦"这种含鸦片制剂，这是一种由西方传入的药剂。

然而，真正意义上的西方医学大规模介绍到中国，还是 1500 年之后的事。16 世纪中叶以降，欧洲相继派遣传教士到中国，有耶稣会教士利玛窦、熊三拔、邓玉函、罗雅谷、艾儒略、汤若望等，多以行医为传教服务。自鸦片战争以来，中国日趋衰弱，西方医学的输入也随之活跃。作者从大处着眼，小处着墨，以西医在近代中国发展的曲折历程为主线，既有欧风美雨笼罩神州的宏观视野，也有对古老中华文明饱含同情的细腻笔触。作者发掘史料用力甚勤，不仅查阅了洛氏档案馆（Rockfeller Archive Center）的大量资料，还走访了许多亲身经历协和历史的前辈学人。书中提到的很多事先前并不为人熟知。例如，在洛氏正式接手之前，由英国人科龄（Thomas Cochrane）创办的协和医学堂（Union Medical College Hospital of Peking）已于 1906 年问世。其前身京施医院（Peking Hospital of the London Missionary Society）就位于今天东单北大街的外交部街附近。为了增加趣味，作者还讲述了很多历史掌故。例如，为了能在北京站住脚，科龄曾与包括慈禧在内的满洲亲贵们过从甚密；为了给筹划中的协和医学堂争取经费，他还与大内总管李莲英多次周旋。

更可贵的是，这本书不仅史料翔实，持之有故，而且作者行文生动，见解透彻。例如，很多人都有这样的困惑，当年洛克菲勒基金会不惜重金，在古都北京建造"远东最好的医学院"，其动机究竟是什么？洛克菲勒基金会位于纽约，和北京远隔重洋，暌违万里，到底是什么力量将这两座伟大的城市联系在一起？作者从 20 世纪初美国的宗教复兴风潮开始讲起，通过介绍美国人民在那个年代的普遍信仰，令人信服地解释了洛克菲勒这一举措背后的原因。

洛氏既是掌握亿万金钱的一代豪富，同时也是一名虔诚的新教徒。马克斯·韦伯在其名著《新教伦理与资本主义精神》中雄辩地证明了：崇尚节俭、诚实劳动、努力赚钱的新教精神，恰是近代西方资本主义兴起的关键因素。在新教徒看来，通过个人奋斗取得财富，是上帝恩宠最有力的证明。但追本溯源，财富并不属于任何个人，而是源于上帝和社会。作为上帝的优秀子民，个人应将财富捐献出来，以增进全社会的利益。可见，新教伦理既强调白手起家，创造财富的奋斗精神，更赞赏千金散尽，来去无牵挂的磊落态度。用洛克菲勒同时代的钢铁大亨卡耐基的话来说："死时家财万贯，就是死得耻辱"（The man who dies thus rich dies disgraced）因此，在洛克菲勒那里，新教、资本主义和慈善事业有机结合在一起。终其一生，他念念不忘幼时母亲的教导："人的一生只有三件事：工作、攒钱、散财"。一方面他笃信赚钱就应该不择手段，而另一方面，他积极投身慈善事业，初衷也从未改变。

美国的民族气质也为协和诞生创造了条件。自独立战争结束以来，美国版图快速扩张，国家实力不断提升，大大激发了美国人民的民族自豪感。根深蒂固的天定命运（Manifest Destiny）观使得美国人民相信，自己得到了上帝的垂青，应当承担起向世界传播自由、民主和科学的重任。二十世纪初，美国正当第二次黄金时代，经济空前繁荣，而中国却是一个封闭、落后、亟待振兴的古老大国。于是，一批优秀的美国医学界顶尖人物，立志要为西医在中国的发展而竭尽全力。他们中有的人是为中国神秘的"东方之美"所吸引，有些是受宗教热忱的感召，还有人则是在探险精神驱使下来到中国。在西方未知或已经销声匿迹的一些疾病却仍然在中国肆虐，也为西医研究提供了丰富的源泉。当年洛克菲勒基金会的灵魂人物、最早提出中国项目的格池（Frederick T. Gates）对中国的看法最具代表性："对于我，中国是一个有趣的国家：在一些方面很可爱，一个有四千年历史的国家。她的人民热爱和平、勤劳、守秩序并且顺从。然而他们却死抱着一个停滞的残缺文明，不熟悉西方科学，对自身富饶的地下资源全无开发，对于世界唤其觉醒和进步的呼喊麻木不仁，被祖宗崇拜缚住手脚。频发的饥荒几乎是其人口过剩的唯一缓解。他们对于现代医学一无所知，在无尽的疾病和饥饿中颠沛流离"。因此，洛氏基金会和美国人民（尤其知识界的精英），对于帮助和改造古老中国始终抱有极大的热情，也就合情合理了。

了解了协和诞生的机缘，或许有读者还想问，当年西医在中国传播的阵地并不止协和一家，但协和的起点却最高，问世之初即执医界牛耳，其声名至今不坠，原因又何在？

答案与两方面有关：洛克菲勒基金会的全力支持；西方模式下彻底的科学精神。协和收归国有之前，洛氏基金会凭借其雄厚财力，先后给予协和 4500 万美元的巨额资助，至今仍是该基金会单个项目之最。当年的 4500 万美元是什么概念呢？在 1973 年布雷顿森林体系瓦解之前，美元是与黄金挂钩的，"美金"一词也由此而来。从黄金价格来看，1937 年 1

盎司黄金约合 35 美元，而如今 1 盎司黄金约值 1600 美元，按照这一比例估算，三十年间洛氏为协和投入了相当于今天 20 亿美元的巨资。可见，协和背后站立的是美国石油大亨为代表的现代工业体系，这是很多有心无力的教会组织所不能望其项背的。在这样巨大的资金支持下，协和自诞生起就按照最高的标准购置硬件设备，同时引进最优秀的教职人员。因此，在各个方面来看，协和当年的水准不仅在亚洲遥遥领先，即使放在美国本土，与约翰·霍普金斯大学等名牌学府相比也毫不逊色。

平心而论，尽管洛氏基金会是在教会组织伦敦会的前期工作基础上建立的协和，洛氏本人也有强烈的宗教情怀，但经过前期周密的调查，来自大洋彼岸的协和规划者们认识到中国日益强烈的民族情感，也发现浓厚的宗教色彩反而成为传播科学精神的障碍。基于这样的考虑，基金会果断放弃了以宗教皈依为终极目的医学活动，转而提出了更具普世价值的"增进人类福祉"的目标。因此，协和虽有强烈的西方背景，但本质上却独立于任何宗教组织，成为一个非宗教、非政府、不追求经济利益的医学机构。这也是协和在中国民族解放运动风起云涌的二十世纪上半叶，始终得到中国历届政府、知识界、乃至广大民众接受和认可的关键因素。

科学精神是另一个绕不开的话题。在本书中，作者尽了最大努力，以相对客观的笔法描述了西方人对中医的看法，但并不认为中医（乃至整个中国学术）属于科学范畴。自文艺复兴以来，西方医学取得了一系列重大成就，大量医学知识和技术得以问世，诊疗水平和医学研究都取得了相当的进展，以临床医学和实验医学为基础的"科学医学"体系得以建立。西方科学的源头其实更早，可以追溯到古希腊的亚里士多德、德谟克利特、毕达哥拉斯诸贤。强调完备周密地观察世界，用数学来描述物质运动，用逻辑来刻画事物之间的关联，用实验来证实或推翻科学假设，成为西方科学的代表思想。然而，这样的思维方式却未在中国生根发芽。中国人面对是一个早熟的庞大帝国，治国安邦始终是第一要务，因而思想资源几乎全部投放于伦理和政治领域，一部中国思想史几乎没有科学的一席之地。古代中国虽有技术，但无科学；虽能修建万里长城和黄河水利，却不知微积分为何物；虽历代能工巧匠层出不穷，但却从未出现一个牛顿。这也就解释了为何在中世纪以前的千年里，中国始终在应用技术上领先世界，但却在近代一落千丈，被迫沦为西方的追赶者（李约瑟问题）。

作为科学医学在中国的先行者，协和自诞生之日起，就有完备的实验室和浓厚科学研究风气。更重要的是，协和人树立了超越功利目标、为科学而科学的专业精神。那是一个群星璀璨的时代。无论是放弃校长职务，回归实验室的麦可林（Franklin C. McLean），还是专注研究、对实验细节一丝不苟的刘世豪；无论是在枪林弹雨中不忘教学的林可胜，还是抱病工作、不幸殉职的"北京人"发现者步达生（Davidson Black），协和先贤们用实际行动阐述了什么是真正的科学精神。因此，协和的成功在一定意义上也可以说是西方科学模式的成功。历代科学家的辛勤劳动，终于汇成当今世界科学运动的滚滚大潮。这是无可否认的客观事实。或许西方人对中国文化的认识有偏颇，但我们仍必须承认，时至今日，中国的科学精神仍未普及，国人的科学素养仍有待提高。也可以说，只有补上这一课，才有可能真正实现民族复兴和国家崛起。

实际上，对照西方的崛起，我们所缺的又何止科学精神这一堂课。晚清的严复、梁启超和孙中山都发现西方兴盛的背后，有富强和文明两个秘密，于是鼓舞民众，奋起赶超。然而，在几代中国人看来，富强是头等大事，而文明可以缓行一步。进一步而言，纠结于国家长期积贫积弱，倍受欺凌的悲惨现实，怎样"救亡"一直是几代中国人心中的头号问题。相对来说，如何开启民智，丰富民族心灵，塑造有现代意识的合格公民，成为相对迂阔，而不那么紧要的问题。于是，救亡压倒了启蒙，富强压倒了文明。中国人对西方世界的态度，更多关注的不是尊重个人权利的普世价值观，及其相应的法律和民主传统，而是技术性的、器物层面的理性秩序和资本精神。更有甚者，传统文化反而被认为是中国贫穷落后的罪魁祸首。经历数次广泛的文化运动，中国人数千年来安身立命的精神命脉被摧毁殆尽，社会价值观出现了巨大的真空。《邓小平时代》的作者、哈佛大学东亚研究所的傅高义（Ezra Feivel Vogel）教授就曾痛心地指出，现代中国决绝而主动地斩断自己绵延千年的文化传统，这是世界历史上绝无仅有的悲剧。经过一个多世纪的努力，今天的"中国梦"终于接近成为现实。然而，这个梦只实现了一半，是一个残缺不全的梦。物质丰富了，精神却迷茫了；财富增加了，人们却并不幸福；

知识和信息丰富了，但社会的非理性情绪却日益高涨；法律和规范似乎完备了，但国人的暴戾之气，却有增无减。三十年前柏杨先生痛感于国人的种种不堪行径，曾作《丑陋的中国人》一书鞭挞之。三十年过去了，这本书中所列种种现象，似乎仍未过去，这真是我们这个时代的悲哀。

明末大儒顾炎武曾在《日知录》中提出著名的"亡国"与"亡天下"之辨："有亡国，有亡天下。亡国与亡天下奚辨？曰：易姓改号，谓之亡国；仁义充塞，而至于率兽食人，人将相食，谓之亡天下。"在中国传统价值符号里，"亡国"与"亡天下"是两个不同的概念。"亡国"不过是改朝易代，换个皇帝而已，但中国文明尚在，社会根基尚在；而一旦礼崩乐坏，道德沦丧，仁义得不到发扬，人民之间纷争不断，即为天下将亡。现代中国的深刻悲剧在于，为避免"亡国"命运，千千万万的仁人志士前赴后继，经历了难以想象的牺牲和苦难，到今天却出现了"亡天下"的危机。这也就说明，文化重建的任务是何其艰巨。现代国家之间的竞争，归根到底是人的竞争，是文化的竞争。怎样建设承续传统而又面向未来的中国文化，怎样塑造心灵丰富、克己守礼、知行合一、精诚专注的现代中国人，这是一个关系到民族命运的重大课题，需要今后几代人的孜孜努力。

掩卷而思，早年协和的兴衰成败，或者在更宽泛的意义上，一个世纪以来东西方较量、交流、融合的风云变幻，对今日的我们有何借鉴意义？

圣经《创世纪》第十一章有一段非常特殊的记述，说得是在洪水以后人类又干了一件非常荒唐的事，想要在一个被称作巴别的地方建造一座通天塔。最初大家都用一种语言，沟通顺畅，齐心协力，工程进度很快。上帝发现了人类的企图，担心人类真的将塔修到天庭，就搞乱了工地上所有人的语言，使他们听不懂彼此的话，又从那里把他们分散到各地。由于人们四分五裂，最后巴别塔成了一座"烂尾工程"，终于倒塌。这个故事强调了上帝的尊严，警告了人类的骄傲，而更深的涵义是要指出，不同语言和文化背景的人们之间要想有效沟通，需要克服障碍。

在鲍尔斯的这本书中，作者生动讲述了协和前身——京施医院建设经过，为跨文化交流提供了一个绝佳的文本。

故事背景是清朝末年，中华帝国已然气息奄奄，而西方人纷至沓来，盖教堂，办学校，开医院，忙得不亦乐乎。华洋杂处，各类纠纷屡有发生，天子脚下的官府居然也无可奈何。最后竟演变为"百姓怕官府，官府怕洋人，洋人怕百姓"环环相扣的复杂局面。书中提到，为了给京施医院建设腾出地方，必须拆除一座火神庙。而在中国民间看来，拆庙属于大逆不道的渎神行径，必遭天谴。因此，火神庙的住持承受了巨大的舆论压力。他深知，尽管医院做的是救死扶伤的积德营生，但毕竟关乎神灵，而且事涉官府，弄不好还会被人指为"假洋鬼子"，因此必须小心行事。经过激烈的思想斗争，主持最终同意搬迁。不巧的是，在拆运过程中不慎损伤了神像，这一下可犯了众怒。寺庙周围的居民"都盼望住持突然得一场大病。"作者笔锋一转，点明结局："最终神灵并没有应验，这位住持一直很健康，还掌管了附近胡同的另一座寺庙。"这个故事最终以住持逢凶化吉，医院顺利建成为结束，表面上皆大欢喜，但寓意却很深。作者轻松幽默的语气，恰好凸显了当年东西方文化激烈冲突的时代背景。西方人为彰显上帝的荣耀，挟坚船利炮的余威而来，一厢情愿地要"拯救"中国，但却收效甚微，反而激起了中国民众的强烈不满和抵制。这似乎印证了亨廷顿的观点，不同文明之间沟通，有时的确是非常困难的。

当然，非常困难并不等于毫无可能。在这个故事中，代表中国传统文化的住持最终与英国教会合作，及其个人相对美好的结局，似乎暗示着个体向强势西方文化的妥协和皈依（conversion）。只是这样理解，似乎仍未到位。百川东流归大海，长时段的历史观告诉我们，不同民族和文化之间的交流是必然的，不以这种方式发生，就以那种方式发生。历史的潮流无可阻挡，表面上的困境却往往孕育着未来的机缘。在晚清京城发生的这样一个故事里，传统文化符号火神庙消失了，换来的是一所现代化的医院；人们不再像祖先一样对神灵祈祷，却转向新的神祇——科学索求福祉；中国人放弃了"天朝上国，万国来朝"的虚妄骄傲，但也不再将西方人看作不可理喻的洪水猛兽。我想，作者钩沉辑佚，再现历史的苦心，恐怕还是希望让更多的人了解当年的时代背景，在此基础上才能更深地了解协和，了解中国宫殿里西方医学的这颗璀璨明珠。

慎终追远，以史鉴今，作为东西方文明交融孕育的时代精品，协和的故事最终告诉我们，东西方之间未来是敞开的，存在多样的各种可能性。参考纳什（John Forbes Nash, Jr.）的论证，只要不同的个体（国家）以理性的态度和方式互相交往，在有限的时间里，总能达成一定的均衡状态，即任何个体都不能在单方面行动的前提下增加自己的利益。因此，东西方之间仍然需扩大交流，增进了解，才能避免零和游戏，在新的基础上构建未来。对我们来说，努力增加物质财富更要专注于文化建设，"两手都要硬"，才能为世界文明作出我们应有的贡献。如此这般，毛泽东主席的豪迈预言："而今我谓昆仑，不要这高，不要这多雪。安得倚天抽宝剑，将汝裁为三截，一截遗欧，一截赠美，一截还东国。太平世界，寰球同此凉热"，谁说不能实现？

吴　东

2014 年 5 月 11 日灯下